全国高等学校教材

（供应急医学等专业用）

应急医学案例分析

主 编 黄 飞 李观明 何剑峰

编 者（按姓氏笔画顺序）

马会来（中国疾病预防控制中心）　　张必科（中国疾病预防控制中心）
甘日华（广东省卫生监督所）　　　　张顺祥（广东省深圳市疾病预防控制中心）
代方春（湖北省荆州市第三人民医院）　陈 新（重庆市疾病预防控制中心）
邢学森（湖北省疾病预防控制中心）　　武秀昆（河南省平顶山市急救中心/平顶山市
刘伦光（四川省疾病预防控制中心）　　　　　　疾控中心）
许 璐（广东省汕头市疾病预防控制中心）易建荣（广东省疾病预防控制中心）
阮 峰（广东省珠海市疾病预防控制中心）赵占杰（广东省疾病预防控制中心）
李 群（中国疾病预防控制中心）　　　钟豪杰（广东省疾病预防控制中心）
李观明（广东省第二人民医院）　　　　黄 飞（广东省卫生和计划生育委员会）
李灵辉（广东省疾病预防控制中心）　　盘 玮（广东省第二人民医院）
李学进（广东省第二人民医院）　　　　康 敏（广东省疾病预防控制中心）
何剑峰（广东省疾病预防控制中心）　　黎 程（广东省第二人民医院）
张巧利（广东省东莞市疾病预防控制中心）

编写秘书 康 敏（兼）

人民卫生出版社

图书在版编目（CIP）数据

应急医学案例分析/黄飞，李观明，何剑峰主编. —北京：人民卫生出版社，2014

ISBN 978-7-117-18662-9

Ⅰ. ①应… Ⅱ. ①黄…②李…③何… Ⅲ. ①急救-病案-分析 Ⅳ. ①R459.7

中国版本图书馆CIP数据核字（2014）第035729号

人卫社官网　www.pmph.com	出版物查询，在线购书	
人卫医学网　www.ipmph.com	医学考试辅导，医学数据库服务，医学教育资源，大众健康资讯	

应急医学案例分析

主　　编：黄　飞　李观明　何剑峰

出版发行：人民卫生出版社（中继线 010-59780011）

地　　址：北京市朝阳区潘家园南里 19 号

邮　　编：100021

E - mail：pmph @ pmph.com

购书热线：010-59787592　010-59787584　010-65264830

印　　刷：北京铭成印刷有限公司

经　　销：新华书店

开　　本：787×1092　1/16　　印张：11　　插页：1

字　　数：261 千字

版　　次：2014年6月第1版　2014年6月第1版第1次印刷

标准书号：ISBN 978-7-117-18662-9/R·18663

定　　价：30.00 元

打击盗版举报电话：010-59787491　　E-mail：WQ @ pmph.com

（凡属印装质量问题请与本社市场营销中心联系退换）

出版说明

　　2007 年 11 月 1 日施行的《中华人民共和国突发事件应对法》中第二十六条明文规定"县级以上人民政府应当整合应急资源,建立或者确定综合性应急救援队伍。人民政府有关部门可以根据实际需要设立专业应急救援队伍。县级以上人民政府应当加强专业应急救援队伍与非专业应急救援队伍的合作,联合培训、联合演练,提高合成应急、协同应急的能力"。据此,京、沪、粤、苏、川等地竞相组建紧急医学救援专业队伍,开展多种形式的紧急医学救援专业教育和培训。为适应应急医学专业教育和规范化专业培训的需求,在卫生部应急办、广东省政府应急办和广东省卫生厅应急办领导下,在人民卫生出版社支持下,组织全国专家编撰了应急医学系列教材。首批应急医学系列教材包括《应急医学》、《应急检验学》、《应急医学影像学》、《应急护理学》、《应急与危机心理干预》和《应急医学实用案例分析》六册。本系列教材是按照五年制临床医学专业的应急医学、灾难医学或急诊医学方向的教学要求编写的,也可以作为相关研究生教学的参考教材;各层次的规范化紧急医学救援的专业培训也可从本系列教材中各得其宜。

编写委员会

主 任 委 员　梁万年

副主任委员　田军章　王声湧

委　　　员（按姓氏笔画排序）

　　　　　王正国　王　前　叶泽兵　刘中民　孙鸿涛　李观明

　　　　　李亚洁　李贵涛　张刚庆　周丽华　赵一俏　侯世科

　　　　　黄子通　曹东林　曾　红

秘　　　书　曾禄贤

序 一

有人问我：已经有急救医学和灾难医学，应急医学是不是标新立异？

我回答说：是标新，但并不立异。应急医学标新理于急救医学和灾难医学之表，但并不立异义于急救和灾难救援之外。

显而易见，应急医学是源自于急救医学和灾难医学，但是应急医学除了急救，还有疾病控制和保障卫生；应急医学不仅是对抗灾难，而是面对所有突发事件的紧急医学救援。突发事件应急救援的目的是在事件发生后直接挽救生命和保护健康，是否能够使应急救援工作达到把损失降低到最小目的，取决于是否确立"预防为主"和"平急结合"的指导思想。因此，应急医学的特点在于既要"应对紧急"，更需"应在未急"；既要做好突发事件发生时的救援，更需重视突发事件发生前的预防与发生后的处置；既要认真应对短期的非常态急救，更要把应急作为长期持续的常态工作。这就是编撰这一套应急医学系列教材的旨趣与缘由。

共和国成立后半个世纪的历程为我们的防灾减灾和传染病防治建立起完整的救援体系，积累了丰富的救援经验。然而，2003年从中国开始的SARS疫情突破了地域限制，突发事件应急管理成为各国政府不能回避的现实课题，也暴露了我国在应急管理工作中的薄弱环节，促使政府决心全面加强和推进应急管理工作。2003年党中央和国务院在认真总结SARS防治工作的经验和教训的基础上，布置了应急管理"一案三制"的建设，拉开了我国突发事件应急管理体系构建工作的序幕。2003年5月国务院第7次常务会议通过《突发公共卫生事件应急条例》，2006年颁布《国家突发公共卫生事件应急预案》和《国家突发公共事件医疗卫生救援应急预案》，这些条例和预案中的方针和工作原则，使紧急医学救援观念从一般的"急救"和"灾难救助"中脱颖而出。我国从SARS流行和汶川地震到甲型H1N1流感流行和玉树地震的紧急医学救援实践中，证明了大规模紧急医学救援的这种观念上的转变正在进发其生命力。

随着城市化进程的加快，信息时代高新技术的广泛应用，我们的社会已经成为一个相互联系、相互制约的高科技的复杂系统。21世纪以来天灾人祸越发频繁和严重，现代化城市抵御灾害的脆弱性越发显露。人为事故我们能够千方百计去防止和减少，自然灾害尚难于规避和对抗，传统的防灾减灾体系已不能适应城市可持续发展的要求。如何从防灾减灾到加强对灾害的应急管理能力已是现代社会当务之急。突发事件发生的必然性、紧迫性和危害性已尽人皆知，绝大多数突发事件必将导致众多伤亡，事发时的争分夺秒的紧急救援已毋庸置疑，事发前的厉兵秣马和朝乾夕惕更是必不可少，事发后的亡羊补牢和收之桑榆也是不易之论。应急医学应运而生正是体现突发事件应急管理工作以人为本和防患于未然的宗旨。

为了加强应急救援能力建设,确保科学、高效做好各种突发事件的紧急医学救援,保障人民群众身体健康与生命安全,构建和谐社会,卫生部按照"中央指导、地方负责、统筹兼顾、平急结合、因地制宜、合理布局"的原则,采用平急结合的管理模式,逐步在全国范围内建立符合国情、覆盖城乡、功能完善、反应灵敏、运转协调、持续发展的紧急医学救援体系。一个以紧急医学救援队伍(人员)为主体,以区域紧急医学救援中心为核心,紧急医学救援基地为依托,按照国家和省两级结构构建的我国应急医学救援网络体系正在构建中。无论发生何种类型的突发事件,人们关注的焦点都是人员伤亡。为了挽救生命和减轻伤残,科学地、不失时机地就地处理和安全运送伤员,尽可能少发生死亡和残疾,必须依靠掌握科学的救援知识和先进的医学救援技术的前线指挥官和紧急医学救援人员。由此可见,应急医学教育是科技发展、国家安全、经济增长和人民安居乐业所不可或缺的。

暨南大学和广东省第二人民医院联合创办临床医学专业—应急医学方向,为培养我国专业紧急医学救援人员首开先河,为适应国家与社会的发展和突发事件应急救援的实际需求,培养德、智、体全面发展,掌握紧急医学救援科学技术,融预防、急救、医疗、康复、危机心理干预等知识为一体,对突发事件具有快速应急能力的高级医学应用型人才。建设一支专业化的紧急医学救援队伍势在必行,这是事关人民身家性命、社会稳定和国家安全的大事。

我和王声涌教授、梁万年教授相识近20年,他们在我国公共卫生战线,特别是伤害医学、灾难医学和应急医学等方面有很大影响,做出了积极贡献。由梁万年、王声涌和田军章等教授编写的《应急医学》系列教材的出版,令人欣慰,值得庆贺。

春色满园关不住,一枝红杏出墙来。应急医学系列教材在春意盎然的百花园中崭露头角,必将促进突发事件应急管理及人才培养事业的发展,提高我国紧急医学救援的水平,是符合国情民生的一项功在当代利在千秋的创举。

殷大奎

2012 年 4 月 18 日

序 二

　　应急医学是一门新兴的临床医学分支学科。应急医学将传统的急救、急诊、危重症监护病房前移到突发事件的现场，具备了在现场对大批量伤病员开展及时搜救、有效的脱险救治，并具备在医学监护下安全运输病人的能力，而且在事发现场的简陋环境下将现代化通信设施、立体救援、计算机技术等纳入现场医学紧急医学救援的范畴；应急医学涵盖临床救治、疾病控制和卫生学保障的内容，从单纯紧急医学救治向灾害综合预防及灾中、灾后的防控与干预并重方面转变。这样一门涉及基础医学、临床医学、预防医学，以及应急管理学和军事卫勤学的综合性医学学科，在以往的医学教育中没有可以替代或参照的教材。

　　本科应急医学专业和灾难医学专业教育需要一套适用于紧急医学救援的教材，本科临床医学专业也必须设置应急医学课程。因此我们邀请了北京、上海、重庆、四川、武汉和广东的专家携手编写应急医学系列教材。参与编撰的专家大部分曾经参加汶川地震、玉树地震、SARS流行或甲型 H1N1 流感流行的紧急医学救援，具有丰富的现场救援的经历与体会。

　　首批应急医学系列教材包括《应急医学》、《应急检验学》、《应急医学影像学》、《应急护理学》、《应急与危机心理干预》和《应急医学实用案例分析》六册。以上教材着重介绍了与医院内急救(hospital first aid)和医院外急救(pre-hospital medical care)有明显差别的现场紧急医学救援(emergency medical rescue)的临床检测、临床检查和护理方法。教材的主要参考来源是发达国家有关的教科书和专著，编写者从我国的具体国情出发，根据自己的亲身经历和临床实践的体验来撰写。这个系列教材是作为本科应急医学专业、灾难医学专业和临床医学专业的教学用书，也是专职紧急医学救援人员和各级从事紧急医学救援教学的师资培训用教材。

　　在组织编写这个系列教材过程中，卫生部应急办、广东省政府应急办和广东省卫生厅应急办的领导给了我们亲切关怀和大力支持，给了我们信心和写作的源泉；人民卫生出版社的领导和责任编辑对我们无微不至的指导和帮助，使我们明确了教材编写的宗旨和要求，使系列教材向医学专业规划教材靠拢。广东省第二人民医院为系列教材的顺利编写与如期出版，举全院之力提供了编写的文秘和全部费用。谨此向关心我们、帮助我们、支持我们的领导和朋友们表示衷心感谢。

　　每册教材在完成初稿之后经过编委的互审和数次集体会审，相互切磋，反复推敲，最后还请有关专家点评，几易其稿。虽然如此，囿于可以参考的资料不多和我们自己的实践与水平所限，编写过程和成稿之后总是觉得书不尽言，言不尽意。

　　谨请读者不吝金玉，帮助我们在使用中改正，并在未来再版时修改完善。

　　愿同道者众擎易举，共创应急医学大业。

田军章　王声湧

2012 年 6 月 8 日于羊城

前　言

　　经过 30 多年经济的发展，我国取得了巨大的社会进步。这些进步给人们生活带来改善的同时，也导致自然因素和社会因素发生了前所未有的变化：如交通的快捷给传染病的快速传播带来有利的条件；工业的发展往往伴随着环境的破坏或者被污染等——这些均可能引发源于自然和人为的灾难性事件的发生。

　　《应急医学案例分析》是应急医学系列教材中的一册，它主要是以实际案例的形式，让读者在应急医学系列教材基础理论的基础上，从宏观的角度解剖不同的突发事件发生、发展、处理、应对、结局的过程，让读者亲身体会现实中应对突发事件的方方面面。

　　本书选取了全国各地在近 10 多年中发生的、具有影响力或者经典范例的突发事件，共收集了案例 16 个。除第一章绪论外，剩余章节按国家突发事件分类，分为自然灾害、事故灾难、突发公共卫生事件、社会安全事件共五章。

　　每一起案例均是亲身经历并参与其中的当事人来撰写的，以求真实、客观地反映事件的本来面目，从而使读者从中能感悟应急医学救援在现实中的作用。本书案例分析基本上按 "案例简述"、"应急处置过程"、"效果与评价"、"问题与思考"、"补充读物" 五个部分来编写，希望让读者了解某一突发事件的经过和各类突发事件的特点；熟悉突发事件应对：准备、响应、处置和善后处理；吸取成功经验和失败的教训。但由于本书收集的案例分析涉及突发事件种类多，学科交叉广，如流行病学、临床医学各学科、信息学、地质、气象、检验（理化、微生物）、行政、传播学、法律等，在案例中事件处理不单有技术方面问题，还有社会管理、行政干预、信息沟通等范畴，知识面广而庞杂，因此各案例在细节安排上会略有差异。

　　本书编写历时一年有余，经过编委互审和反复推敲，几易其稿。但本书前无范例，究竟应该以什么体例、什么形式表达才能较为恰当、更容易为未参加过实际工作的学生们理解呢？同时，由于案例本身的特殊性，可参考的资料文献不多，加上我们自己认识和水平所限，因此难免有错误及不当之处，恳切希望广大读者提出宝贵意见，在未来再版时修改完善。

编　者

2013 年 10 月 20 日

目　录

第一章

绪　论

第一节　自然灾害概述

一、自然灾害的概念、定义及成因

灾害（disaster）伴随人类发展的历史，与我们每个人的生活都息息相关。所谓灾害，是指对人类和人类社会（生命、财产、环境、经济、政治等）造成灾难性结果及破坏性影响的事物总称。从灾害学的角度来看，灾害系统的基本要素包括孕灾环境、致灾因子、承灾体三个方面。灾害是致灾因子危害性、承灾客体脆弱性以及减少风险存在消极影响力或抗灾能力不足综合作用的产物。

自然灾害是灾害的一种类型。依据灾害的孕育与发展过程，灾害发生的原因主要有两个：一是自然变异，二是人为影响。我们通常把以自然变异为主因危害人类社会（生命、财产、资源、环境、经济等）并表现为自然态的灾害称为自然灾害，如地震、洪涝、干旱等；把以人为作用为主因产生的并表现为人为态的灾害称为人为灾害，如人为引发的火灾、交通事故等。此外，地球上的自然变异也包括人类活动诱发的自然变异，因而把由自然变异引起的，却表现为人为态的灾害称为自然－人为灾害；把由人为作用引起的，却表现为自然态的灾害称为人为－自然灾害，如过度采伐造成的水土流失等。

自然灾害作为一种自然现象，它的成因有其特殊的规律性，可表述为：自然界物质运动过程中形成的一种或者数种自然力发生异常，通过非规律性的方式释放出来，造成了周围环境的改变，这种改变作用于人类社会，从而形成自然灾害。人类所生存的地球表层，包括岩石圈、水圈、气圈和生物圈，这些都无时无刻不受到上至太阳和其他天体、下至地球自身运动和变化的影响。在这些综合因素的影响下，地球上的自然呈动态地变异着，我们按照各种自然变异，可以把自然灾害归纳为以下四类：

（1）大气圈变异引发的灾害，主要包括：气象灾害、洪水灾害等。

（2）水圈变异引发的灾害，包括：海洋灾害、海岸带灾害等。

（3）生物圈变异引发的灾害，主要包括：农、林病虫草鼠害等。

（4）岩石圈运动变异引发的灾害，主要包括：地质灾害、泥石流等。

以上所列举的四类灾害成因是自然灾害形成的主导因素，而太阳以及各天体的运动、地球自身的运动变化以及各个圈层的活动也会对每一个圈层自然灾害的产生起一定作用。

除了自然力本身自有的规律外，人为作用影响也是自然灾害成因的一个重要方面。人类的各种开发性活动尤其是对自然环境有破坏性的活动，不可避免地会对自然界造成影响。当人对自然界的影响打破原有的平衡状态就会引发自然变异，进而引发自然灾害。例如，人类经济活动中二氧化碳等废弃物的大量排放是引发气候变暖的主因；乱砍滥伐、破坏植被等人类活动会引发洪水、地质灾害；围湖造田、霸占河道等导致河道堵塞等。

二、自然灾害的分类

自然灾害的种类繁多，分类十分复杂，我们从不同的角度和考虑因素出发，可以将自然灾害按照不同的分类方法进行分类。

（一）按照统计管理口径进行分类

1. 气象灾害 气象灾害是指由气象因素引起的灾害，包括旱灾（土壤干旱、大气干旱）、风灾（台风、龙卷风、大风、干热风）、暴雨灾害、热带气旋灾害、冷冻灾害（冷空气、寒潮、冷雨、冻雨、霜冻、结冻、凌汛）、雪灾（雪崩、草原白灾、草原黑灾）、雹灾（冰雹、风雹）、雷电（雷击）、风沙（沙尘暴）灾害、混合型气象灾害（如暴风雪）等。气象灾害种类多、频率高、范围广、持续时间长、连锁反应多，成为自然灾害中对人民生命财产安全造成损失最大的灾种。

2. 洪涝灾害 洪涝灾害俗称"水灾"，是指由于气象（如降雨、融雪、冰凌、风暴潮等）原因使水位升高，引发洪水和积水造成的灾害，包括洪水灾害、渍涝灾害及江河泛滥等。

3. 海洋灾害 由于海洋水体、海洋生物及海洋自然环境发生异常变化而导致在海上或海岸带发生的灾害称为海洋灾害，包括风暴潮灾害、风暴海灾害、赤潮灾害、海啸灾害、海冰灾害等。

4. 地质灾害 狭义的地质灾害是指由地壳物质运动或其他的地理作用形成的灾害，包括崩塌（土崩、山崩、岩崩、岸崩）、滑坡灾害、泥石流（泥流、泥石流、水石流）灾害、地面沉塌、地裂缝、盐碱地灾害、矿井地质灾害（井下突水、岩爆）以及水土流失、土地沙漠化、土地盐渍化灾害、海水入侵、海岸侵蚀灾害等。

5. 地震灾害 地震灾害是指由地震造成的人员伤亡、财产损失、环境和社会功能的破坏，包括由地震引起的各种灾害（火灾、水灾、有毒气体泄漏、细菌及放射物质扩散）以及由地震诱发的各种次生灾害，如海啸、滑坡、崩塌、沙土液化、喷沙冒水、河流与水库决堤等。地震灾害和地质灾害统一于广义的地质灾害。

6. 农业生物灾害 农业生物灾害是指因农业病菌、虫害、害草、杂草、鼠害等有害生物暴发或流行，严重破坏种植业、林业、牧业、养殖业的灾害。我国农业生物灾害总体上可分为病害、虫害、草害、鼠害等4大类。

7. 森林灾害 森林灾害是指有害生物暴发流行、发生森林火灾或由于其他危害森林、林木的因素而造成森林和林木损失的灾害，具体包括森林病害、虫害、鼠害和森林火灾。

（二）按照主因进行分类

前面我们谈到，地球上的自然变异也包括人类活动诱发的自然变异，因而把由自然变异为主因引起的、表现为人为态的灾害称为自然－人为灾害；把由人为作用为主因引起的，表现为自然态的灾害称为人为－自然灾害，如过度采伐造成的水土流失等。

（三）按照成灾过程进行分类

自然灾害在形成的过程中有时间长短、轻重缓急之分。一些自然灾害，当致灾因子的变化超过了一定强度时，便会在几天、几小时，甚至几秒钟内暴发，造成灾害，如火山爆发、地震、海啸、洪水、山体滑坡、崩塌等。大部分的旱灾、农作物和森林的病害、虫害、草害等，虽然成灾的时间较长，但灾害的形成和结束比较快速、明显，因此，一般情况下也把它们列入突发性自然灾害。此外，有一些自然灾害由于致灾因素的长期发展，渐渐形成灾害的，如干旱、土地沙漠化、水土流失、海平面上升等，它们可能需要几年或更长时间的发展和形成，这类灾害称为缓发性自然灾害。

（四）按照灾害先后作用进行分类

一些强度大的自然灾害发生之后常常会诱发出一系列的其他灾害的现象称为灾害链，可按照灾害的先后作用将自然灾害分为原生灾害、次生灾害和衍生灾害。灾害链中最早发生的起主导作用的灾害称为原生灾害，而由原生灾害所诱导出来的灾害则称为次生灾害。例如，地震为原生灾害，滑坡和海啸则是次生灾害；火山爆发为原生灾害，火山爆发后引起的森林火灾则是次生灾害。衍生灾害是指原生灾害和次生灾害所衍生出来的间接的灾害。如火山爆发后对天气、气候等人类生存环境的影响以及人类社会经济的发展造成的间接损失。

（五）按照灾情大小进行分类

灾情的大小可采用"灾度"来表示，灾度是用来衡量和评估自然灾害所造成的社会损失的度量标准。灾度的度量标准包括：人员死亡数量、社会经济损失换算的金额等。按照灾情的大小一般可把自然灾害分为分巨、大、中、小、微五个灾度。此外，在灾情基础上考虑灾害性质及现实和潜在影响等，又可将自然灾害分为特别重大（简称"特大"）、重大、较大、一般四种。

三、自然灾害的特点

自然灾害概括起来主要具有以下特征：

（一）自然灾害具有必然性和多样性

自然灾害是人类生存过程中一种不可避免的、必然发生的自然现象。由于人与自然之间始终充满着矛盾，人口的增长、城市的发展及人类的工农活动增多使自然环境不断遭到破坏，从而导致自然灾害加剧，并且自然灾变活动还伴随着地球运动、物质变化等现象，由此可见，自然灾害是不可避免的。如自然因素引发的滑坡、泥石流在地质环境演变过程中有其自身的规律，即使是突发性的地质灾害也有其内在的必然性。同时，自然灾害受孕灾环境、致灾因子、承灾体不同情况和形式的影响，以及鉴定自然灾害的角度和标准的不同，决定了自然灾害种类划分的繁多。

（二）自然灾害具有广泛性和区域性

自然灾害的分布范围广，几乎遍及地球的每一个角落，无论是海洋还是陆地，平原、丘陵还是山地、高原，只要有人类活动，自然灾害就有可能发生。自然灾害与其地质、地理和气候特点密切相关，组成地理环境的各要素存在着明显的地区差异，区域的差异性决定了自然灾害的区域性。因此，每一种自然灾害都有自己特定的分布区域，如世界性自然灾害的重灾区位于环太平洋带和阿尔卑斯-喜马拉雅带，这个地区的自然灾害占全球自然灾害的60%~70%。

（三）自然灾害具有频繁性和不确定性

全世界每年发生的大大小小的自然灾害非常多：一方面，人类活动的增多造成了地球环境的破坏；另一方面，自然地理环境的区域性决定了自然灾害的区域性，自然灾害表现出种类多、区域性特征明显、季节性和阶段性特征突出、灾害共生性和伴生性显著等特点，各种灾害可按照自身规律发生，又可交织爆发，从而形成了自然灾害的频繁性。近几十年来，自然灾害的发生次数呈现出递增的趋势，而自然灾害发生的时间、地点、规模及原因具有不确定性，因此在很大程度上增加了人们抵御自然灾害的难度。如地震、海啸等灾害，在现有的科学水平和技术环境下，难以精确计算出其爆发时间、地点和能量大小等。因此，自然灾害具有很大的不确定性。

（四）自然灾害具有突发性和紧急性

自然灾害一般发生比较突然，大部分是在仅几秒钟的短暂时间内爆发，具有很强的破坏力和冲击力，让人措手不及。如果处理不当，将会给我们人类社会、经济活动、公共秩序等带来巨大的破坏，因此必须未雨绸缪，做好应急预案，提高对突发性自然灾害的快速反应能力，及时想好策略，做好应对措施，尽可能地把灾害损失降低到最低。由于自然灾害具有突发性，让人猝不及防，抗灾措施的不足、技术手段的缺乏、物资供应的不足等都会影响到决策部门对灾情的处理，这就使得抵御灾情的决策、各方指挥和控制、民众的反应和配合显得十分重要，因而必须进一步规范救灾工作程序、提高救灾工作效率，做到"召之即来，来之能战"。

（五）自然灾害具有危害性和破坏性

大自然具有不可抗拒性，自然灾害的发生往往会对人类社会造成不可估量的危害和破坏。自然灾害的危害性和破坏性分为有形的和无形的、现时的和长远的。有形的危害和破坏是指生命、财产、设施等的损害；无形的危害和破坏是指对人的心理、精神上造成伤害，或对灾害发生地的形象及社会价值观念产生极大的影响和破坏等。自然灾害的危害和破坏有可能是现时的，也有可能是长远的。有些自然灾害所造成的危害和破坏可能当时就能立竿见影地显现出来，如洪水、风暴潮等；有些自然灾害所造成的危害和破坏则需要一段时间方能显现出来，如大地震对人心理上的打击，一时间难以消除，容易形成长期的心理影响。

（六）自然灾害具有周期性和联系性

人们常说的某种自然灾害"十年一遇、百年一遇"，是对自然灾害周期性的一种通俗描述。大部分的自然灾害具有一定的周期性或准周期性的发生规律，并且周期性的长短不一。气候周期性的变化使自然灾害的多发期呈现出一定的周期性，在常见的自然灾害中，无论是地震、干旱或是洪水，它们的发生都表现出一定的周期性；有些周期性的自然灾害与太阳黑子活动周期有关，如厄尔尼诺现象，每隔若干年发生一次。许多自然灾害不是孤立发生的，前一种灾害可能成为后一种灾害的诱因或者是灾害链中的某一环节，如一次台风登陆可引发近海区的风暴潮，深入内陆或形成暴雨，暴雨在平原地区可引起洪水，在山区可引起山洪暴发，诱发滑坡、泥石流而成灾。

（七）自然灾害具有社会性和扩散性

自然灾害具有社会性的特征，重大的自然灾害必将对人类的生存与健康、社会的稳定与安全以及经济、环境的可持续发展产生巨大的影响，造成极大的社会秩序公共危机。由于自然灾害的发生和发展呈现出动态变化的趋势，因而它所产生的影响和危害具有扩散性。随着危害的不断加剧和扩展，其影响的范围也会越来越广，很有可能成为其他的公共危机的导火线。如2008年发生的南方冰雪灾害，在全国范围内都造成重大影响，并引发了许多的社会问题。

（八）自然灾害具有可预防性和可控性

就一般意义上说，自然灾害是不可避免的，具有人力不可抗拒的客观必然性，但是人类可以采取积极的态度和正确有效的方法措施进行一定程度的预防和控制。一次重大自然灾害所造成的损失严重度，既取决于灾害本身的破坏力，也取决于受灾人的承灾能力以及受灾社会的综合抗灾能力，从这一点看，人类可以在越来越广阔的范围内进行防灾减灾，最大限度地减轻自然灾害造成的损失。如：加强对自然灾害的发生规律及防灾、减灾对策、措施的研究；加强灾害应急管理，建立应急预案，提高抗击自然灾害的应急救援能力；加强对自然灾害预测、预防和管理的技术研究；建设好防灾工程；加强减灾宣传教育，提高自救互救能力等。

四、自然灾害的危害

随着科学技术的日新月异、社会生产力的不断进步，人类开发利用自然资源的能力将得到不断提升，另一方面，这也不可避免地对自然界造成了巨大的破坏。频繁出现的自然灾害由于危害面广、破坏性大，给人类生命财产及社会经济活动等造成了巨大的威胁和破坏，大大降低了社会前进的步伐，具体概括起来，自然灾害的危害主要表现在五个方面。

（一）对人生命和身心的危害

自然灾害特别是重大或突发性的自然灾害，往往会给人类带来毁灭性的打击和触目惊心的灾难，对人身的危害包括直接危害和间接危害。直接危害就是造成一定数量的人员伤亡。如，1976年7月28日发生的唐山7.8级大地震，死亡24.2万人；2004年12月26日发生在南亚的特大地震海啸，造成20余万人死亡。间接危害表现在：①由自然灾害衍生的疾病：自然灾害破坏了人与生活环境间的生态平衡，形成了传染病易于流行的条件。如由水污染造成的腹泻、人群密集引起的大量人群死亡、媒介传染病、食物等供给中断带来的疾病等都是自然灾害发生后易发的疾病。②自然灾害对人心理上的打击和危害：突如其来的重大自然灾害，如大地震发生后，往往会让人们产生焦虑、紧张、悲伤、恐惧、绝望等情绪，有些人还会出现心跳加快、血压升高、恶心、头晕等身体反应，严重者甚至产生急性心理反应，灾害对心理上造成的创伤和阴影是长时间难以消除的。

（二）对经济财产的损害

自然灾害的发生，不仅使人民的健康、生命受到重大的威胁，经济也会遭受严重的损失。自然灾害所造成的直接经济损失不会遵循非常精确的规律，而取决于发生灾害的次数、灾害程度、影响地域的范围、持续时间等各种因素。就影响地域范围来看，灾害对经济发达地区所造成的经济损失会远高于同样灾害对经济落后地区造成的损失。据估算，全球自然灾害造成每年死亡25 000人，财产损失达500亿~1000亿美元。中国是遭受自然灾害频繁且最为严重的国家之一，所造成的经济损失巨大。从每年的具体数据来看，1997年以来，我国每年因自然灾害造成的直接经济损失平均为2097.2亿元人民币，约为国内生产总值的 1.52%，为每年新增 GDP 的 20.03%。

（三）对社会经济活动的危害

自然灾害对社会经济活动的危害主要包括对城镇、工矿业、农业、森林、牧业、基础设施等的危害。在各类自然灾害中，地震、洪水、风暴潮等对城市的影响最大；此外，龙卷风、冰雪、滑坡、泥石流、地裂缝、塌陷等对城市生态环境、工程、地质也构成严重的威胁；工矿区是人口密集、财富聚集的地区之一，一些高强度的灾害如地震、洪水、大风、风暴潮、滑坡、泥石流等对工矿企业的危害不容忽视，例如地震引起的砂土液化、地面下沉、地裂缝会危及厂房基础，矿井中透水、岩爆、崩塌等会使绝大部分矿井毁坏或停产，湿度、雷电、温度变化对生产工艺、设备、原材料造成腐蚀等。水、旱、雹、风、冻、雪、霜等气象灾害以及滑坡、泥石流、水土流失、土地盐碱化、土地沙漠化、地震等灾害都对农业生产损毁严重，可造成粮食减产、耕地和山地的毁坏、水产养殖品种因灾死亡等；对森林造成破坏作用的自然灾害较多，其中尤以森林火灾与病虫鼠的危害最大，滑坡、泥石流、洪水、大风等也对森林起一定的破坏作用。如 2008 年南方冰雪灾害对南方林业（湿地松、桉树、楠竹、杉木、马尾松等）造成的损失十分惨重；对牧区造成威胁的自然灾害主要包括草原沙化、恶性杂草传播、干旱、雪灾、冻害等；连年干旱致使许多河、湖干涸，特别是水质受到污染，对渔业构成了灭绝性的灾害；重大的自然灾害一般会造成基础设施的瘫痪，洪水、滑坡、泥石流、雪灾、风沙等灾害以及高温、雨、雾天气都会对陆地交通和设施产生毁灭性的破坏，这些自然灾害往往造成供水、供暖、电力和通信系统等的中断，给救灾行动及人们生活和社会秩序带来严重影响。

（四）对自然环境的破坏

自然灾害发生于人类生存的环境中，自然灾害一旦发生，将会造成对人类及其生存环境的冲击和破坏。如，水灾的发生会使原来安全的饮用水源被淹没、被破坏或被淤塞；干旱会导致河川径流下降、河水断流、湖泊干涸、冰川退缩、雪线明显上升、土地盐碱化等问题；风灾会加速土地沙化；火灾和病虫草害毁坏草原和森林，使生态环境恶化；地面沉降和地形变可使地表水和地下水流泻不畅而导致水污染的程度增高；地震可造成耕地面积受损，植被破坏等。

（五）对社会稳定的危害

在大型的自然灾害中，由于灾害来势猛、强度大，因而人民生命财产损失严重，人的身心造成了强烈的打击和创伤，人们的生活秩序遭到破坏。加上灾害对经济的侵袭与破坏使得生产难以正常进行，常会引发一系列"发灾难财"的违法犯罪行为，在很大程度上破坏了社会的安定秩序，影响社会的稳定和持续发展。

（李观明 李学进）

第二节 事故灾难概述

一、事故灾难的内涵和原因

事故灾难是指在人类生产和生活过程中发生的，违背人类意志、迫使活动暂停或永久停止，并造成重大财产损失、人身伤亡或环境污染等灾难性后果的意外事件，主要包括工矿商贸等企业的各类安全事故，公共设施和设备事故，交通运输事故，生态破坏和环境污染事件等，如交通事故、电气水事故、煤气中毒、失火、危化品事故、核事故、爆炸等。在安全科学领域中对事故的定义有下列几种：①事故是非预谋性的、可能造成伤害的事件；②事故是造成人员伤亡、职业病、设施设备或财产损失以及环境危害的一个或一系列的事件；③事故是违背人类意志而发生的意外事件。

随着人类认识的不断深入，人们对事故灾难致因理论的研究越来越活跃，研究涉及的内容越来越全面。从 20 世纪初至今，世界各国的学者根据众多事故灾难的现象，从单因素理论到复杂的多因素理论方向研究，事故灾难致因理论的演进大致可分为三个阶段：①早期的单因素理论：认为事故频发倾向者的存在是事故发生的主要原因，即认为事故是人的过失造成的；②第二阶段的双因素理论：指出导致事故灾难的发生包括个人和工作环境两个因素，认为事故灾难的发生是由于人的不安全行为和物的不安全状态导致的；③现在的三因素理论：则认为事故灾难是由于人的不安全行为、物的不安全状态以及环境的不良影响而导致的；也就是说，事故灾难的形成主要包括：当事人的特性（人的因素），环境的特性（环境的因素），媒介的特性（物的因素）三个方面。

二、事故灾难的基本特征

事故灾难较之自然灾害、公共卫生事件和社会安全事件而言，具有以下几个明显的特征：

（一）普遍性

人类的生产和生活中总是伴随着危险，因此，事故灾难发生的可能性是普遍存在的。事故是一种动态事件，如果隐患存在，随着时间的推移，当达到一定条件时，事故就必然会发生，只不过事故发生的概率大小、人员伤亡及财产损失的严重程度不同而已，当事故的后果可能造成严重社会危害时就是事故灾难。我们采取应急处置措施预防事故的发生，只能在某种程度上延长事故发生的时间间隔，降低事故发生的概率，尽量减轻事故所造成的灾难性后果，而不能完全阻止和避免事故的发生。

（二）突发性

事故是由于某种客观存在的不安全因素，随着时间的推移，具备一定条件后发生的随机事件，它具有突发性和不可预知性。多数的事故灾难伴随着经济运行、人类社会活动、企业经营活动而发生，具有很强的不确定性。并且，事故在不同条件下有可能发生，也有可能不发生，事故发生的时间、地点、形式、规模和后果的严重程度都是不确定的，这种不确定性也给事故灾难的预防带来一定的困难。在煤矿事故中，事故灾难这种突发的特性也就成为煤矿生产者降低安全成本、忽视安全管理的一个重要原因。

（三）频发性

近年来，世界范围内事故灾难呈现出不断增多的发展趋势，随着科学技术的发展、人类生产规模的扩大、生产集中化程度的升高、城市化进程的加速以及交通运输的发展，发生群死群伤的重特大事故灾难的风险也随之增加。例如，全球气候变暖以及自然灾害频繁发生而引发了非煤矿山淹井、坍塌、冒顶等事故灾难的接连发生。事故灾难的频发性给人类敲响了警钟，防范重特大事故灾难成为当前和今后一个时期世界各国安全生产工作的重点任务。

（四）关联性

事故的发生具有因果性。事故是由相互联系、相互制约的多种因素共同作用而产生的，这些原因有些是直接因素，有些是间接因素。如机器故障、人员操作和地质结构等是造成煤矿事故的直接原因；而安全投入不足、管理不善是造成煤矿事故的间接原因；社会、科技、制度等因素则是造成煤矿事故的最本质的原因。同时，事故灾难的发生不是孤立的，许多时候也会引起其他事故的产生，如大面积的停电事故可能会引发区域性的供水、供电、供气、交通运输等公共保障系统的供给中断，对人民群众的生产和生活造成严重影响。

（五）危害性

事故灾难具有高损害性，这也是人们积极应对安全事故的根本所在。每一起事故灾难都会造成一定的损失，有时是直接的损失，如造成重大人员伤亡、经济财产损失等；事故灾难造成的间接损失也不容忽视，如事故灾难发生后，公众的生活节奏被打乱，公众心理受到不同程度的冲击和创伤等。目前，每年我国各类事故灾难造成死亡人数达 10 万余人，加上伤残的人数，接近有百万人伤亡，给人民群众的生命健康和财产安全造成了重大损失。

三、事故灾难的种类和等级

各种事故灾难种类繁多，主要包括：重大交通运输事故，如航空、铁路、水运等事故；重大安全事故，如公共场所、公共设施（设备）、工矿企业、建筑工程等发生的事故；城市生命线事故，如供水、供电、供气、供油等事故；通信事故、信息网络事故、金融支付事故、清算系统事故；危险化学品爆炸、泄漏事故；火灾、特种设备安全事故；因资源开发造成的生态环境破坏和重大环境污染事故等。

一般而言，事故灾难按照责任性质可分为：责任事故、非责任事故和蓄意破坏事故。其中，责任事故又可分为生产事故和非生产事故。若以事故发生的场所来划分，生产事故又可分为交通事故、空难事故、海难事故和矿山事故、非矿山事故等。

关于事故灾难，我们根据国务院有关文件的分级标准，依照事故造成的人员伤亡和财产损失程度，可将其划分为四级：一是特别重大事故，是指事件造成 30 人以上死亡，或者 100 人以上重伤（包括集体中毒事件的人数），或者直接经济损失超过 1 亿元以上的事故；二是重大事故，是指造成 10 人以上 30 人以下死亡，或者 50 人以上 100 人以下重伤（包括集体中毒事件的人数），或者直接经济损失在 5000 万元到 1 亿元之间的事故；三是较大事故，是指造成 3 人以上 10 人以下死亡，或者 10 人以上 50 人以下重伤（包括集体中毒事件的人数），或者直接经济损失在 1000 万元到 5000 万元之间的事故；四是一般事故，是指造成 3 人以下死亡，或者 10 人以下重伤（包括集体中毒事件的人数），或者直接经济损失在 1000 万元以下的事故。

以上的分级标准直接关系到对事故灾难的调查处理和应急处置能力，事实上也是与我国对事故灾难应急处置的管理体制相吻合的。因此而言，这个分级标准所体现的主要不是学术上的意义，而是行政管理上的意义。

（李观明 黎 程）

第三节 突发公共卫生事件概述

一、突发公共卫生事件的概念

根据《突发公共卫生事件应急条例》，突发公共卫生事件是指突然发生，造成或者可能造成社会公众健康严重损害的重大传染病疫情、群体性不明原因疾病、重大食物和职业中毒以及其他严重影响公众健康的事件。突发公共卫生事件的应急管理目的是有效预防、及时控制和消除突发公共卫生事件及其危害，指导和规范各类突发公共卫生事件的应急处理工作，最大程度地减少突发公共卫生事件对公众健康造成的危害，保障公众身心健康与生命安全。

二、突发公共卫生事件的分级

根据突发公共卫生事件性质、危害程度、涉及范围，突发公共卫生事件划分为特别重大（Ⅰ级）、重大（Ⅱ级）、较大（Ⅲ级）和一般（Ⅳ级）四级。

其中，特别重大突发公共卫生事件主要包括：

1. 肺鼠疫、肺炭疽在大、中城市发生并有扩散趋势，或肺鼠疫、肺炭疽疫情波及2个以上的省份，并有进一步扩散趋势。

2. 发生传染性非典型肺炎、人感染高致病性禽流感病例，并有扩散趋势。

3. 涉及多个省份的群体性不明原因疾病，并有扩散趋势。

4. 发生新传染病或我国尚未发现的传染病发生或传入，并有扩散趋势，或发现我国已消灭的传染病重新流行。

5. 发生烈性病菌株、毒株、致病因子等丢失事件。

6. 周边以及与我国通航的国家和地区发生特大传染病疫情，并出现输入性病例，严重危及我国公共卫生安全的事件。

7. 国务院卫生行政部门认定的其他特别重大突发公共卫生事件。

三、突发公共卫生事件的工作原则

根据《国家突发公共卫生事件应急预案》，预防与应急处理突发公共卫生事件应遵循以下基本原则：

（一）预防为主，常备不懈

提高全社会对突发公共卫生事件的防范意识，落实各项防范措施，做好人员、技术、物资和设备的应急储备工作。对各类可能引发突发公共卫生事件的情况要及时进行分析、预警，做到早发现、早报告、早处理。

（二）统一领导，分级负责

根据突发公共卫生事件的范围、性质和危害程度，对突发公共卫生事件实行分级管理。各级人民政府负责突发公共卫生事件应急处理的统一领导和指挥，各有关部门按照预案规定，在各自的职责范围内做好突发公共卫生事件应急处理的有关工作。

（三）依法规范，措施果断

地方各级人民政府和卫生行政部门要按照相关法律、法规和规章的规定，完善突发公共卫生事件应急体系，建立健全系统、规范的突发公共卫生事件应急处理工作制度，对突发公共卫生事件和可能发生的公共卫生事件作出快速反应，及时、有效开展监测、报告和处理工作。

（四）依靠科学，加强合作

突发公共卫生事件应急工作要充分尊重和依靠科学，要重视开展防范和处理突发公共卫生事件的科研和培训，为突发公共卫生事件应急处理提供科技保障。各有关部门和单位要通力合作、资源共享，有效应对突发公共卫生事件。要广泛组织、动员公众参与突发公共卫生事件的应急处理。

四、突发公共卫生事件的特点

（一）突发性

公共卫生事件是突然、紧迫、非预期、意外发生的。它包含两层意思：一是突发公共卫生事件的暴发偶然因素更大一些，通常不具备一般事物发生前的征兆；二是突发公共卫生事件发生后迅速造成影响，要求人们必须在极短的时间内作出分析、决策，采取及时有效的针对性措施，各个环节的应对不当都可能造成人群心理应激，出现恐惧、焦虑、认知改变，甚至行为改变，如不进行及时有效的干预控制，影响范围和程度往往可能迅速扩大和升级。

（二）广泛性

在事发地或影响范围内的所有人，都有可能受到突发公共卫生事件的威胁或损害。如果病症传播是通过人与人之间的交叉接触实现的，从一个地方到另一个地方就会造成疾病的传播，特别是现代交通工具的发达，更给疾病的快速传播带来了便利条件；另外，若引起突发公共卫生事件的原因或媒介具有一定的普遍性（如食品、疫苗或药物），如不及时采取有效措施，其影响范围可波及其他地区和国家，常常引发"多米诺骨牌"效应。在应对举措上，如大规模地使用疫苗和药物预防、消毒、隔离、检疫和封锁等非医学的防范措施，以及食品、药品或其他有害产品的停售和召回等行政控制措施等，都会涉及有关地区、集体和个体切身利益。

（三）复杂性

突发公共卫生事件有其特有的复杂性，一是导致公共卫生事件的原因多样，如传染病暴发、食品药品污染、核生化恐怖等人为灾难，环境破坏、地质和气象改变等自然灾害，人类行为和心理损害等社会心理原因等；二是有些突发公共卫生事件发生后较难很快地查清引起的原因，需通过实验室鉴别检测和综合分析；三是不同致病因子和事件原因所导致的危害规模、范围和严重程度不一样，既可导致人类、动物健康和环境的危害及潜在威胁，又可造成经济损失，甚至危及社会稳定。

（四）严重性

任何突发公共卫生事件无论是对当事者还是防治人员，都有一定程度的危险性，往往在短时间内造成人群大量发病和死亡，使公共卫生和医疗体系面临巨大压力，甚至冲击医疗卫生系统本身，更加大了应对和处置突发事件的难度。当事者可能造成伤残、死亡，救治人员也面临着同样的危险，2003 年"非典"就击倒了一批批一线的医护人员。若不能有效及时地应对，公共卫生事件还会给经济、金融、贸易和社会等造成严重的危害，对人们的心理以及社会产生负面冲击。

（五）公共卫生属性

公共卫生事件发生在公共卫生领域中，具有公共卫生属性。其危害对象不是特定的个体，而是不特定的社会群体。

五、突发公共卫生事件的分类

（一）按突发公共卫生事件引发原因分类

1. 病原微生物所致的疾病　如由病毒、细菌、寄生虫等病原微生物导致的传染病区域性流行、暴发流行或出现死亡；预防接种或预防服药后出现的群体性异常反应；群体性医院内感染等。

2. 食物中毒　人体摄入了含有生物性、化学性有毒有害物质后或把有毒有害物质当作食品食用后，出现非传染性急性或亚急性疾病。

3. 不明原因引起的群体性疾病　指在短时间内，某个相对集中的区域同时或者相继出现具有共同临床表现的多位患者，且病例不断增加，范围不断扩大，又暂时不能明确原因的疾病。可以是生物性、化学性、放射性疾病，可以由自然原因引起或人为因素造成。

4. 有毒有害因素污染造成的群体性中毒　由于各种环境污染所致，如水体污染、大气污染、放射性污染等，波及范围较广。据统计，全世界每分钟有 28 人死于环境污染，每年有 1472 万人因此丧命。

5. 职业中毒　职业性危害因素造成的人数众多或者伤亡较重的中毒事件。如金属及其化合物中毒、非金属无机化合物中毒和有机化合物中毒等职业因素引发的各类群体性急性职业病。

6. 自然灾害疾病　主要指地震、洪涝、干旱、暴风雪、火山爆发等自然灾害造成的人员伤亡及疾病流行等。

7. 恐怖事件疾病　包括生物恐怖事件、化学恐怖事件和核恐怖事件。

8. 其他　如菌、毒种（株）丢失，放射源丢失，剧毒物质（药品）丢失等，环境污染，群体心因性反应或不良反应，严重的院内感染事件，以及各类社会犯罪和刑事案件引发的事件等。

（二）按突发公共卫生事件造成或可能造成的社会危害大小分类

1. 特别严重突发公共卫生事件（Ⅰ级）　红色预警，由国务院依法处置。

2. 严重突发公共卫生事件（Ⅱ级）　橙色预警，由省级人民政府依法处置。

3. 较重突发公共卫生事件（Ⅲ级）　黄色预警，由地（市）级人民政府依法处置。

4. 一般突发公共卫生事件（Ⅳ级）　蓝色预警，由县级人民政府依法处置。

六、突发公共卫生事件的危害

（一）威胁生命安全

突发公共卫生事件，如传染病的暴发，可能长期得不到科学的认识，使其对人类的威胁不能得到有效的控制，影响深远。直到一些销声匿迹的古老传染病复苏、新发传染病流行，人们才意识到传染病依然是威胁人类健康的杀手。突发公共卫生事件往往又是在人们毫无防范的情况下突然发生，有的甚至骤然而至，可预见性差，并迅速扩散，一些新的病种还没有有效的治疗手段，因此无论是中毒、安全事故还是传染病、群体不明原因的疾病，都具有极大的危险性，都会对人类的健康和生命安全构成威胁并造成极大的损害。

（二）危及社会秩序

突发公共卫生事件发生突然、危害大，常常超出人们正常的心理准备，突发事件造成的最大危害在于社会正常秩序遭到破坏并由此带来社会心理的脆弱。突发公共卫生事件由于发生突然和它的不确定性，使得事件发生以后对公众的心理迅速产生影响，会产生一些不受通常行为规范所指导的、自发的、无组织的同时也是难以预测的群体行为方式从而导致盲目行为，打乱正常的社会生活秩序，使社会生活处于无序的状态。

（三）影响经济发展和国家安全

突发公共卫生事件不仅仅是一个公共卫生领域的问题，而且是一个社会问题，涉及交通运输、教育秩序、商品销售、旅游、餐饮服务等领域。如在全国抗击"非典"的战斗中，旅游业遭受重创，一些国家的政府向本国公民建议暂不去疫区旅游，我国大陆和香港特区的许多国际会议和旅游计划因此取消。正如国务院总理温家宝所说："搞好非典型肺炎防治工作，直接关系广大人民群众的身体健康和生命安全，直接关系到改革发展稳定的大局，直接关系国家利益和我国国际形象。"

（李观明 盘 玮）

第四节 社会安全事件概述

一、社会安全事件的概念

社会安全事件是因为人与人之间的关系而引发的，或者说发生在人与人之间关系领域内，通常是发生的重大群体性事件、严重暴力刑事案件、恐怖袭击等严重威胁社会治安秩序和公民财产安全，即威胁了人与人之间正常关系或集体利益，需要采取应急处置措施的事件。

二、社会安全事件的分类

社会安全事件主要包括民族宗教事件、群体性事件、经济安全事件、刑事案件、影响市场稳定的突发事件、涉外突发事件和恐怖袭击事件。

三、社会安全事件的特征

（一）紧急性

社会安全事件会在何时、何地或何种情况下发生，具有极大的不确定性。人们往往不能准确把握事件的性质以及事件发展趋向，因事态发展十分迅速，在短时间内能够快速扩大并酿成严重后果,急需在有限的时间和有限的资信条件下开展应急处置工作。

(二)灾难性

社会安全事件通常会对社会大众的财产和生命带来危害和毁灭,对过去的稳定状态构成现实的威胁或损害,这种损害是刚性的、不可逆转的。社会安全事件一旦发生,必须动员必要的力量和资源开展紧急求援,把损失减少到最低程度。

(三)广泛性

也叫社会性或公共性。事件严重威胁或损害社会治安秩序和公民生命财产安全,事件影响范围较广,往往超越个案和局部地点,其影响范围已达到"社会性"和"公共性"程度,影响力深入人们的内心深处。如危害公共安全、损害公共财产和社会大众的私人财产,甚至严重破坏影响正常的社会秩序,事件发生后给人们心理造成较大的冲击。

(四)长期潜伏性

社会安全事件的发生具有一定的预谋性,从萌芽到形成危机呈现蔓延式增长趋势,往往经历了一个缓慢而平静的积累过程,一个预谋、策划或从量变到质变的过程。

(五)共振性

社会安全事件一旦发生,往往会引发一连串相关反应,一些学者称之为"涟漪反应"或"连锁反应"。

(六)人为性

社会安全事件引发的直接因素是人为性,是人为的故意或恶意直接导致,或是人为处置不当导致其他突发事件衍生、次生的社会安全事件。

四、社会安全事件的危害

(一)损害公共财产

所损害的公共财产,可能是国家财产、集体财产或者是属于整个社区公有的公共设施等其他公共财产。社会安全事件或者直接损害公共财产,或者间接损害公共财产,或者严重削弱公共财产运作与增值的行为能力。每年投入社会安全事件的大量防治费用也是间接地损及公共财产。

(二)危及公共安全

社会安全事件的频繁发生,使人们总是处于一种不太确定、随时都有可能遭遇风险与灾难的环境。

(三)破坏公共秩序

不同的社会安全事件,从不同的方向破坏着公共秩序,较一般的违法行为,社会安全事件对于公共秩序所产生的影响更具有致命性,极有可能导致局部甚至整个社会秩序的失控。

(四)减损公众福祉

几乎所有的社会安全事件都会带来一个共同的不利结果,那就是减损公众福祉。

(黎 程 盘 玮 李学进)

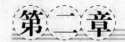

自然灾害应急医学救援

第一节　汶川"5·12"地震

前　言

本节通过对 2008 年 5 月 12 日汶川大地震发生后的紧急医学救援工作的回顾，了解地震的基本危害特征和程度，以及灾害可能造成的公共卫生影响和后果，认识地震灾害卫生应急管理基本原则，掌握这些原则运用策略和方法。

一、案例简述

2008 年 5 月 12 日 14 时 28 分，四川省汶川、北川发生里氏 8.0 级强地震，四川、陕西、甘肃 3 省严重受灾，房屋倒塌、道路桥梁断裂、山体滑坡造成了大量的人员死亡和外伤。交通电力通信中断、基础设施和医疗卫生机构的损坏、余震、堰塞湖对幸存灾民的生命安全、基本生活和卫生防病造成了极大的威胁。灾区人员在党和国家的领导和社会各界的援助下，和外来救援者努力奋斗，在地震灾区开展了一场规模空前、成效显著的卫生应急和救灾防病工作。本案例系统地介绍了地震发生后医疗急救、应急和救灾防病工作的组织、技术措施和成效。

（一）背景知识

1. 地震与地震带　地震（earthquake）又称地动、地振动，是地壳快速释放能量过程中造成振动，期间会产生地震波的一种自然现象。全球每年发生地震约五百五十万次。地震常常造成严重人员伤亡，能引起火灾、水灾、有毒气体泄漏、细菌及放射性物质扩散，还可能造成海啸、滑坡、崩塌、地裂缝、堰塞湖等次生灾害。

地震的地理分布受一定的地质条件控制，具有一定的规律。地球板块之间的消亡边界，形成地震活动活跃的地震带。主要有三个地震带：一是环太平洋地震带，分布于濒临太平洋的大陆边缘与岛屿。这条地震带集中了世界上 80% 的地震，包括 90% 的中源地震和几乎所有深源地震及特大地震。二是欧亚地震带：它横越欧亚非三洲，全长 2 万多公里，该带集中了世界 15% 的地震。主要是浅源地震和中源地震，缺乏深源地震。三是洋脊地震带：分布在全球洋脊的轴部，均为浅源地震，震级一般较小（见文末彩图

2-1）。

2. 中国地震情况 我国位于世界两大地震带——环太平洋地震带与欧亚地震带之间，受太平洋板块、印度板块和菲律宾海板块的挤压，地震断裂带十分发育。20世纪以来，中国共发生近800次6级以上地震，遍布除贵州、浙江两省和香港、澳门特别行政区以外所有的省、自治区、直辖市。我国地震活动频度高、强度大、震源浅，分布广，是一个震灾严重的国家。据国家地震局统计，1949年至2007年，100多次破坏性地震袭击了22个省（自治区、直辖市），造成27万余人丧生，占全国各类灾害死亡人数的54%，地震成灾面积达30多万平方千米，房屋倒塌达700万间。

我国的地震活动主要分布在五个地区的23条地震带上。这五个地区是：①台湾省及其附近海域；②西南地区：主要是西藏、四川西部和云南中西部；③西北地区：主要在甘肃河西走廊、青海、宁夏、天山南北麓；④华北地区：主要在太行山两侧、汾渭河谷、阴山－燕山一带、山东中部和渤海湾；⑤东南沿海的广东、福建等地。

3. 地震的危害 强地震及其次生灾害造成生态环境极大破坏，使得灾民生活环境改变、饮用水和食品卫生安全得不到保障、与病媒生物的接触机会增多、抵抗力降低。从传染病流行的三个环节传染源、传播途径、易感者来看，灾区本身就有的传染病病例和环境中的病原微生物等构成传染源；灾民居住条件差、拥挤、生活饮用水和食物供应和储存困难、自来水管道的破坏和排溺物污染环境、蚊蝇大量孳生和存在，又形成了十分可怕的传染途径；加上生活环境的恶劣、失去亲人的痛苦、营养缺乏等致使整个灾区人群的集体抵抗力大大减弱，成为易感人群。自然灾害同时又使卫生防病的能力也大大地降低，所以"大灾以后必有大疫"成为一种共识。

（二）案例还原

1. 地震的发生与损害 2008年5月12日14时28分04秒，四川汶川、北川突然发生了8级强震，这是新中国成立以来破坏性最强、波及范围最大的一次地震，重创约50万平方公里的中国大地，以川、陕、甘三省最为严重。

汶川地震的震中烈度高达11度，以四川省汶川县映秀镇和北川县县城两个中心呈长条状分布，面积约2419km^2。该区100%的房屋受损，约80%的房屋倒塌，大量的桥梁坍塌，巨大的山体滑坡造成道路坍塌和堵塞，形成多个"孤岛"。

10度区面积则为约3144 km^2，9度区的面积约7738km^2。9度以上地区破坏极其严重，其分布区域紧靠发生地震的断层，沿断层走向成长条形状。8度区面积约27 787km^2，7度区面积约84 449km^2，6度区的面积约314 906km^2。本次汶川地震共有全国10个省417县4667乡镇48 810个村庄4625万人受灾，1510万人无家可归（见文末彩图2-2）。

汶川地震确认四川省有69 227人遇难、17 923人失踪、374 643人受伤；因地震受伤住院治疗累计96 544人（不包括灾区病员人数），共救治伤病员4 273 551人次；累计解救和转移1 486 407人。四川全省医疗卫生机构受损严重，仅18个极重灾区县就有117个县级卫生机构、447个乡镇卫生院和3019个村卫生室严重受损，伤亡人员934人。

这次汶川地震造成的直接经济损失8452亿元人民币，以房屋、道路、桥梁和其他城市基础设施的损失为主。

2. 堰塞湖 堰塞湖是由于地震使山体岩石崩塌、滑坡堵截山谷，河谷或河床后贮水而形成的湖泊。5·12汶川地震共形成坝体高度在十米以上，库容在十万立方米以上，集雨面积在二十平方公里以上的堰塞湖三十四处。堰塞湖将河流水位抬高，造成上游的道路、房屋、农田等被水淹没；堰塞湖的坝体溃决泄洪又对下游形成洪涝灾害。位于北川县城上游的唐家山堰塞湖，是汶川大地震形成的最大的堰塞湖，其滑坡体坝高约82至124米，集雨面积达3550平方公里，蓄水容积约3.2亿立方米。为预防唐家山堰塞湖的溃决，5月底，其下游的绵阳市紧急安排了10万群众转移到高处以避可能下泄的洪水。

3. 余震　汶川地震属主震余震型，在主震后又发生了数万次余震，其中5.0~5.9级36次，6.0级以上8次，最大余震为5月25日16时21分四川青川县6.4级。余震的发生，除使受灾的房屋倒塌造成新的伤亡外，还给灾区群众和救援者造成了巨大的心理负担。

二、应急处置

（一）汶川地震卫生应急组织架构

震后，灾区各县和市都先后成立救灾指挥部，统一指挥抗震救灾工作。并建立了以卫生行政部门为主的医疗防疫组来进行医疗救治和卫生防疫工作。

四川省委、省政府也迅速组建省抗震救灾指挥部，并成立了以卫生为主多部门参加的省抗震救灾指挥部医疗保障组。医疗保障组先设了现场抢救组、综合协调组、医疗救治组、疾病防控组、信息秘书组、新闻宣传组、后期保障组、物资管理组；后又根据情况不断充实和调整，5月15日的组织构架如图2-3所示：

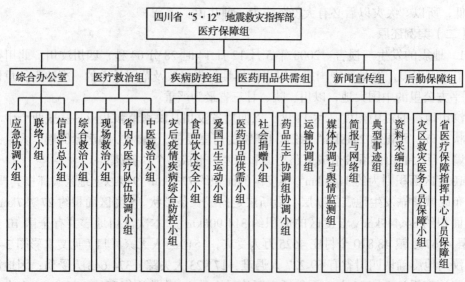

图2-3　四川省汶川地震救灾指挥部应急组织架构（5月15日）

由于地震灾害的严重，国家也成立了抗震救灾指挥部，下设卫生防疫指挥组，由卫生部牵头8个部委组成，负责灾区医疗救援和卫生防疫指导和支持工作。

卫生部和中国疾病预防控制中心分别在四川省卫生厅和四川省疾病预防控制中心设立前方综合协调组，指导、协调、支持当地医疗卫生机构和全国医疗卫生救援队伍开展紧急医疗救治和卫生防病工作。形成了"国家-省-市-县"4级联动、国家卫生部与省卫生厅两级指挥的组织体系（图2-4）。决定灾后医疗卫生防病策略一是抢救生命优先；二是卫生防病与医疗救援同步进行；三是卫生防病关口前移；四是 医疗服务与卫生防病不留死角、不留空白，实现村级全覆盖；五是狠抓重点环节，在重点区域、重点人群中实施重点措施，防控重点疾病，实施群防群控；六是医疗服务和卫生防疫工作科学规范化、长期化。

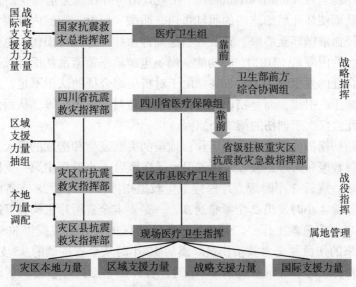

图2-4 汶川地震医疗卫生指挥构架体系

（二）震后卫生应急措施

此次汶川大地震突如其来，造成的人员和财产损失巨大。四川省各级医疗卫生系统迅速进入应急状态，积极开展紧急医疗服务和灾后卫生防病工作。按照实际工作情况，震后医疗卫生防病可分为以下四个阶段：

一是，灾后急救、卫生风险识别及响应阶段（震后3天内）。

二是，医疗服务和卫生防病全覆盖阶段（震后3天至2周）。

三是，医疗服务和卫生防病全面展开阶段（震后2周至1月）。

四是，医疗服务和卫生防病巩固强化阶段（震后1月后）。

1. 灾后急救、卫生风险识别及应急响应阶段（震后3天内）

（1）自救和急救：地震引起房屋倒塌，导致大量的人被埋在废墟中。灾区组织和群众第一时间自发开展了自救，从倒塌的废墟中救出被掩埋的人员。灾区医疗和卫生相关单位人员迅速开展了对伤员的急救处理。但由于医疗机构和设备等受损，医疗人员和用品缺乏等原因，第一时间的现场急救处置都比较简单，多是在坍塌现场以止血、包扎、简单固定为主，伤情较重者则送往就近的医疗机构。由于停电停水及受灾，现场和医疗机构使用的急救物品是就近找到的，大多不具备无菌的条件。第一时间开展的自救和急救，为降低死亡率、致残率起到了关键作用。

受伤人员中开放性创伤近一半，现场急救因条件有限和设备缺乏等多数只能自行用水冲洗后简单包扎，没有条件消毒和抗感染，坏死组织不能被及时清除，使得伤口感染率高，以大肠埃希菌和粪肠球菌最多，并有金黄色葡萄球菌、溶血葡萄球菌、阴沟肠杆菌、鲍曼不动杆菌、产气荚膜杆菌、铜绿假单胞菌等。伤口感染的严重程度和因感染截肢率随被救出时间的延长而增加。因此在医疗机构尽快彻底清创、早期抗感染后行外固定治疗，减少内固定是减少伤口感染和截肢的有效手段。

地震发生后倒塌的建筑物对伤员肢体长时间的压榨或挤压，而造成肌肉组织的缺血性坏死，称挤压综合征（crush syndrome）。在被救出（外在压力消除）后，损伤部位重建血液循环，从而使坏死肌细胞内的肌红蛋白、肌酸、肌酐、细胞内钾离子等物质被迅速吸收入血，经血液循环至心脏、肾脏等引起高钾血症、急性肾损伤、急性呼吸窘迫综合征、弥散性血管内凝血（DIC）、心功能衰竭、电解质平衡紊乱从而导致死亡。汶川地震后，挤压综合征的发生率为 8%~25%。由于对挤压综合征的认识不足，急救时未能及时对伤肢进行减压、引流，而是错误的系止血带、敷料加压包扎等，从而使挤压综合征成为震后人员死亡仅次于创伤的第二个原因。

（2）卫生防病指挥体系的成立与运作：地震的突然发生和造成的巨大人员伤亡，首先需要的是紧急救援和医疗急救。四川省卫生厅在震后 1 小时派出第一支医疗救援队赶赴重灾区都江堰。震后 2 小时成立厅医疗卫生救援指挥部，调集 28 支省内医疗救援队支援重灾区。震后 4 小时发出 2 个紧急通知，一是要求全省医疗机构做好准备，派出医疗队到灾区从事医疗急救工作；二是要求成都市市区的各大医院提供 30% 的病床以收治地震灾区转来的伤员并全力救治伤员。震后 12 小时从全省抽调的 96 支医疗救援队，400 余名医护人员赶赴重灾区。震后 14 小时，省外第一支医疗救援队集结成都；震后 24 小时，四川省内、外 474 支医疗救援队快速进入灾区；"黄金 72 小时"内，四川省 6 个重灾市、州的 18 个极重灾区县有近 3.1 万名医疗卫生人员投入到医疗救援工作中。派出的医疗队及其所携带的医疗用品在地震灾区的伤病员救治方面发挥了巨大的作用。

（3）专业（救援）队伍的救治：各重灾区将本地医疗力量与搜救力量联合，在搜救现场设立医疗点，现场搜寻与伤员急救同步进行；在伤病员较多的地域，开设医疗点、野战方舱医院和帐篷医院，集中收治伤病员；对灾民分散的地区，则组成 3~5 人的医疗小分队，伴随搜救人员走村入户，进行"拉网式"排查。

经现场急救处理后，伤情较重的伤员立即由专业的救护车和民用车辆（自愿者）送往没受灾的医院进一步住院救治。集中收治伤员的医院纷纷开展了院前预检分诊，急救人员第一时间登上救护车对伤员的基本情况给予评估，填写有基本信息（姓名、年龄、住址、初步诊断等）的卡片并固定在伤员身上。评估为生命体征不平稳的伤员直接转送到抢救室进行抢救处理；评估为生命体征基本平稳而又有较明显的创口及活动性出血者直接转送到手术室给予清创缝合及相应处理；评估为生命体征平稳的伤员统一安置到临时病床接受进一步的检查和治疗。同时对所有伤员按伤情程度分为急危重症、中度、轻伤并分别在手腕上戴红、黄、蓝色标识带（短时间死亡者戴黑色标识带），并以此为基础决定伤员的诊治顺序。

（4）卫生防疫与需求快速评估：地震后，灾区疾病预防控制和卫生监督部门除积极参与人员的搜救和伤员的救治工作外，按自己的职责开展了灾后卫生防病工作，如健康教育宣传、遗体处理、外环境消毒等，重点指导自发安置的群众做好饮水和食品卫生的安全保障。四川省疾病预防控制中心从 12 日下午开始先后派出 4 个小组赶赴汶川等 9 个极重灾区县，开展灾后卫生防病现状和需求快速评估、风险识别工作。灾后第 3 天，四川省疾病预防控制中心根据快速评估小组返回的信息，制订完成了《卫生防病行动计划》和未来三日卫生防病人员及物资需求计划以及一系列工作规范和技术方案，并派出多支工作组到极重灾区指导和从事灾后卫生防病工作。与此同时，全省已出动5996人次在11个极重灾县全面开展疾病控制和卫生监督工作。卫生防病工作以饮水、食品、环境卫生和遇难者遗体及动物尸体处理、健康教育和宣传为主。

（5）其他困难和应对措施：地震引起的房屋受损和余震的威胁，使灾区群众没有了安全的居住场所，中断了正常的生产生活秩序、安全饮用水和食物的供应。除灾民自行寻找安全地带建立临时避难住所、自我安排生活外，灾区各级政府启用或利用空闲的道路、体育场馆、空地集中搭建帐篷和临时住所，集中安置从重灾乡镇集体转移过来的灾民，并向他们提供生活的必需条件。社会各界组织和群众也纷纷伸出援手，为灾民运送饮水、食品等救灾物资，将有伤有病人员送往医院救治。相关行业和组织也按照自己的职责开展应急救援工作，如公路建设部门积极抢修损毁的公路，电信部门积极恢复受损的通信，电力部门积极恢复灾区的电力供应，民政部门积极安置灾民并为其提供必要的生活保障。

（6）早期应对中的不足之处：由于地震的突如其来和预案准备不足，早期的救灾防病中存在一些不足之处，如医疗用品和人员的不足、交通通信不畅、调度指挥权限不明、后勤保障不利及救援队伍专业培训不到位等，特别是没有统一的信息报告的标准和渠道，早期的受灾信息、伤亡信息、急救信息、需求信息等都不能系统科学地收集。四川省卫生厅5月14日发布了《四川省地震灾害卫生应急预案（试行）》，规范了如下的响应措施：①信息收集、报告和通报；②医疗救援；③监测与报告；④饮水与食品卫生；⑤环境卫生；⑥卫生宣传；⑦疫情控制；⑧临时安置点管理；⑨流动人口管理；⑩自救与防护等。

2. 医疗服务和卫生防病全覆盖阶段（震后3天至两周）

（1）医疗救治：地震发生3天后，废墟救人和紧急救援还在部分地方继续进行，随着医疗队和救治物品的大量进入，灾区建立了简易的医疗站或救治点，从倒塌房屋中救出的伤病人员都能得到基本的治疗和康复。现场急救工作与后方救治也趋于有序地开展，伤病人员的转运也逐渐规范，其流程如图2-5所示。

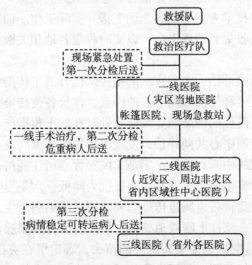

图 2-5　医疗救治流程图

在早期现场简单处置的挤压伤和开放性创伤的伤者中，由于清创处置和抗感染不足，该阶段出现较多了梭菌性肌坏死（气性坏疽）的病例。四川省人民医院报告其5月收治的地震中开放性创伤患者中，气性坏疽发生率约为1%，系多种需氧菌和厌氧菌的协同感染，以 G⁻ 杆菌占多数。各收治伤员的医院对气性坏疽病例采取了清创、抗感染和高压氧舱等治疗手段，并纷纷加大了院感的控制力度以防范院内感染气性坏疽的发生。

为了更好地救治伤员，5月17日至31日四川省通过21次专列、99次专机，安全、细致、规范、有序地向20个省市58个城市367所医院转送伤员10 015名，利用全国的医疗资源提高救治效果降低死亡率和伤残率。

（2）卫生防疫：由于受灾面积巨大、人口众多，灾后卫生防病的需求量巨大，为了最大限度救治伤病员并防止灾后疫情的发生，此期医疗服务和卫生防病工作采取了"全覆盖"策略。在应急医学救援全面展开的同时，四川省抗震救灾指挥部将卫生防疫工作提到了优先的地位。迅速调集全国各级各类医疗、卫生监督和疾病预防控制人员2万余，采取乘车、空降、步行、坐船等多种方式赶赴灾区，在灾民集中安置点设立医疗和卫生防病服务点，实现县、乡、村逐步推进医疗和卫生防病全覆盖。5月18日实现了对县的卫生防疫全覆盖；25日实现灾区群众临时集中居住点卫生防疫全覆盖；27日实现灾区21个县的446个乡镇、4185个村卫生防疫全覆盖的目标。外援与当地的卫生和疾控人员联合工作，指导集中安置点卫生设施的建设；在安置点建立工作站负责症状监测和宣传教育及消毒工作，在灾区全面保障饮水和食品卫生、处理遗体和粪便垃圾等以保障环境卫生，部分地区的外援防疫队伍还与当地一起开展了蚊蝇鼠密度监测。支援灾区的卫生监督执法人员也随疾控人员一起分片包干从事饮水和食品卫生监督工作。为交流和安排工作，外援和当地卫生行政及疾控部门建立了信息通报制度，每天定时交流汇总各队的工作信息，并讨论下一步的工作计划。

四川省指挥部为规范和统一灾区的卫生防病工作，要求各地将灾后卫生防病和传染病防控工作列为该阶段卫生工作的重点，确保大灾以后没有大疫。并制订了饮用水消毒、瓜果、蔬菜消毒、环境消毒、尸体消毒、运输工具的消毒、手与皮肤的消毒、灾民安置点的消毒、灭蝇等技术方案下发各地用于指导实际工作。四川省卫生厅专门建立了一个基于互联网的信息收集和整理平台，以实时收集各地相关医疗救援、卫生防病等信息供决策使用。

（3）灾后传染病风险评估：派往灾区的疾控队伍开展了传染病流行风险的评估，以识别可能导致传染病发生和传播风险上升的因素，评价各类传染病发生暴发和流行的可能性，从而筛选出重点防控的传染病并采取有针对性的干预措施。中国疾病预防控制中心和四川省疾病预防控制中心共同评估，发现可能导致传染病发生的危险因素如下：一是安全饮水与卫生设施的中断和破坏；二是灾民安置点居住拥挤；三是灾民与病媒生物的接触增多；四是人口流动增大；五是人群抵抗力降低；六是卫生服务可及性降低。预计在灾区流行风险高的病种将以肠道传染病和呼吸道传染病为主，包括细菌性痢疾、其他感染性腹泻、肺结核、急性上呼吸道感染、风疹、流行性腮腺炎、急性出血性结膜炎和水痘（表2-1）。为早期识别传染病暴发的苗头，确定了在灾区开展除法定传染病外的8个重点综合征的症状监测，包括发热伴呼吸道症状、发热伴出疹、腹泻（水样便）、腹泻（血便）、急性黄疸、脑炎和脑膜炎、其他发热性疾病以及食物中毒症状。

表2-1　汶川地震灾区灾后传染病发病风险评估

可能性	后果				
	可忽略 1	较小 2	中等 3	较大 4	严重 5
A 几乎肯定	M 散发: 感染性腹泻; 肺结核; 淋病; 梅毒; 乙肝	S 散发: 菌痢; 流腮; 麻疹; 狂犬病; 猩红热; 水痘	H	H	H
B 很可能	M 散发: HIV和AIDS	M 散发: 出血性结膜炎; 戊肝; 手足口病; 甲肝,疟疾	S 散发: 伤寒	H	H
C 有可能	L 散发: 风疹; 疟疾; 流感	M 散发: 乙脑	S 暴发: 甲肝; 手足口病; 出血性结膜炎; 流腮; 急性呼吸道感染; 麻疹; 水痘; 风疹	H 散发: 霍乱; 暴发: 菌痢; 感染性腹泻;	H
D 不太可能	L	L 散发: 伤寒; 流脑; 出血热; 登革热	M 暴发: 乙脑; 流感	S 暴发: 军团病; 猩红热; 水痘; 风疹	H 霍乱聚集性发病
E 很罕见	L	L 散发: 部分其他表中未列法定传染病	M 散发: 部分其他表中未列法定传染病	S 其他传染病暴发	H 鼠疫; 禽流感; 脊灰; 肺炭疽; 非典

上表从左下到右上风险逐渐增高，其中红色部分（H）为最高等级的风险，需提前采取强有力的应对和防范措施；橙黄色部分（S）为严重风险，需要高级管理层注意，及时采取防范措施；黄色部分（M）为中等风险，必须明确规定管理责任；浅绿色部分（L）为低风险，可以通过例行程序来处理。

（4）传染病手机报告系统的开发：震前四川省重灾区的 18 个县共有 564 家医疗单位开展传染病网络直报，而震后初期仅 12 家有零星的病例报告。为尽快恢复医疗单位传染病网络直报功能、及时传递传染病疫情和症状监测相关信息，中国疾病预防控制中心迅速开发和建立了基于手机通信的传染病监测资料报告系统，该系统于 5 月 21 日正式启动，至 5 月 26 日，共向四川灾区配送具备疫情直报功能的手机 560 部，恢复了 368 个网络直报监测点的报告功能，使得灾区各级医疗和疾控机构可以在网络直报恢复前利用手机直接报告传染病个案、症状监测结果和突发公共卫生事件，实现了监测报告覆盖全部重灾县和乡镇。手机和网络直报的相互配合，使传染病监测报告系统恢复到原有的水平并覆盖所有的集中安置点，使相关疾控中心和卫生行政部门能实时了解到灾区传染病疫情的变化情况。

（5）消毒与交通检疫：灾区各乡镇及村组建立专业人员为指导，群众为队员的消杀灭队伍，对集中安置点和被污染的环境，按每天 1~2 次的频率进行消毒和杀虫，并对新发现的遗体和动物尸体进行消毒处理。部分重灾区在进出的主要交通要道上建立交通检疫点，对过往车辆和人员进行消毒和检疫工作；

震中之一的北川县城由于倒塌的房屋下面掩埋着不少的尸体，空气中弥漫着较重的尸体腐败后的尸臭味。对该种情况的处理，即是否需要进行大面积的消毒和除臭，曾引起了较大的争论。最后由于该区域没有建立安置点和安排受灾人员临时生活，确定并采取了对该地区进行封锁（防止人员进入）的措施。

建立交通检疫点和对尸体消毒的必要性，以及安置点消毒频次等，引起了较大的争议。四川省绵竹市就明确表示，灾区不是疫区，不需要对过往车辆和人员进行消毒和检疫。

3. 医疗服务和卫生防病全面展开阶段（震后 2 周至 1 月）

（1）医疗服务的恢复：随着余震的消退、医疗服务和卫生防病全覆盖策略的成功实施，全省抗震救灾工作也逐步过渡到恢复重建阶段。除地震伤员的康复外，医疗服务以向群众提供必需和免费的医疗服务为重点，承担急救任务的医疗队开始撤离，灾区各医疗机构逐渐恢复医疗服务。

（2）卫生防疫：随着通信和交通的恢复，本阶段灾区的各项医疗和卫生防病工作得以在抗震救灾指挥部医疗保障组的统一指挥下进行。卫生防病工作主要采取"狠抓重点环节，在重点区域、重点人群中实施重点措施，防控重点疾病，实施群防群控"的"五重点"策略。四川省全力推进建立政府、专业人员、群众三位一体的卫生防疫体系和省、市（州）、县（区）、乡、村五级联动的工作机制；统筹军地、省内外卫生防疫队伍，整合医疗卫生资源，组建乡村卫生防疫队，分片包干；组织由广大救灾指战员、灾区干部群众和志愿者组成的卫生防疫队，动员全社会力量共同开展以环境整治、健康教育、除"四害"为重点的夏季爱国卫生运动；通过创建一批示范安置点和示范卫生厕所、开展爱国卫生运动检查评比，扎实推进"五有"（有防疫队、有医疗队、有厕所、有垃圾堆放处、有饮水供应点）措施的落实，做好"四强化"（强化群众参与，强化环境卫生，强化健康教育和卫生宣传，强化卫生评比公告）；出动防疫宣传人员 82 703 人次，发放各类宣传资料 2200 万余份，以通俗易懂和喜闻乐见的形式，普及卫生防病知识，引导群众养成良好的卫生习惯。

（3）群体性预防接种：四川省政府在原卫生部的建议下，从 6 月 1 日开始对重灾区8 月至 15 岁的儿童实施甲肝、乙脑疫苗免费接种工作；共组织 9200 多名医疗卫生人员设立 2498 个接种点，采取定点和巡回的方式，完成甲肝疫苗接种 39.9 万人，乙脑疫苗接种 13.7 万人，报告接种率都在 95% 以上，建立起重点人群免疫屏障。并通过应急接种，恢复了原有接种点的常规免疫服务工作。

4. 卫生防病巩固强化阶段（震后 1 月开始）

（1）恢复重建的对口支援：在党中央和国务院的安排下，灾后重建和卫生救援采取了对口支援的模式。确定了 18 个省市对口支援四川省的 18 个极重灾区县的灾后重建工作，其他重灾区县的重建工作由四川省负责。6 月 15 日，四川省卫生厅成立了对口支援工作领导小组，实行统一领导、统一规划、统一技术指导的措施，确保灾后恢复重建科学规范、有力有序。

（2）卫生防病：6月10日，四川省指挥部召开全省灾区切断污染源、加强疾病防控工作电视电话会议。要求进一步加强饮用水卫生监督，在环保、水利、建设等部门密切配合下，实现每个集中供水点有一名卫生监督人员开展饮用水卫生监测和每日通报制度。要求强化食品卫生监督，特别是强化对灾后恢复食品生产、经营和餐馆（包括学校食堂）的监督检查，杜绝假冒伪劣、过期、腐败变质的食品流向灾区。严防传染病和食物中毒事件的发生。

随着恢复重建工作的深入，房屋遭到严重损毁的县、乡级医疗机构和疾病预防控制机构陆续搬入过渡板房开展正常的医疗服务和卫生防病工作。各重灾县在对口支援省（市）的帮助下，医疗服务逐渐恢复，卫生检测检验的实验室工作基本恢复，疫情监测和报告系统恢复，免疫接种和扩大免疫接种工作恢复。卫生防病工作"坚持科学化、规范化和长期化"策略，一方面抓科学规范防疫措施；另一方面抓防疫体系建设、功能恢复、人员培训，使防疫工作高效、有序、有力推进。震后百日全省累计完成消杀灭面积51.3亿平方米，处理粪坑1225.7万个（次）；检查制水、供水单位25.8万户次，监测饮用水样6.3万个，监督指导食品生产经营单位62.5万户（次）。

2008年9月四川省卫生厅组织实施了一次灾后传染病防控效果评估，评估发现卫生防病工作存在以下隐患：一是受灾群众集中安置点的卫生防疫任务依然繁重；二是水厂管理存在漏洞、乡镇水厂配备不足，水处理设施、消毒设施不完善，水质自检能力不足，普遍达不到工艺标准；三是基层卫生防疫能力恢复缓慢；四是艾滋病、结核病、地方病、寄生虫病及慢性非传染性疾病等工作因灾和因救灾工作而受到严重影响，恢复缓慢。

根据评估结果确定了2008年10月以后的卫生防病的"四原则、四策略、四目标、六任务"工作思路。四原则即本地为主、属地管理、指导协助、形成合力。四策略即优先恢复基础疾控服务、加快机构能力建设；充分借力项目工作、促进疾控体系整体恢复；立足本地力量、充分依托外援支持；提升整体服务能力、为恢复重建保驾护航。四目标即确保卫生防病工作继续覆盖所有受灾乡（镇）、村（社区）和受灾群众安置点；确保灾区基本公共卫生服务恢复运转；确保灾区不发生重大传染病疫情，重点传染病发病率、死亡率较往年（震前3~5年）平均水平无显著升高；确保各类突发公共卫生事件得到及时有效处置。六任务即持续开展灾区公共卫生状况和需求评估，及时掌握灾区卫生问题和隐患，确定重点地区和人群；做好灾区传染病与突发公共卫生事件监测、疾病危害因素监测与控制；指导做好饮水、食品、环境卫生、重点人群营养和慢性病、健康教育以及精神与心理卫生在内的其他健康问题干预等工作；做好灾区公共卫生系统的恢复重建，优先恢复和重建公共卫生信息报告系统、公共卫生实验室、免疫规划、结核病防治、艾滋病防治、地方病和寄生虫病防治等工作能力和工作秩序；做好灾区疾控专业人员和乡村医生的传染病防治知识培训，全面提升卫生防病工作能力；以国家中长期科技发展规划中的重大传染病专项为契机，开展地震灾害健康影响与公共卫生应对能力评估研究，深入总结和分析前期防病工作的经验和教训。

（3）群体性预防接种：在2008年冬季到来之际，由于重灾区还有大量的灾民居住在临时板房，甚至是帐篷里。四川省卫生厅再次组织专家对冬春季传染病的防控进行了评估后决定从 2008 年 11 月开始，对极重灾区的 18 个县的托幼机构和在校中小学生（年龄范围 3~15 岁）、60 岁以上老人、灾区工作的医疗卫生人员免费接种流感疫苗，接种人数达 175 万，报告接种率 97%。2009 年 2 月开始，对 18 个极重灾区县的 2~15 岁儿童免费接种流脑疫苗，共接种 A+C 群流脑疫苗 70 万人，报告接种率为 98%。

（三）灾后心理干预和健康教育

汶川地震灾后心理干预按时期分期和人群分级进行。一期为震后 7 日至灾后 4 周。将心理危机干预人群分为四级：第一级为亲历灾难的幸存者，如死难者家属、伤员、幸存者；第二级为灾难现场的目击者（包括救援者），如目击灾难发生的灾民、现场指挥、救护人员（消防、武警官兵，医疗救护人员，其他救护人员）；第三级为与第一级、第二级人群有关的人，如幸存者和目击者的亲人等；第四级为后方救援人员、灾难发生后在灾区开展服务的人员或志愿者。干预重点从第一级人群开始逐步扩展，对幸存者的心理干预在解决其创伤救治和生活需要的前提下，以富有同情心的、助人的方式与其接触，采用轻柔的抚摸、握住对方手等安慰方式，让其意识到自己是安全的、前来救援的人是在帮助自己、是可以信任的，以取得被救助者的配合；其次逐步改善被救助者的认知，让其认识到地震是不可抗拒的自然灾害，遭受的损失不是独有的，众人和国家都在关心和帮助他们，使得被救助者心理逐渐恢复平静。一般性宣传教育覆盖到四级人群。

心理干预的二期为地震 4 周后，这时灾害的影响逐渐减小，灾区的人民开始向正常生活回归。心理干预主要是恢复和建立其与原来正常生活的联结，重新培养控制感，恢复自我功能。但发生个别干部因失去亲人的痛苦和沉重的灾后重建的压力而自杀的事件。省救灾指挥部卫生保障组加强了灾区心理重建和康复工作，建立"省－市－县－乡－村"5 级心理卫生服务网络，设立心理卫生服务门诊，组织省内外心理医生到灾区服务。各级政府组织卫生、教育、妇联、工会、团委和社团参与对灾区群众、干部的心理卫生和心理抚慰服务，在灾区广泛开展了心理卫生知识宣传活动，组织有心理疾患者就医，并建立专门档案，帮助他们尽早走出心理阴影。

四川省灾后采取多种方式进行健康教育：一是组织卫生防疫、健康教育人员和志愿者等深入灾区一线，采取流动宣传、发放健康资料、张贴宣传画、健康咨询、义诊服务等形式，走村串户宣传防病知识。二是采取出专栏墙报、刷写标语方式进行宣传。在各安置点、乡镇、大型公共场所、单位设置健康教育专栏，书写灾后卫生防病标语口号。三是发挥大众传媒优势，及时组织省、市、县广播、电视台、报纸连续、滚动刊播灾后卫生防病知识，制作专家访谈专题节目在电台、电视台播放。针对部分灾区断电、电视无法收看等实际困难，国家相关部门和部队向灾区捐送了 23 万余台收音机；通过中国移动、联通公司向公众手机群发了"灾后卫生防病知识"信息。四是协调省出版集团、省地震局、成都市扑克协会等部门，编印卫生防病知识手册、图片、扑克等发送灾区。截至 2009 年 9 月，共编发各类宣传材料 199 种 2225.49 万份。6 个重灾市（州）21 个县（市、区）组织宣传队 13 005 队次，出动宣传人员 82 703 人次，宣传车 17 632 车次，覆盖目标受众 2342 万人次。

三、效果与评价

（一）应急处置的效果

汶川地震后，四川省累计救治地震伤员 34 万余人次，收治入院 91 177 人，住院伤员死亡率 2.83%、截肢截瘫率 0.9%，伤员医疗康复、心理卫生服务机制基本形成。灾区群众看病就医需求得到了基本满足。

灾后 2 周，所有因地震受伤的伤员都得到妥善的医疗救治或康复出院，灾区群众得到免费的医疗服务。集中安置点建立起基本的卫生设施，传染病和症状监测体系。

灾后一个月灾区医疗服务基本恢复，传染病疫情阶段性分析显示：18 个极重灾县法定传染病报告总数与前三年同期相比无增加，未发生重大传染病疫情和突发公共卫生事件，因地震导致的传染病流行因素基本得到控制，卫生防疫攻坚阶段取得显著成绩。

2008 年 9 月四川省卫生厅组织实施了灾后 100 天传染病防控效果评估。结果表明，灾后卫生防疫工作取得明显成效：一是因地震所致传染病流行因素基本得到控制；二是受灾群众生产生活环境危害因素基本消除；三是受地震破坏的卫生防病体系能力基本得到恢复。重点传染病发病、死亡较过去 3 年平均值均有所下降，未报告与地震相关的传染病暴发流行。

灾后三年结果显示，四川省汶川地震灾区做到了大灾以后没有大疫发生（见文末彩图 2-6）。

灾后 3 年，随着灾后重建工作的基本完成，灾民搬离集中安置点住进新建的住房，灾区各项生产生活趋于正常。灾区医疗疾控机构经灾后重建，恢复正常运行，房屋、设施和技术在对口援建的帮助下更超灾前水平。

（二）社会和媒体的反应和评价

《光明日报》在震后 100 天的 2008 年 8 月 20 日发表评论《抗击特大自然灾害的不朽业绩》说抗震救灾取得阶段性重大成果，是我国乃至世界历史上人类抗击特大自然灾害的不朽业绩。这一成果充分体现了党和国家应对重大自然灾害的危机处置能力。地震发生后，党中央、国务院急人民所急，心系人民安危，中央领导多次深入灾区亲临指挥，科学分析判断形势，各项抗震救灾措施部署得力，动员全国力量快速高效，表现出党中央、国务院对人民群众高度负责的责任感和爱民情怀，反映了全心全意为人民服务的根本宗旨和以人为本的执政理念。

抗震救灾取得成果，体现了中国特色社会主义制度的优越性，体现了我国改革开放以来不断增长的雄厚经济实力。集中力量办大事，万众一心、众志成城，是社会主义制度的特点和优势，也是应对重大自然灾害的最有效手段。地震发生后，党和政府迅速动员起全国各方面的社会资源，并将其迅速转化成抗震救灾的巨大的精神和物质力量，为抗震救灾取得胜利奠定了坚实的基础。抗震救灾工作所取得的成就，不仅鼓舞着全国人民的抗震救灾信心和意志，也受到了国际社会的高度赞誉。联合国负责人道救援事务的副秘书长在汶川地震一周年到来之际接受新华社记者专访时说，汶川地震是一场悲剧，给中国带来了巨大损失。灾害发生后，中国中央和地方政府快速、高效地动员了庞大的人力和财力，投入救灾工作。之后在灾区重建时，政府又特别为灾区居民制订了周详的住房建设计划，很快使他们的基本生活得到了保障。他强调，中国政府在救灾过程中始终秉持开放态度，国际社会对此给予高度评价。他希望中国能够更多地参与国际社会的防灾救灾以及其他灾害应对工作，与其他国家分享经验，为国际社会应对自然灾害的努力作出更大贡献。

联合国人道事务协调办公室发言人在接受新华社记者专访时说，我看到了灾难所造成的破坏，但也同时看到了一年后的重建成果，中国政府尽了一切努力，使灾区民众能够尽快恢复基本正常生活，如此巨大的悲剧不可能从记忆中抹去，但是中国政府正在尝试帮助这些灾区居民重建生活，重新树立生活的信心，在灾难之后重新开始。

在汶川地震救援工作中，中国的灾区救援和医疗工作也得到了俄罗斯同行的肯定和赞许。俄罗斯救援队成员说，"中国的救援人员都很专业，救援工作有条不紊，非常有组织性和纪律性。在这场灾难中，我们看到了中国人民的互助精神，他们在灾难中没有惊慌失措，没有相互抱怨，这是最重要的。"

曾赴地震灾区参与救援的古巴医疗队队员说，尽管发生了如此严重的地震，但中国人民在救灾中表现出极强的纪律性。"地震伤员被按照伤情的轻重，送往不同的医院。社会秩序井然有序，各种物资供应正常，全体人民都对战胜灾害充满信心。"

四、问题思考

1. 在紧急情况下，如何同时做好创伤处置和防止感染？

紧急情况下的医学急救目的与非紧急情况下一样，首先就是挽救生命、其次是减少残疾失能和痛苦、再是预防后续的影响。因此在条件许可的紧急情况下，创伤处置和防止感染同样重要都需要按照规范进行。在不能同时兼顾创伤处置和防止感染的情况下，以创伤处置为先，首先尽量选用相对清洁的用品用具来处置创伤（如止血、覆盖伤口、复位和固定），其次迅速将伤者转移到有条件的地方载进行规范的创伤处置，并给予多种较大剂量的抗生素来控制和预防感染。

2. 在大灾大难的情况下，怎样做好灾后的快速卫生学评估？

在大灾大难的情况下，由于交通和通信的障碍，难以进行大面积、系统的和及时的卫生学评估。宜采取小组现场收集典型数据及后方专家组集体会商相结合的方式来进行快速的卫生学评估。即同时派出若干个小组到不同的地区进行现场调查，再与后方专家组一起会商（网络或书面的），由后发专家组完成评估报告。

3. 自然灾害后，在交通要道建立检疫点的利与弊？

建立交通检疫点的好处一是能检出检疫的传染病病人或病原，二是对过往的交通工具进行了消毒处理，三是提醒公众注意防控传染病，四是表现政府重视传染病的防控工作。

建立交通检疫点的不足之处一是花费大量的人力和财力，达到预防和控制传染病的实际效果不大，成本大大超过预期获得的效益和效果；二是误导灾区内外的公众，不利于灾后重建和社会稳定；三是过量使用消毒药剂造成对环境的影响。

4. 卫生应急组织在灾后防病中的角色和分工协作？（政府、卫生应急办、医疗、疾控、监督、血液等组织）

在灾后的卫生防病工作中，政府主导，卫生行政部门负责，医疗、疾控、监督等相关组织具体实施和指导实施。但由于灾后卫生防病的工作量大、工作范围大，某些工作如食品卫生监督和宣传、饮水卫生监督检测和宣传、传染病报告及症状检测、健康教育、外环境卫生学处理（消杀灭）非常需要多个组织协作完成，同时还需要社会组织和群众的参与。需要注意的是此时卫生监督的重点是指导和宣传，而非执法处罚。

5. 心理干预的时机和注意事项？

心理危机干预的主要目的有二，一是避免自伤或伤及他人，二是恢复心理平衡与动力。根据地震灾难发生之后的时间推移，心理危机干预分为 3 天、7 天、一个月等不同的阶段，各个阶段有不同的工作和辅导内容。心理干预时要注意：第一、参与人员，应该是受过训练的专业人员。第二、心理危机干预需要时间和过程，绝不是一两天就能完成的。第三、需根据干预对象的遭遇和心理变化的不同而采取个性化的干预方法。第四、以倾听和疏导为主，适时采取群体干预来满足多人需求和互相帮助。

（刘伦光）

第二节　舟曲特大山洪泥石流灾害

前　言

本节通过对 2010 年 8 月 7 日晚发生在我国甘肃省甘南州舟曲县县城的一起特大山洪泥石流灾害紧急医学救援工作的回顾，可以了解特大山洪泥石流灾害的基本危害特征和危害程度，以及灾害可能造成的公共卫生影响和后果，认识特大山洪泥石流灾害卫生应急管理基本原则，掌握这些原则在灾后运用策略和方法。

一、案例简述

（一）背景知识

1. 定义　泥石流（mud-rock flow）是一种广泛分布于世界各国一些具有特殊地形、地貌状况地区的自然灾害，是山区特有的一种自然地质现象。它是由于降水（包括暴雨、冰川、积雪融化水等）产生在沟谷或山坡上的一种夹带大量泥沙、石块等固体物质的特殊洪流，是高浓度的固体和液体的混合颗粒流。它的运动过程介于山崩、滑坡和洪水之间，是各种自然因素（地质、地貌、水文、气象等）、人为因素综合作用的结果。它与一般洪水的区别是洪流中含有足够数量的泥沙石等固体碎屑物，其体积含量最少为15%，最高可达 80% 左右，因此比洪水更具有破坏力。泥石流暴发突然、来势凶猛，可携带巨大的石块。泥石流流动的全过程一般只有几个小时，短的只有几分钟。因其高速前进，具有强大的能量，因而破坏性极大。一般情况下，泥石流的发生有 3 个条件：一是大量降雨；二是大量碎屑物质；三是山间或山前沟谷地形。

2. 泥石流分布　从世界范围来看，泥石流经常发生在峡谷地区和地震火山多发区，在暴雨期具有群发性。它瞬间暴发，是山区最严重的自然灾害之一。目前，世界泥石流多发地带为环太平洋褶皱带（山系）、阿尔卑斯－喜马拉雅褶皱带、欧亚大陆内部的一些褶皱山区。据统计，近 50 多个国家存在泥石流的潜在威胁，其中比较严重的有哥伦比亚、秘鲁、瑞士、中国、日本等。其中日本的泥石流沟有 62 000 条之多，春夏两季经常暴发泥石流。进入 20 世纪，全球泥石流暴发频率急剧增加。

我国泥石流的暴发主要是受连续降雨、暴雨，尤其是特大暴雨集中降雨的激发。因此，泥石流发生的时间规律是与集中降雨时间规律相一致，具有明显的季节性，一般发生在多雨的夏秋季节，因集中降雨的时间的差异而有所不同。四川、云南等西南地区的降雨多集中在 6~9 月，因此，西南地区的泥石流多发生在 6~9 月；而西北地区降雨多集中在 6、7、8 三个月，尤其是 7、8 两个月降雨集中，暴雨强度大，因此西北地区的泥石流多发生在 7、8 两个月。据不完全统计，发生在这两个月的泥石流灾害约占该地区全部泥石流灾害的 90% 以上。

3. 泥石流的特点与危害 泥石流灾害的特点是规模大、危害严重；活动频繁、危及面广；重复成灾。泥石流常常具有暴发突然、来势凶猛、迅速之特点，兼有崩塌、滑坡和洪水破坏的双重作用，其危害程度比单一的崩塌、滑坡和洪水的危害更为广泛和严重。据统计，我国有 29 个省（区）、771 个县（市）正遭受泥石流的危害，平均每年泥石流灾害发生的频率为 18 次 / 县，近 40 年来，每年因泥石流直接造成的死亡人数达 3700 余人。据不完全统计，建国后的 50 多年中，我国县级以上城镇因泥石流而致死的人数已约 4400 人，并威胁上万亿财产，由此可见泥石流对山区城镇的危害之重。目前我国已查明受泥石流危害或威胁的县级以上城镇有 138 个，主要分布在甘肃（45 个）、四川（34 个）、云南（23 个）和西藏（13 个）等西部省区，受泥石流危害或威胁的乡镇级城镇数量更大。

泥石流的主要危害是冲毁城镇、企事业单位、工厂、矿山、乡村，造成人畜伤亡，破坏房屋及其他工程设施，破坏农作物、林木及耕地。此外，泥石流有时也会淤塞河道，不但阻断航运，还可能引起水灾。影响泥石流强度的因素较多，如泥石流容量、流速、流量等，其中泥石流流量对泥石流成灾程度的影响最为主要。此外，多种人为活动也在多方面加剧上述因素的作用，促进泥石流的形成。

（二）案例还原

1. 事件过程 舟曲县位于甘肃南部，甘南藏族自治州东南部。全县总面积 3010 平方公里，辖 20 个乡、2 个镇，210 个行政村，总人口 13.47 万人，其中藏族 4.4 万人，占 32.78%。境内年平均气温为 12.7℃，全年无霜期平均为 223 天，年降雨量在 400~800 毫米，冬无严寒，夏无酷暑，素有"陇上桃花源"之称。地势西北高，东南低，地形复杂，沟壑纵横，高差悬殊，是典型的高山峡谷区，气候垂直变化明显。舟曲县自然地理复杂，山大沟深，海拔在 1173 至 4505 米之间，是我国地震、滑坡、泥石流三大灾害的高发县，"5·12"汶川地震受灾县，又是国家级贫困县。

2010 年 8 月 8 日凌晨，舟曲县城东北部山区突降特大暴雨，降雨量达 97 毫米，持续 40 多分钟，引发县城北面的三眼峪、罗家峪等四条沟系特大山洪泥石流下泄，泥石流长约 5 千米，平均宽度 300 米，平均厚度 5 米，总体积 750 万立方米，由北向南冲向县城，造成沿河房屋被冲毁，流经区域被夷为平地。泥石流还阻断白龙江、形成堰塞湖，并造成重大人员伤亡。

灾害发生后，胡锦涛总书记、温家宝总理当日作出明确指示，要求甘肃省和有关部门当前要把确保人民生命安全放在第一位，千方百计救人，组织群众避险，确保群众生命安全，妥善安排灾区群众的生活。2010 年 8 月 8 日 4 时，兰州军区某集团军 600 名官兵出发，当天到达灾区展开救援。6时，白龙江下游的沙湾、两河口两个乡镇 19 000 多人已疏散。12时，温家宝总理在赶赴灾区的专机上召开会议，决定成立国务院舟曲抗洪救灾临时指挥部并作出部署，要求把抢救生命放在第一位，扩大范围全力搜救被掩埋幸存人员，有力有序做好抢险救灾各项工作。19时，卫生部调派临床、卫生、新闻宣传等方面专家从北京连夜赶往灾区，甘肃省卫生厅也紧急调集医疗卫生人员赶往灾区。同时，国家减灾委、民政部已迅速启动国家二级救灾应急响应。中央财政向甘肃省紧急下拨综合财力补助资金 5 亿元。

8月9日9时，兰州军区某集团军工兵团官兵在对舟曲堰塞体实施了两次爆破后，白龙江水位下降近 1 米。

8月10日上午，胡锦涛总书记主持中共中央政治局常务委员会会议，全面部署当前甘肃省甘南藏族自治州舟曲县特大山洪泥石流灾害抢险救援工作，强调，现在正处在抢险救援的重要时刻，一定要把保护人民群众生命财产放在最突出位置，以更加顽强的精神、更加科学的安排、更加有力的措施，争分夺秒抢救被困人员，千方百计做好抢险救援各项工作。同日，经过抢险救援人员的连续奋战，1243 名群众获救。

8月11日2时，在对受损城区道路进行硬化等处理后，甘肃连接舟曲主城区的所有通道已经全部打通。舟曲城区一些超市陆续开门营业，部分派出所也设立帐篷开始工作，社会功能正在逐步恢复。夜晚，舟曲普降大雨，再次引发山洪泥石流，45 000 余立方米泥石流使舟曲灾区"生命线"——两河口至舟曲公路南峪大滑坡段 K9–K11 处交通完全中断。

8月13日凌晨，武警交通部队官兵经过连续6个小时奋战，抢通了被毁的313省道。至此，灾区水、电、路、通信等生命线工程基本恢复正常。救援工作也转入清理城区街道和房屋淤泥，进行环境卫生整治，恢复灾后秩序阶段。

2. 事件后果　舟曲特大山洪泥石流灾害造成共造成 1508 人遇难，257 人失踪，受伤住院人数 72 人，其中转院治疗 59 人，累计门诊治疗 2244 人，成功解救 1243 人。

此次舟曲泥石流灾害除造成大量人员伤亡外，还导致 4496 户、20 227 名群众受灾；损毁农田 1417 亩，损毁房屋 307 户、5508 间，其中农村民房 235 户，城镇职工及居民住房 72 户；进水房屋 4189 户、20 945 间，其中农村民房 1503 户，城镇民房 2686 户；机关单位办公楼水毁 21 栋，损坏车辆 18 辆；另外舟曲特大山洪泥石流灾害还造成大量房屋冲毁，电力、交通、通信及饮用水供应中断，生活设施严重破坏，县城三分之二区域受灾严重，沿江房屋被淹，涉及人口约 5 万人。是我国继汶川、玉树地震之后最为严重的自然灾害。

3. 事件发生原因　此次舟曲泥石流灾害成因主要有以下五个方面：一是舟曲当地地形地貌和特殊地质构造是导致灾害发生的重要原因：舟曲县城附近的地质构造岩性松软、比较破碎，风化程度也很厉害，比较容易发生滑坡、崩塌和泥石流灾害。二是汶川地震的影响，舟曲县是汶川地震的重灾区之一，地震导致舟曲县城周边山体松动、岩层破碎。因地震造成的山体松动等需要 3 到 5 年时间才能消除，但灾害发生距离汶川地震发生仅 2 年多时间。三是舟曲在过去一年四季度到灾害发生年上半年的持续干旱，造成城区周边岩石解体，部分山体、岩石裂缝暴露在外，使雨水容易进入，导致滑坡。四是遭遇强降雨，8月7日晚舟曲县城东北部山区突降特大暴雨，持续 40 多分钟，降雨量达到90多毫米，形成了泥石流，直接造成特大山洪地质灾害发生。五是地质灾害自由的特征，地质灾害隐蔽性、突发性、破坏性强。国内发生的地质灾害有1/3是监控点以外发生的，隐蔽性很强，难以排查出来，一旦成灾，损失很大。

由于灾害发生突然、波及范围大，灾后救灾存在以下困难：一是城区电力和移动通信恢复情况困难。截至8月8日20时许，舟曲县城区电力和移动通信仅部分恢复，固定电话仍未抢通。受此影响，救灾的指挥、人员物资调配以及灾害损失情况统计等都面临巨大困难。二是食品、供水非常紧张。灾害发生后，舟曲县自来水供水系统完全瘫痪，一些水井被污染。自来水供水系统仅能保障部分应急需要。为保证群众用水，当地政府找到一口井，为受灾群众提供饮用水，但也仅能作为应急使用。根据舟曲县测算，城区4万多居民每天需要生活用水400吨、方便食品20吨。按最快25天基本恢复生产生活秩序计算，需要生活用水1万吨、方便食品500吨，这些都需要支援。三是清淤搜救工作困难、非常棘手。由于大多数房屋被泥石流掩埋，清淤搜救难度非常大，迫切需要机械、人力和生命探测仪器等设备。四是防疫工作任务很重。现在天气较热，清淤搜救周期可能较长，这些因素可能导致疫病的发生，迫切需要关注和支援。

二、应急处置

（一）应急处置指挥组织架构

本次灾害发生后，胡锦涛总书记、温家宝总理很快就作出明确指示。8月8日中午12时，温家宝总理率国务院有关部门负责同志赶赴受灾地区指挥救援，并在专机上决定成立国务院舟曲抗洪救灾临时指挥部，建立了国家直接领导、甘肃省政府一线指挥、灾区各级政府和外来救援队伍分工负责的应急处置指挥体系。中央政府各部门在第一时间投入救援。国家防总紧急启动防汛Ⅱ级应急响应，中央财政向甘肃省紧急下拨综合财力补助资金5亿元人民币，用于抢险救灾、受灾群众转移安置和生活救济、伤员救治和卫生防疫、基础设施修复和堰塞湖处理以及因灾倒塌房屋恢复重建等方面。卫生部也派出13名应急医疗防疫专家赶赴灾区，公安部调派1780名警力驰援灾区。与此同时，国家各有关部委、甘肃省各有关部门、解放军和武警官兵，以及其他省份，都紧急行动起来，抢险队伍从四面八方迅速向舟曲集结。大量武警消防、民兵预备役人员以及由城区居民自发组成的搜救队伍源源不断赶赴灾害现场，进行清淤搜救工作。民政部也在灾后分4批次向甘肃灾区组织调运中央救灾物资。商务部启动应急机制全力调运甘肃舟曲救灾物资。甘肃省公安交通管理部门对通往舟曲的主要道路实施交通管制，以保障抢险救灾运输通道畅通。

甘肃省卫生厅在灾后立即启动了《突发公共事件医疗卫生救援应急预案》Ⅰ级响应，甘肃省卫生厅领导第一时间赶赴灾区指挥伤员救治工作，2小时内，按照卫生部和甘肃省委省政府的重要指示，紧急组建医疗、防疫、监督、健康教育、心理干预等医疗卫生救援队伍赶赴灾区。

灾害当天卫生部、省政府在灾区成立了前线医疗卫生救援指挥部，整合各医疗卫生救援队伍，统一管理、指挥、调动和使用，建立了联系会议制度，每天召开例会研究决策、指挥协调各项医疗卫生救援工作。与此同时，省卫生厅成立了医疗卫生救援工作领导小组，下设综合、前线、救治、防疫、保障、宣传、监督等7个工作组，负责组织协调，制订医疗卫生救援工作方案，统一向灾区调派应急队伍，全力做好保障工作。全省卫生系统实行 24 小时值班，取消工作人员公休假及一般性出差任务，全面进入应急状态。实行信息"零报告"、"日报告"制度，安排专人负责信息收集、汇总，按时向卫生部和甘肃省委、省政府汇报；甘肃省卫生厅网站及时向社会公开医疗卫生救援工作政策措施及进展情况，确保了信息及时、通畅。实行每 10 天到前线轮换制度，各级领导带队，深入灾区，靠前指挥。

在灾情发生的 48 小时内，灾区实现了"医疗救治、卫生防疫、饮用水及食品安全"全覆盖，完成了全部伤员的转运任务，使医疗卫生救援工作重心提前一周由医疗救治转为卫生防疫工作阶段。

（二）医疗卫生应急救援措施

此次舟曲泥石流灾害医疗卫生救援工作是在极度特殊、极度困难、极度复杂的情况下进行的，在全国同类自然灾害医疗卫生救援史上是罕见的。

1. 医疗救治

（1）搜救和自救：舟曲县各级医疗卫生机构迅速反应，在电力、通信和交通中断的情况下，恢复工作机制，组织医务人员立即到岗，核对机构、人员受损情况，组织开展医疗机构的自救活动；组建 5 支医疗搜救小组立即赶赴受灾最严重的三眼峪、罗家峪、东街、北街、南街等村进行拉网式搜救，全力营救幸存者，在人员集中、较为安全的地带设立了 3 个临时医疗救治点，迅速开展伤员救治工作。

（2）外部救援：甘肃省卫生厅在发生后迅速调动了全省医疗、防疫、卫生监督、健康教育、心理干预力量，组成救援队伍赶赴灾区开展支援救援工作。各医疗队到达现场后，按前方指挥部的部署，立即设立 7 个医疗点接收伤员，开展检伤分类和救治，并组织医疗分队到乡村、街道、社区巡回医疗，累计接诊灾区群众 8026 人，确保了医疗服务全覆盖。

（3）伤员转运：面对当地严峻的自然条件和医疗设施严重损毁的状况，在卫生部陈竺部长指挥下，甘肃省卫生厅果断决策，实施重症伤员转运治疗。灾后 2 天内，采用空运和路运方式，完成了全部 128 例重症伤员的转运，并将重症伤员分别转运到兰州、天水 8 所医疗技术条件较好的综合医院和专科医院进行救治，实现了转运过程中无 1 例死亡的目标。

（4）危重伤员救治：根据"集中伤员、集中专家、集中资源、集中救治"的原则，确定了转运伤员定点救治医院，制定了伤员救治方案和出院标准，重点加强了兰州和天水等地医疗救治力量，成立省、市专家组，对每一个伤员实施个体化治疗，共完成手术治疗 47 台次，治愈出院 120 人。

（5）早期康复治疗：在伤员转运到后方定点医院进行救治的同时，就对所有伤员开展了早期康复治疗。并根据卫生厅制订下发的《舟曲、成县特大泥石流灾害伤员常见损伤早期康复治疗指导原则》，为伤员配发了轮椅、假肢、拐杖、眼镜等辅助用具，帮助伤员恢复功能，收到良好效果。

2. 卫生防疫

（1）消杀灭：按照"清淤工作进行到哪里，消毒工作跟进到哪里"的要求，甘肃省疾控中心紧急采购了 2 台卫生防疫消毒车，设立 21 个消毒点，组织消毒人员分片包干，对清淤现场环境实时进行消毒，对居民区、灾民安置点等重点区域，每天定时定点开展消毒、杀虫、灭鼠，做到消毒场所全覆盖。累计消杀面积 1112.6 万平方米，消毒垃圾点 24 198 个（次）、厕所 21 960 个（次）、灭蝇灭鼠 20 250 处。

（2）遇难者遗体处理：成立了遇难者遗体消毒处理组，对发现的 1370 具遇难者遗体，严格按照规范要求，及时进行消毒处理后，统一集中就地掩埋。后期，随着清淤工作的全面展开，高腐遇难者遗体大量发现。8 月 19 晚，甘肃省卫生厅连夜组织专家制订了《舟曲特大山洪泥石流灾害遇难人员后期高腐尸体卫生防疫处理方案》，在科学处置和尊重地方丧葬习惯的基础上，对工作流程、职责分工进行细化，确保高腐遗体消毒处理的正常进行。

（3）饮用水和食品卫生安全：甘肃省卫生厅迅速调派了 7 批省市县三级卫生监督员、专业技术人员和水质检测车以及快速检测设备，对生活饮用水、应急供水点定时采样进行水质快速检测。对 22 个供水点进行专人定点全天候监督管理，发放消毒片，宣传饮用水消毒方法，累计消毒水源 665 个，发放饮水消毒片 4216 瓶，快速检测水样 560 份。开展食品卫生检测监督，加大卫生监督频次，确保食品卫生安全。共检测食品 393 份，监督检查医疗卫生单位 182 次、供水点 505 次、生活垃圾点 46 228 处。

（4）灾后传染病防控：紧急调运笔记本和上网卡，迅速恢复传染病疫情网络直报系统，开展传染监测和报告。迅速恢复正常计划免疫工作，开展麻腮风三联疫苗和甲肝疫苗接种。迅速搭建板房传染病检测实验室，紧急采购便携式 PCR 等设备和试剂，开展检测工作，为科学决策提供了依据。

3. 健康教育和心理疏导　灾区及时组织成立了健康教育和心理疏导工作组，制订了《舟曲特大山洪泥石流灾害健康教育工作方案》和《舟曲特大山洪泥石流灾害紧急心理危机干预指导原则》，设计、制作、张贴、发放了卫生防病知识宣传画、宣传页、宣传单，组织健康教育服务队，深入学校、社区、街道、进村入户进行健康宣传，举办防病知识讲座，倡导健康生活行为，取得了良好的效果。累计张贴宣传画 1.9 万张，发放宣传单 2 万张，书写张贴宣传标语 662 条，举办防病知识讲座 163 场，健康教育覆盖人口 23 500 人。设立了 8 个心理门诊，从省级医疗卫生机构抽调 36 名心理专家，开展心理咨询服务。印发心理救援宣传单和"明白纸"各 5 万份，对 2677 名群众进行心理危机干预筛查，救治心理疾患者 365 人，开设了心理救援热线电话，有效降低群众恐慌心理。

4. 应急保障　甘肃省卫生厅在灾后迅速建立了应急保障机制，采取多种方式积极筹措救灾物资和经费，确保救援工作顺利开展。截至 9 月底，甘肃省卫生厅和省红十字会累计筹集价值 2759 万元医用物资，其中紧急采购救灾医用物资 61.5 万件（台、个等），金额合计 1192.37 万元；接受捐赠救灾医用物资 8187 件（台、箱），金额合计 1566.36 万元；卫生部累计调拨价值 285 万元的救治药品、卫生防疫药械及个人防护用品。所有采购和接受捐赠物资根据需要在第一时间运往灾区，为抢险救灾工作的正常开展提供了坚实的保障。同时，为解决前线救援人员的吃住等生活困难，甘肃省卫生厅在前线开设了食堂和帐篷宿舍，在兰州和岷县设立了生活保障基地，为医疗卫生救援工作提供了坚强的后勤保障。

5. 新闻宣传　本次救灾指挥部专门设立了宣传组，全面负责新闻宣传工作，采取多种方式，发挥专业权威主渠道的影响力。具体方式包括：①及时进行权威新闻发布。在舟曲灾区先后6次召开新闻发布会，在甘肃卫生信息网发布信息190余条。组织有关媒体，第一时间到达灾区集中开展现场采访报道，宣传卫生救援工作。②及时宣传卫生系统在抗洪救灾中涌现出的先进集体和模范人物，弘扬抢险救灾精神。③通过报纸、媒体等广泛宣传报道救援工作，累计报道259篇。其中中央电视台播报新闻10余条，《人民日报》《光明日报》刊发40条，《健康报》《中国中医药报》刊发40余条，《甘肃日报》报道79篇，健康报网刊登89篇。

6. 动员社会参与　在灾区各级团委的支持下，灾后共招募969名志愿者参与医疗卫生救援工作。为提高志愿者的服务水平，还对所有志愿者进行了专业技术培训，详细介绍救援注意事项，使其掌握工作方法、内容，提高工作水平。同时根据志愿者的特长，先将志愿者分成现场搜救、消毒、健康教育、心理干预、中药汤剂发放等5个组，再分别编入各个医疗卫生救援队伍中，协助开展工作。为方便志愿者的管理，还为志愿者提供了统一的食宿、交通，以及统一的胸章标识和服装，并定期进行轮换。

7. 灾后恢复重建　甘肃省卫生厅在积极组织开展医疗卫生救援，恢复灾区医疗卫生秩序的同时，还及时统计受灾医疗卫生机构的损失情况，并在第一时间将统计结果上报卫生部和省政府、省民政厅等部门，尽可能地争取更多的支持。同时，按照以人为本、科学重建的方针，在和国家发改委规划编制组沟通衔接基础上，编制了《舟曲县泥石流灾害医疗卫生系统灾后恢复重建专项规划》，力争将甘肃省受损医疗卫生机构全部列入国家灾后恢复重建规划进行建设。国家最终确定建设12个灾后重建项目，规划总投资9196万元，并由甘肃省卫生厅对口援建。

三、效果与评价

（一）组织指挥评价

1. 重大决策迅速得到落实　在本次医学救援工作中，对医学救援工作意义重大的决策，基本上都在很短的时间内得到落实。发生灾害的第一天（8月8日），从灾区救出的伤员需要得到及时有效的治疗。指挥部一方面调用直升飞机和救护车，另一方面安排天水和兰州的医疗机构准备接收伤员工作。8月9日，首批重症伤员便通过空运和陆运的方式分别运抵兰州和天水，并马上得到相应的救治。在转运过程中，由于天气关系，空运和陆运路线需要发生变化，决策和执行过程也是相当迅速，为抢救重症伤员争取了时间。8月8日当天，指挥部便决定"防疫消杀"工作实行"分片包干、落实到人"制度。第二天，即8月9日下午，确定划分片区的方案和责任人，随即开展相关工作。

2. 医学救援主要工作的组织较为全面和有序　紧急医学救援的主要工作包括医疗救治、疫病预防控制、卫生监督、健康教育、心理干预等多项工作。从甘南州卫生局派出的第一支医疗救援队伍到随后赶到的甘肃省卫生厅、国家卫生部组织的医疗救援队伍，都涵盖了医疗、防疫和卫生监督三方面人员，使得医疗救治和公共卫生两方面的救援工作能够同时开展。8月8日成立的医疗救援工作领导小组，下设前线指挥组、综合组、医疗救治组、防疫组、保障组、宣传组和监督组等8个小组，涵盖了医学救援工作的方方面面，而且及时开展"军地合作"，周边地区的救援力量也迅速动员起来。在医疗救援队伍开赴灾区的同时，药品和血液等医疗救援物资迅速筹措，救护车、救援通道、住院床位等迅速得到安排，心理救援迅速开展。医疗救援主要数据的收集、统计和传输工作比较及时；自 8 月 12 日起甘肃省卫生厅以《舟曲泥石流灾害医疗卫生救援工作日报》形式通报医疗救援工作中调拨物资、调用人力、救助工作进度（伤员救治、卫生防疫和监督、健康教育）等重要信息，对决策起到了较好的支持作用。

3. 应急医学救援工作实现"持续改进" 在本次救援工作中，对于在应急医学救援工作过程中发现的问题，组织和指挥决策部门坚持了持续改进的原则，使得应急医学救援工作机制和行动得到完善，偏差得到及时的纠正。在应急医学救援过程中，为了落实相应的工作，指挥部门先后组织相关专家制定了 11 个技术方案和工作指南，并迅速应用到实际工作当中。专家组在救援过程中发现的问题得到决策者的重视，专家的合理化建议也很快得到采纳。例如，8 月 11 日，专家组发现"救灾人群或其他人群聚集区厕所匮乏"，"建议在所有人群密集区合理布局厕所，满足灾区群众和救灾人员基本需求"。两天后，8 月 13 日，经过指挥部协调，甘肃省建设部门调运了 60 个移动式厕所，并迅速安装到了灾区安置点和人群稠密区，灾区公共厕所紧张局面得到缓解。

（二）应急医学救援措施评价

1. 医疗救治 在本次泥石流灾害救援中，轻重伤员得到及时有效的转运救治，累计住院收治伤员 126 人，转运兰州、天水进行治疗 88 人。8 月 9 日首批 32 名重症住院伤员通过空运和陆运的方式分别转运兰州和天水救治，此后两日 56 名伤员陆续转出，确保了救治效果。并在早期开展康复治疗，减少了伤残率。

2. 卫生防疫工作

（1）卫生防疫各项基本能力恢复较为及时：由于舟曲县疾病预防控制中心的全部业务用房、办公设备、疫苗储备、检验设备仪器都在灾害中被掩埋毁坏，几方面的工作陷入崩溃状态。灾后第二天即 8 月 9 日，医疗救治与卫生防疫领导小组给卫生防疫工作提出若干应急目标，包括：两天内传染病的评估、环境消杀工作要全面开展起来；三天内要开展垃圾无害化处理工作；三天内配合有关部门拿出公共厕所建设方案；两天内恢复传染病报告系统；三天内恢复县疾控机构的工作平台。在多方共同努力下，8 月 11 日灾区传染病症状监测工作启动，在灾区的医疗点每日由专人收集相关信息汇总后及时报告给灾区现场指挥部。8 月 13 日，由中国疾控中心提供的笔记本电脑和上网卡运抵灾区并对相关人员进行培训后，全县 90% 以上医疗卫生机构恢复传染病网络直报功能。环境消杀组于 8 月 9 日确定了"分片包干、责任到人"的包保责任制，将县城划分为 21 个片区，全面开展环境消杀灭工作。垃圾处理和厕所建设也按既定目标完成了基本任务。在外援力量的帮助下，8 月 11 日灾后首个疫苗接种点开始恢复疫苗接种，8 月 16 日，灾区开始启动灾区甲肝疫苗应急接种工作，截至 9 月 8 日 12 时，累计接种甲肝疫苗 1124 人，接种其他类疫苗 95 人。8 月 12 日灾后临时实验室开始启用，此后，省政府紧急拨款 100 万元采购 2 台实时荧光定量 PCR 仪，8 月 18 日灾区板房实验室 PCR 检测平台正式投入使用，此举极大地提高了传染病病原检测能力，提升了灾区传染病的早期诊断水平。8 月 13 日传染病网络直报系统恢复。至此，在灾后一周时间之内，卫生防疫工作系统的几项基本能力均得到恢复，灾区卫生防疫工作步入正轨。

（2）无传染病疫情发生：确保"大灾之后无大疫"是卫生防疫工作的终极目标，也是衡量卫生防疫工作成效的根本指标。本次舟曲灾后应急医学救援行动中的卫生防疫工作在医疗救治与卫生防疫领导小组的指挥下，在各项具体工作方案的指引下，规律、持续并以不断改进的态势进行，直至 8 月 27 日卫生防疫工作转入常态，完成了应急医学救援阶段卫生防疫工作的各项基本任务。每日灾区传染病疫情的分析结果显示，灾区传染病发生率与往年同期相比无明显上升趋势，截至 9 月 8 日 24 时，舟曲灾区无传染病疫情等突发公共卫生事件发生。

3. 卫生监督

（1）灾后卫生监督迅速全面：舟曲泥石流灾后第一天 8 月 8 日下午，来自省和州的卫生监督支援队伍也已经到位，并紧急制订了《灾区饮用水安全保障方案》、《甘肃舟曲"8.7"特大山洪泥石流消杀灭工作督导检查方案》等文件，对灾后饮用水取用和消毒、医疗救治秩序、医疗废弃物处置管理、传染病登记报告等工作的监督提出了科学规范的技术要求，指导各项卫生监督工作开展。

（2）卫生监督发挥应有保障作用：本次灾后卫生监督工作在所涵各工作领域均取得了预期成效，发挥了卫生监督工作对灾后救援行动的保障作用。环境消杀监督工作通过以消杀分区为监督分区依据，一对一实行环境消杀监督，确保了消杀工作的落实和有效。通过对医疗机构和救治点传染病疫情上报、医疗废物处置、机构人员资质的监督，有力地防止了传染病疫情出现，确保了医疗安全，维护了医疗秩序。通过饮用水、食品、药品的监督检查，预防了介水传染病的发生和传播，有效避免了食物中毒和药品损害事件的出现。同时，通过对学校卫生进行有效监督，消除了学校卫生隐患。

4. 健康教育、心理干预

（1）健康教育工作全面深入：此次舟曲泥石流应急阶段健康教育工作启动较早，而且受到高度重视。健康教育专家在应急第一阶段就组队参与救灾还是第一次。救援阶段早期，健康教育工作以固定模式为主，8 月 20 日左右省级健康教育所对居民健康知识和行为进行调查，显示当时居民对于饮水、食品、环境卫生等知识和行为掌握程度基本在 70% 以上，这些知识一半以上来自于灾害发生后的宣传画、宣传单以及卫生工作人员讲解。显示早期健康教育工作取得较为理想的成效。随着救援阶段的后移，健康教育工作更加细致和深入，最终为灾后未出现各类疾病的流行作出了应有的贡献。

（2）心理干预成效明显：根据以往汶川和玉树救灾的经验，此次舟曲救灾的心理救援工作在灾害发生后即迅速开展，为防止出现大范围、严重的心理问题奠定基础。通过规范、及时、有效的心理疏导和心理干预的广泛开展，灾害发生 1 个月后，绝大多数灾民的情绪开始趋于稳定，大部分灾民灾后的应激反应期已基本恢复正常。一些有心理问题早期征兆的人群得到重点关注和及时干预，心理问题得到有效缓解。未发现极端心理疾病患者引起的自杀、自伤及攻击他人的行为等问题。此外，在应急救援阶段的心理干预工作还促成了灾区当地一批心理干预骨干队伍的建立，为灾区长期心理干预工作的进行奠定了很好的基础。

（三）社会和媒体的反应和评价

舟曲泥石流灾害发生后，由于灾害巨大，受到了各方关注，各方媒体关注的热点和重点主要是，灾后 72 小时的应急救援。主要体现在救援的生还者较少，救援难度大，失踪者多等方面。

（四）类似事件处置原则

以最快速度组织医疗卫生救援队伍赶赴灾区、开展伤员救治，组织伤员转运，最大限度降低了伤员死亡率和伤残率；迅速扎实开展灾后卫生防疫、卫生监督、健康教育、心理干预等工作，防范和减少灾后传染病及相关疾病的发生，确保灾区群众的身心健康。

四、问题思考

1. 本次事件应急医学救援有哪些特点？

（1）本次发生在大山狭谷，受灾地区地域狭窄，人口和环境承载力有限，灾后一段时间食品短缺和饮水困难，不太合适开展大规模的救援。

（2）本次人员伤亡的特点是直接伤害者的逃生几率小，幸存率低，幸存者多为轻症伤员；次生危害，如建筑物倒塌引起的挤压伤、砸伤等。

（3）灾后搜救工作和尸体清理处理工作任务繁重；特别是尸体处理问题，需要在灾后搜救挖掘尸体，及时对尸体进行登记、组织留样和消毒；在尸体的挖掘过程中，大量死者家属守候在现场，需要充分考虑死者尊严，及时对死者家属进行心理疏导和安抚；有的尸体由于掩埋时间过长，出现了腐烂现象，需要仔细清理和设法保持尸体完整性；尸体腐烂的臭味影响了周围居民的生活；尸体的挖掘影响了挖掘人员的心理健康。

（4）环境卫生急剧恶化。灾区可居住面积很小，人口密度很大，加上临时厕所缺乏，无法对粪便进行集中收集和及时的无害化处理，垃圾集中倾倒点少，无法对垃圾进行集中收集及时清运，造成生活环境的恶化。泥石流形成的积水坑洼较多，使蚊类孳生场所增加；由于人群与家禽、家畜混居，粪便、垃圾不能及时清运，为蝇类提供了良好的繁殖场所。增加了灾后预防传染病的难度。

（5）供水设施和污水排放条件遭到破坏，自来水水源污染后果严重，居民用水困难和不足。大量的替代水源，如泉水、井水等的紧急启用和净水设备的临时采用，给集中供水管理工作带来极大的压力，也给水质安全带来风险。

（6）泥石流灾害会造成许多公共服务机构，包括公安、医疗卫生服务机构人员或人员亲属伤亡，以及办公场所的毁坏，公共服务能力受到了严重影响。

（7）破坏了电力、交通、通信和供水等基础设施，导致群众的正常生活受到了影响；而且由于道路交通不畅，救援物资很难及时运输到灾区。

（8）心理问题成为灾后尤为紧迫的问题。灾区群众失去亲人后容易出现心情焦虑、精神紧张和心理压抑等心理疾患，如果得不到及时的支持和帮助，可能会带来长期的社会问题。

（9）泥石流灾害的灾后气候异常、次生灾害频发，频发的泥石流灾害严重威胁着救援人员的生命安全和物资运输线。

（10）灾后非传染病疾病也可能出现高发。特别是灾后异常高温天气，易导致高温中暑和各种皮肤病；灾区短时期内涌入大量名救援人员，高强度的救援工作、生活条件较差、外来人员水土不服等因素交织在一起，容易对救援人员身体健康造成威胁。

（11）泥石流灾害往往发生在经济欠发达地区，灾害损失严重，仅靠自身力量很难恢复。

（12）灾区发生传染病的风险增加。由于房屋损坏，灾区群众被迫临时安置，居住和生活条件发生改变，容易诱发各种疾患。包括流感、结膜炎、麻疹、肺结核等传染病和高血压、冠心病及贫血等慢性非传染病疾病。

2. 本次事件卫生救援工作带给我们什么启示？

（1）卫生救援需要建立更加有效的现场指挥制度和指挥授权机制：本次救援行动的高效有序是和高级别行政官员在现场的指挥协调紧密相关的。比如，救援早期卫生部部长在灾区前线亲自指挥，能够迅速决策将伤员转外就医，同时又能迅速协调军队直升机运送伤员。试想，现实情况如果不是高级别行政官员坐镇一线，恐怕协调弧要拉长，协调时间要成倍增长。然而希冀救援行动中无论遇任何情况高级官员始终在一线，始终能迅速指挥协调显然是不现实的。因而在今后的法律法规和预案的制定修订中，要注重指挥授权机制的完善，使之形成法律规定或制度，明确规定在救援中哪些决策可以直接由有权机关授权给某个级别的指挥人员。比如，目前提及的要建立医疗卫生救援"国家队"，经过培训，每个省的这支国家队中就可以有一个专司卫生应急现场指挥的指挥长，法律法规或预案中明确规定其在现场指挥中的权限，这样能有效提高现场指挥的效率。

（2）卫生救援需要建立军地协作的长效机制：在本次舟曲紧急医学救援中，军地协作是一个值得推广的经验。在灾区现场，每日总指挥部召开的例会都有军队方面人员参加，军地双方共同对当日救援中发现的问题进行总结，并拟定后续工作方案。再如，传染病监测方面，每日地方派专人到军队统计当日军队监测数据，带回后进行汇总。总之，在本次救援中军地部门间均表现出了高度合作的态度并实现了军地高效协作。然而，值得思考的是，现在的做法仅停留在操作层面，尚未上升到机制制度层面，因而易于受到人为因素影响，建议今后应注重建立军地协作的长效机制，在法律法规、预案、政策制度中明确规定军地协作的方式、方法，如"战时"军地部门如何协作，"平时"军地部门如何开展联合演练等内容。

（3）卫生救援需有效发挥灾后快速评估的作用：在本次舟曲紧急医学救援中，较之以往灾害救援实践值得肯定的一点是，各单位内部能做到统筹安排救援力量，安排前方需要的各专业人员参加救援，制定轮班制度，主要是由各单位第一批到达现场的救援人员及时向本单位反映现场情况和需要。然而救援初期仍出现了短期"到达现场救援人员多，人力浪费和秩序混乱"的现象，究其原因是因为没有一个针对灾害的统一的快速卫生评估机制，无法统筹安排各种社会救援力量。快速卫生评估首先需要组建一个权威、规范的专业评估队伍，队伍中应包含医疗救治、防疫、监督、健康教育、心理等各方面的专业人员。由其在灾后第一时间到达现场，对受灾情况、灾后救援需要的人力、物力、财力等基本情况作出判定。然后根据快速卫生评估的结果，由现场指挥部或后方指挥部统一调配全国医疗卫生救援资源，根据需要进行调遣，需要多少调遣多少，需要哪类调遣哪类，这样可以做到统筹安排，合理配置，有效避免人力物力财力的浪费，提高救援效率。因此，要想发挥灾后快速评估的作用，必须建立有效的灾后快速评估机制。

（4）卫生救援需要有效地使用和调配专家资源：首先来到现场进行工作指导的部分专家对当地医疗机构的运行情况缺乏深入细致的了解，与舟曲当地的医疗单位配合度不高；其次，不同批次的专家分别由中央、地方和军队派出，有时发生重复查房等情况，给伤员带来诸多不便，且给予的指导意见也存在不一致的情况。另外，派出专家的专业分布不均衡，例如，舟曲现场非常需要妇幼保健方面的专家给予当地妇女儿童有关妇幼卫生保健方面的指导和建议，但据了解，这方面的专家存在缺如。

（5）科学的界定灾区范围可有效地配置资源：灾难发生后对灾区与非灾区的正确划分对有效分配资源是十分重要的。本次医学救援行动中出现了非灾区居民为领取食品、饮用水和药物而到灾区就诊点享受免费就医政策的情况。灾区实行的免费就医政策，同时吸引了大批灾区周边地区群众涌向灾区各医疗卫生机构或临时医疗点免费就医、领取药物。此情况不仅增加了灾区医疗救治和药品供应压力，而且直接导致灾区各医疗卫生机构开展的灾后症状监测的敏感性和准确性降低，给灾后卫生防疫工作带来较大困难。如一些自称感冒和腹泻等"症状"会严重干扰灾区的传染病症状监测数据的真实性，无法准确反映灾后疫情。在本次救援行动中，此现象凸显出来后，开始实行由民政部门发给灾区居民《救助证》的措施，以进行身份识别，上述情况得到了有效控制。在今后的医学救援中，建议相关部门重视灾区界定问题，在灾后第一时间确定灾区范围，完善身份识别制度。

（6）要科学认识消杀灭工作：灾后的消杀工作往往被认为是卫生防疫工作的重头戏，也被认为是防止"大灾之后出现大疫"的重要手段之一。在本次救援行动中消杀工作实行了"分片包干，责任到人"的包保责任制，全县城分成21个片区，开展分片消杀责任包保制，同时公布各片区负责人联系电话，便于群众监督，使得消杀工作责任明确、流程清晰，持续开展取得良好防疫效果和社会效果。但对于消杀工作应有的力度和持续时间长短似乎人们持不同看法。部分群众认为，只要看到穿消毒服，背着消毒器具沿街喷洒消毒液的，心里就觉得很安全很踏实。而有专家认为，导致本次灾区救援消杀工作远远超过必要的限度，存在过度消杀的现象。"大灾之后无大疫"的理念过于"深入人心"，老百姓出现理解上的偏差，片面重视消毒，只要看到消毒人员看到地上撒过漂白粉就满意就认为安全，其实目前应贯彻的是"灾区不是疫区"的理念，要防止成为疫区，要采取相关行动，但不必过于重视消毒工作，因为消杀过度给人们带来的健康损害可能是潜在的、长期的。关于是否过度消杀的争议存在，也是源于目前没有关于灾后消杀工作持续时间、消杀力度等方面的科学标准，所以做法难以统一，而经常是科学以外的因素，如政治方面考虑在左右消杀工作的进行。因而，灾后消杀工作的科学标准亟待出台，特别是要针对不同情况不同地区的消杀灭频次、浓度、使用药品，消杀灭工作的持续时间等都需要制定科学规范的技术标准，以防止因小失大，造成人群健康永久损害。

（7）需要建立救援物资经费补偿机制：从汶川、玉树到舟曲，灾后医学救援行动中"一方有难，八方支援"的社会主义道德风尚得以充分体现。这几次灾害的发生地都是一些欠发达的基层地区，当地卫生应急能力本来就很薄弱，应急装备、物资储备接近于零，仅有的储备也极有可能在灾害中遭受重创或是全面毁损，如本次舟曲情况即如此。因此，救援所需物资绝大部分依靠来自全国、省、州、其他各地的医疗机构、疾控机构、卫生监督机构的支援，可以说这些支援单位从人力、物力、财力上对灾区的投入都是巨大的，这些投入是对灾后救援工作的"雪中送炭"，作用至关重要。然而问题也接踵而至，对于这些支援单位而言，无论是在支援前还是在支援后并没有相关政府部门对他们的应急救援费用进行预算或是拨付，所有投入都要从本单位的计划内开支中"挤"

出来。我们在访谈中了解到，对很多单位来讲，支援救灾的费用已经给本单位造成沉重负担，特别是对于连续参加了几次灾后支援的单位而言，由于得不到相关偿付，已开始对本单位的常规工作开展造成影响。由此可见，救援经费的补偿机制亟需建立，这是保证灾后救援工作可持续发展的必由之路。

（8）有效的管理和利用志愿者队伍：此次救援中对于志愿者管理和利用比较有序，也发挥了较好的作用。但应急救援中对于志愿者队伍管理的其他问题还有待探讨。例如志愿者统一登记管理、志愿者身份确认、快速有效地参与救灾工作、志愿者本身的健康保障和人身保险问题等。这些还有待于在应急救援的志愿者管理方面形成稳定的机制和政策，才能够在紧急状况下按照一定的程序参与救援，并获得自身的保障。

（张必科　代方春）

第三节　2008 年南方冰冻灾害

前　言

本案例从宏观角度重点介绍了我国 2008 年南方低温雨雪冰冻灾害的后果，及应急医学救援措施与方法，描述了低温雨雪冰冻灾害的处置应对过程。

一、案例简述

（一）背景知识

1. 定义　低温雨雪冰冻灾害（disaster of snow storm and frozen rain in low temperature），指由低温、雨、雪、冰冻等天气现象并发引起的自然灾害，是冰雪灾害的一种。低温雨雪冰冻灾害对工程设施、交通运输和人民生命财产造成直接破坏，是比较严重的自然灾害。低温雨雪冰冻灾害一般对人身和工农业生产的直接影响不大。其最大危害是对公路交通运输造成影响，由此造成一系列的间接损失。

2. 发生原因　拉尼娜现象是造成低温冰雪灾害的主要原因。中国属季风大陆性气候，冬、春季时天气、气候诸要素变率大，导致各种低温雨雪冰冻灾害每年都有可能发生。在全球气候变化的影响下，低温雨雪冰冻灾害成灾因素复杂，致使对雨雪预测预报难度不断增加。研究表明，中国冰雪灾害种类多、分布广。东起渤海，西至帕米尔高原；南自高黎贡山，北抵漠河，在纵横数千公里的国土上，每年都受到不同程度冰雪灾害的危害。历史上我国的冰雪灾害不胜枚举。1951 至 2000 年，我国范围大、持续时间长且灾情较重的冰雪灾害就达近 10 次。人类对自然资源和环境的不合理开发和利用及全球气候系统的变化，也正在改变低温雨雪冰冻灾害等气象灾害发生的地域、频率及强度分布。植被覆盖度的减少、裸地的增加，导致草地退化，为冰雪灾害灾情的放大提供了潜在条件。

（二）案例还原

1. 事件过程　2008 年 1 月 10 日至 2 月 2 日，持续性的低温、雨雪、冰冻等极端天气接连 4 次袭击了我国南方大部地区。雨雪天气迅速波及全国 22 个省（区、市），范围覆盖大半个中国，仅湖南、贵州、江西等几个重点受灾省的面积就达上百万平方公里；贵州、湖南的一些输电线路覆冰厚度达 30 毫米至 60 毫米；江淮等地出现了 30 厘米至 50 厘米的积雪。4 次雨雪天气过程分别出现在 1 月 10 日至 16 日、18 日至 22 日、25 日至 30 日、2 月 1 日至 2 日，形成了 4 次连续、叠加的灾害冲击波。

1 月 10 日至 16 日，南方地区出现第一次大范围雨雪天气过程，这一波次降水持续时间短、影响范围小，使我国从"暖冬"转入了"寒冬"，且对改善前期气象干旱起到了积极作用。对于这次雨雪天气过程，很多人抱以常规思维，甚至认为是"瑞雪兆丰年"，可事态的发展并未像初期想象的那么简单：1 月 12 日、13 日，湖北北部、安徽中北部、湖南西北部部分民房出现倒塌；14 日湖南局地出现道路结冰，5 条高速公路关闭；15 日，仅武汉市水务集团汉口供水部就受理各类报修信息 588 起，均由恶劣天气造成。此时，雨雪天气引发的灾害苗头初显。针对这次天气过程，1 月 11 日，中央气象台发布暴雪橙色警报。中国气象局分别于 1 月 9 日、10 日、14 日，将此次雨雪天气过程变化情况及灾害影响上报党中央、国务院。相关部门和地区采取了积极行动。10 日、15 日，有关地区和部门分别收到国务院应急办发出的灾害预警通知，开始落实各项应对暴风雪袭击的措施。14 日，国家发展改革委员会启动了跨部门的经济运行协调机制，部署增产和抢运电煤工作。同时，民政部也开展了对灾情的评估和上报工作。湖南、湖北、安徽等省政府紧急召开专题会议，研究部署救灾具体措施，着手修订相关应急预案，各主要领导深入灾区，部署救灾工作。当地气象部门启动了重大气象灾害应急响应预案，加强了气象灾害的预报、预警服务工作。

1 月 18 日至 22 日，第二波次大范围的降温、降雪天气降临，加之前期气温一直较低，冰雪尚未融化，形成雪上加霜的恶劣局面。尤其在 21 日那场大雪降临后，广东、湖南、湖北、贵州等省的高速公路管理部门和交警迅速封闭了高速公路，大量车辆被分流到安全等级远不如高速公路的普通道路和国道上，造成上述省份的国道、省道严重拥堵，继而全面瘫痪。而道路的封闭和堵塞，又造成救援物资和人员无法赶抵灾区救援，更进一步扩大了雪灾的后果。湖北、湖南、安徽、江西、江苏等地的受灾人数急速升至 1000 多万人，随着受灾范围不断扩大、灾情不断加重，各受灾地区、各有关部门相继进入应急状态。17 日、19 日和 21 日，中国气象局分别将此次雨雪天气的预报、可能产生的影响及相应对策等向党中央、国务院作了专题汇报，中国气象局应急办每天多次报告天气和成灾情况；20 日，由中国气象局与交通运输部针对降雪和道路结冰联合发布的"全国主要公路气象预报"问世。19 日，电监会发出关于应对暴风雪天气的紧急通知；21 日，全国电力企业全面进入应急状态。同日，国务院应急办发布了《关于做好防范应对强降温降雪天气》的通知，国家减灾委、民政部紧急启动国家救灾Ⅳ级响应，这是应对此次灾害启动的第一个国家级响应。湖北省也于当日启动了省级救灾Ⅲ级响应，由于响应及时，准备充分，应对有序，最大限度地减少了灾害给湖北省造成的损失。另有 15 个省（区、市）相继启动了省级救灾应急预案。在京珠高速公路湖南段，湖南省开展了救援滞留旅客和司乘人员的大行动，当地干部送医送药送食品，免费安置滞留人员，温暖了困境中的人们。然而，由于灾害的加重突如其来，各地在这一阶段的抗灾救援略显仓促。同时，南方许多地区并无雪灾应急预案，以致一些地方在灾害面前显得应对乏力，甚至有些措手不及。此外，南方多数省份缺少除雪机具，更缺少专业操作人员。江西九江大桥因雨雪天气被阻断后，2 万余辆车绵延 30 公里被堵 3 天，整个江西省却只有 1 辆铲雪车,被紧急调到九江现场后,却无人能熟练操作。

1月25日至30日、2月1日至2日,南方大部地区又连续遭受两次雨雪天气过程,这一波次连同前两波次的雨雪累积在此时暴发,形成了百年一遇的灾害,一份份灾情报告令人震惊:京珠高速公路等"五纵七横"干线近2万公里瘫痪。暴风雪导致供电中断,以电气化机车为主的南北铁路大动脉——京广线瘫痪,其南段基本停运,广州地区滞留旅客一度多达80万人。贵州、湖南一些县市大面积断水断电,百万群众的正常生活受到严重影响。特别是湖南郴州,一度与外界在电力、交通、信息上隔绝,成为一座"陆地孤岛"。交通严重受阻!电煤供应告急!民众日常生活告急!灾区工业生产告急!低温雨雪冰冻灾区陷入危急状态,灾害所带来的危机蔓延至各个方面:1月26日,直供电厂煤炭库存仅相当于7天用量,不到正常水平的一半;灾区工业企业大面积停产,其中湖南83%的规模以上工业企业、江西90%的工业企业一度停产。面对不断升级的复杂、严峻的灾害形势,胡锦涛总书记先后赶赴山西、秦皇岛,视察电煤生产与运输工作。温家宝总理9天之内3次亲临灾区。中央政治局常委各同志分赴各受灾地区察看灾情,指导抗灾救灾工作。1月27日,中国气象局启动Ⅱ级响应,低温雨雪冰冻等专业动态监测预报系统和预警发布机制建立。各级气象部门提前24小时至72小时作出预报,对重点省份实行一对一监测预报。28日,国务院煤电油运和抢险抗灾应急指挥中心成立(以下简称"应急指挥中心"),由23个部门和单位组成,一道道统筹跨地区、跨部门的紧急指令随后接连发出。29日,中央政治局常委会议专门研究雨雪冰冻灾情,部署做好保障群众生产生活工作。当晚,国家减灾委、民政部将针对湖北、湖南、贵州、广西、江西、安徽六省(区)的Ⅳ级响应提升至Ⅱ级。31日,针对四川灾情启动了Ⅱ级响应。

2. 事件后果 据统计,低温雨雪冰冻灾害造成132人遇难,4人失踪;紧急转移安置166万人;农作物受灾面积1.78亿亩,其中绝收面积2536万亩,畜禽死亡6956万头(只),倒塌损毁圈舍1945万平方米;倒塌房屋48.5万间,损坏房屋168.6万间;因灾直接经济损失1516.5亿元;森林受损面积近2.79亿亩,3万只国家重点保护野生动物在雪灾中冻死或冻伤;受灾人口已超过1亿。其中湖南、湖北、贵州、广西、江西、安徽、四川等7个省份受灾最为严重。

3. 本次事件的特点 本次灾害影响范围、强度、持续时间,总体上为50年一遇,其中贵州、湖南等地属百年一遇。大范围、长时间的低温雨雪冰冻灾害导致南方部分地区的电网遭受了历史上最严重的覆冰灾害,近6000条输电线路停运,并多次发生断线、倒塌事故;严重的路面结冰现象和输电故障,致使京广铁路、京珠高速公路等交通大动脉运输受阻,民航机场被迫封闭;而当时适值春运,外出务工的农民工大量返乡,人流拥堵与断路、断电事故叠加出现;一些城市的供水管线被冻裂,通信不畅,社会公众的生活必需品一度出现匮乏;农作物和林木遭遇严重冻害。至此,一场在全球气候变化背景下发生的极端天气气候事件,引发了"多米诺骨牌"效应,最终演变成为一场历史罕见的巨灾。此次灾害天气是在全球气候变暖背景下,受拉尼娜极端气候影响所致。这次灾害的特点主要是以下几个方面:一是强度大、范围广,持续的时间长;二是损失是历史罕见的;三是住房倒塌和损坏的受灾群众转移安置和生活保障工作任务量非常大;四是公路和铁路滞留旅客的应急救助任务非常艰巨;五是电力和通信网络受损严重;基础设施破坏，医疗卫生服务工作也受到了严重影响，遭受了严峻的挑战。

二、应急处置

（一）应急处置指挥组织架构

由于本次灾害影响范围、强度、持续时间，交通严重受阻，电煤供应告急，通信一度中断，民众日常生活受到严重影响，针对严峻的形势，中央政治局常委各同志分赴各受灾地区察看灾情，国务院成立了煤电油运和抢险抗灾应急指挥中心成立（以下简称"应急指挥中心"），统筹协调抗击灾害和煤电油运保障工作。国务院相关部委也依据各自职责做好指挥协调、物资保障和技术支持工作。国家减灾委、民政部也将湖北、湖南、贵州、广西、江西、安徽六省（区）的IV级响应提升至II级，加大了对灾区的救助力度。受灾地区政府也相继启动省级救灾响应，组织各级政府部门，全力以赴做好各项抢险救灾工作。

（二）应急救援措施

1. 指挥领导 国务院总理温家宝在1月29日由北京坐火车到湖南长沙，探望滞留于长沙火车站的旅客，随后立即前往广州；在1月30日早上八时到广州火车站探望数以十万计被滞留的旅客。中共中央总书记、国家主席、中央军委主席胡锦涛在1月29日，主持召开中共中央政治局会议，听取雨、雪、冰灾的灾情。1月31日到山西、河北视察铁路、港口、煤矿，要求在安全生产的情况下尽量产出更多的煤，提高电煤装卸效率，尤其要优先抢运告急电厂用煤，为保障电力正常供应。胡锦涛在2月5日到6日亲赴广西壮族自治区受灾最重的桂林市考察，同一时间，中国国务院总理温家宝在贵州省受灾最重的贵州山区考察。1月30日到2月1日，中共中央政治局常委们分别赴各重灾区，深入抗灾救灾第一线察看灾情，慰问广大干部群众。

2. 抢险救灾 面对复杂局势，党中央、国务院作出"保交通、保供电、保民生"的重大决策，从保障通信畅通到为受阻群众提供免费食宿，应急指挥中心、灾区各级政府和各有关部门紧急抗灾救灾，迅速组织开展了物资保障，抢通道路、抢运电煤、抢修电网、保灾区群众生活、保灾区市场供应等"五场攻坚战"，使得灾情和损失得到了有效控制。一是除雪破冰，抢通道路。二是开足马力，抢运电煤。三是集中兵力，抢修电网。四是以人为本，保灾区群众生活。五是及时组织，保灾区市场供应。六是广泛动员，形成抗灾合力。七是信息服务，确保协调沟通顺畅。

3. 医疗卫生救援

（1）组织、协调和指挥：1月30日上午，卫生部召开了电视电话会议，对全国卫生系统应对低温雨雪冰冻灾害工作和春节期间的卫生医疗保障工作作出全面部署，并以内部明电形式印发了《关于加强低温雨雪冰冻灾害卫生应急工作及信息报告的紧急通知》，要求主要体现以下方面：①要高度关注因灾滞留旅客的卫生保障和防病治病工作，要做好有关卫生应急物资准备工作；②要主动加强与气象、民航、铁道、交通、电力等部门的沟通，准确掌握信息，完善部门联动机制，及时落实相关卫生应急措施；③灾区各级卫生行政部门和各级医疗卫生机构要加强值班工作，确保信息联络畅通；④要及时按照预案启动相应级别的卫生应急措施，确保工作措施到位、人员技术到位、药品物资到位，做好极端天气下的医疗卫生救援工作；做好医疗卫生机构自身生产安全和自救工作，保障日常医疗卫生活动和卫生应急工作的顺利开展；⑤各地疾病预防控制部门要加强对重点地区、重点人群的急性呼吸道传染病等疾病的监测、报告；⑥各级各类医疗机构及时组织做好伤病员救治工作，提高对呼吸系统疾病、骨折、冻伤等伤病员的救治能力，有计划地安排采供血活动；⑦要求在出现旅客滞留的车站、机场、码头等人员密集的地方及抢险现场等地，组派医疗卫生队伍开展巡回医疗卫生服务，保证旅客、抢险工人有病能得到及时治疗；⑧有计划地对旅客安置点采取卫生防病措施，预防传染病发生和流行；⑨要向重点人群开展预防呼吸道传染病、骨折、冻伤、腹泻等为主要内容的卫生宣传教育；必要时，要针对因灾滞留旅客等重点人群开展心理干预工作；⑩要组织卫生监督员深入到受灾人群临时安置点，加强食品、生活饮用水监督检查，严防食物中毒等事件的发生。

1月30日起，将原规定的灾害卫生应急信息周报改为每日报告和零病例报告。1月30日下午，卫生部对卫生应急救灾工作作出具体部署。一是立即启动卫生部抗灾救灾应急机制。调整卫生部救灾防病领导小组组成人员，陈竺部长任组长，领导小组办公室设在应急办。卫生部救灾防病领导小组负责组织协调和统筹调度此次抗灾救灾工作。二是立即组织卫生部抗灾救灾工作组，由副部长分别带队，迅速赶赴受灾地区，实地了解灾区受灾情况，指导当地抗灾救灾工作，慰问奋战在抗灾一线的广大医疗卫生工作者。三是各地卫生行政部门要立即组派医疗卫生队伍，到车站、机场、码头等人员密集地点、受灾群众临时安置点及抢险现场等，积极救治患病群众，强化传染病防控措施，开展卫生防病宣传，确保不发生大的疾病流行，确保社会稳定。四是认真组织好因灾伤病人员救治工作。受灾地区急救中心（站）要保证"120"急救电话畅通，急救人员和车辆随时待命，各级各类医院要开通抗灾救灾绿色通道，及时救治受灾患病群众。五是确保灾区临床用血安全。受灾地区卫生行政部门要指导各采供血机构启动应急方案，克服一切困难，保证血液的采集与供应。要组织卫生系统广大干部职工动员起来，党员干部以身作则，积极开展无偿献血活动。必要时，要统筹安排相邻省份的血液储备调剂。六是切实做好灾区食品、药品监管工作。要组织卫生监督人员深入到人群聚集的场所和地点，开展食品、生活饮用水监督检查，确保受灾群众食品和饮水安全，严防食物中毒事件的发生。七是确保灾区常用药品供应。八是加强面向受灾群众的健康教育工作。九是建立健全抗灾救灾信息报送制度。重点受灾地区要实行每日报告制度，及时收集报送受灾情况、重大疫情情况、抗灾救灾动态、各地在抗灾救灾工作中面临的困难和问题等。十是加强舆论宣传引导，要广泛宣传救灾防病知识，及时公布疫情动态。

受降温降雪灾害天气影响地区的各级卫生行政部门在当地人民政府的统一领导下，紧急动员，有效应对，按照预案落实各项卫生应急措施：成立了天气灾害事件卫生应急领导小组；卫生行政部门和医疗卫生机构实行24小时值班制；针对灾害天气的特点，认真做好突发急性传染病疫情、不明原因疾病暴发、食物中毒、非职业性一氧化碳中毒等突发公共卫生事件的监测、报告和应急处置工作，重灾区实行了灾害天气卫生应急工作日报告和零病例报告制度；在重灾区和被困群众集中地点设立临时医疗点；及时调整充实一线医务人员，做好灾害天气下突发事件的医疗救治工作，确保伤病员得到及时救治，并在旅游区、车站、码头等人群密集区开展巡回医疗和卫生防疫工作。

（2）医疗卫生救援：灾害发生后，卫生部门在当地政府统一领导下，积极开展医疗卫生救援行动，基本满足了人民群众医疗卫生服务需求。建立医疗救助应急指挥系统，制订和下发应急方案；加强对重点人群的医疗救治，保证了医疗救治工作的正常运行。同时，认真落实各项防病措施，保持疫情报告正常开展、努力减轻灾害对冷链系统和疫苗安全的影响、加强食品安全监督、开展了居民饮用水替代水源消毒和环境卫生消毒，积极做好防病知识宣传等工作。在此次灾害应对过程中，乡镇卫生院和社区卫生服务中心等基层医疗卫生机构发挥了"基础"、"堡垒"的重要作用。

（3）医疗救治：

1）确保医疗救治工作的正常运行。灾区医疗机构紧急启动了应急医疗救助方案。如湖南郴州市各医疗单位购买和使用应急发电设备23台套；8家医疗机构启用了应急供水设施，市直医疗卫生单位还发出捐赠煤球的倡议，一天之内筹集了一万多个煤球；紧急组织无偿献血和供血，仅两天时间就采集血液362人份，确保了至少15天临床用血储备量。贵州铜仁地区卫生系统则组织了"天使献血"行动，组织医护人员义务献血，采集全血40 000ml，极大地缓解了雪灾期间的用血不足。

2）对危重人员进行转诊分流，确保患者安全。如郴州市对住院患者进行统一应急调度，特别是建立了统一的临产孕妇调度转诊机制，将无电力保障的医院患者向有电力保障的医院转移，将急危重症患者从一般医院向条件较好的市一医院中心医院转移。而轻症患者则向二级医院分流，使市城区各级医院4500余名住院患者均得到了有效治疗和照顾。

3）对滞留人员提供医疗救助。卫生部门都在滞留人员集中地区设置了临时医疗救助站，对因交通中断而滞留的人员免费发放药品。还组建多支巡回医疗队，到交通中断的重点乡镇、村开展巡回医疗。如湖南省卫生厅为确保滞留在京珠高速公路湖南段司乘人员的身体健康和生命安全，给高速公路沿线各级卫生部门下达了"分段包干，各管一段"的死命令。沿线各市卫生局实行管辖路段责任包干，凡是有滞留司乘人员的地段（包括车站、服务区），就要有医疗卫生服务队和医疗救护队。1月25日以来，沿线卫生部门迅速组织医疗救护队，加强所辖区段的巡回医疗，免费为滞留人员送医送药。截至1月30日12时，京珠高速公路湖南段沿线各级卫生部门组织医疗救援队380多支，出动救护车辆1298台次。

4）对重点人群提供医疗服务。如在灾害期间，湖南省郴州市共有1万3千多名外来电力抢修人员。为确保这些人员的身体健康，郴州市卫生系统按照市指挥部要求，组织市直医疗卫生单位迅速组派医护人员和卫生监督人员驻点开展服务，并且免费发放防病药物，诊治伤病人员。

5）利用媒体等手段确保急救通道的畅通。如1月29日，一位全身大面积烧伤的小朋友在被送往医院的途中遭遇暴雪，在302国道滞留近5个小时。父母情急之中向湖南交通广播求援，交警一路护送，使她在儿童医院得到了及时救治。湖南省儿童医院接到了醴陵市湘东医院的求救，有两位患儿需要转诊救治。病情就是命令，该院急救车迅速赶往距离200多公里的醴陵市。京珠高速公路此时依然拥堵，"请各位师傅行方便，急救车里有两名重症患儿。"同行的湖南交通广播记者通过电台给缓慢行驶在京珠高速公路的司机发出求救信息，路上的车辆纷纷让路，让医院的急救车快速通过。两名小患者顺利到达医院并获得及时救治。

截至 2 月 13 日，灾区卫生部门共派出医疗、防疫、卫生监督队伍 25 115 支，医务工作人员 18.29 万人次，救治伤病员和受灾群众 40.22 万人次，郴州市累计派遣巡回医疗队 36 支，医护人员 11 548 人次，免费救治患者 54 857 人次。铜仁地区累计组建巡回医疗队 350 支，派遣医护人员 1576 人次，发放免费药品合计 17.75 万元。

（4）卫生防病：

1）开展饮用水水质监测和落实各项消毒措施：各地疾控部门实施了各项灾期饮用水水质保障措施。重点加强了集中供水设施、送水车和自备供水单位的水质卫生监测。在县区能力不够的情况下，由市疾控中心统一进行检测。如贵州省铜仁地区、铜仁市及万山特区疾控中心在灾期还坚持检测水样 58 份。在灾害最严重时期，由于停电不能进行水质监测，便对污染较重的水源进行消毒并设置警示牌。另一方面，积极组织、指导饮用水消毒。如湖南省郴州市苏仙区共发放漂白精片 25 万片，桂阳县发放漂白精片 7 万片用于饮用水消毒；贵州省铜仁市调用 3000 公斤，铜仁地区调用 2000 公斤，万山特区调用 100 公斤消毒药品用于饮用水消毒。

2）加强食品安全监督：由于雨雪冰冻灾害造成食物供应短缺，加上灾区水电中断，食品安全问题尤为突发，为确保灾区食品卫生安全，各地卫生监督部门在冰冻灾期均加大了对餐饮、食品超市、宾馆等重点场所的卫生监督检查和监测。如湖南郴州市收缴"三无"食品 2000 余公斤。贵州省铜仁地区、铜仁市及万山特区疾控中心在灾期检测食品样本 111 份。

3）保持疫情报告工作的正常开展：由于雨雪冰冻灾害导致较长时间的停电和短时间的通信中断。为确保疫情报告工作不受影响，各地疾控机构统一要求因停电断网不能正常报告的直报单位，改用电话报告或人工送卡，由县级疾控中心进行统一报告，并想方设法进行网络直报。如郴州市桂阳县疾控中心在城区停电后，一方面到县人民医院（政府保证供电）进行网络直报，另一方面，紧急购置了一台 50 千瓦发电机，确保了灾害期间网络直报工作没有停止。另外，各地疾控部门在停电期间，到有电、互联网又畅通的地方开展每日传染病报告卡的审核工作；同时通过电话进行联系，掌握全疫情动态。

4）努力减轻灾害对冷链系统和疫苗安全的影响：针对长期停电对冷链系统的影响，各地疾控部门积极做好冷链系统的安全保障工作。一是争取利用发电机发电来保障冷链设备的供电不中断；二是对不具备发电能力的部门，要求及时做好疫苗的转移储存工作，确保疫苗安全；三是定期做好冷链设备的检查维护工作，尽力保证冷链设备处于良好的工作状态。

5）开展环境卫生消毒：为避免灾后环境卫生恶化，各地卫生部门组织对重点地区的环境开展了大规模的消杀灭工作，截至 2 月 13 日，灾区卫生部门向基层共发放"消杀灭"药械价值 1345 万元。

6）开展防病知识宣传：冰冻灾害期间，卫生部门开展了大量的防病知识宣传工作，通过编制、印发了《低温雨雪冰冻灾害卫生防病知识要点》，指导县区开展防病救灾工作；派出应急小分队，向冰冻灾害严重的地区和长时间滞留在高速公路、火车上的旅客，宣传冬季呼吸道传染病防治知识；另外，还通过电视台，宣传防冻伤、外伤和室内取暖预防一氧化碳中毒等疾病预防知识；并制作《雨雪冰冻灾害期间外出工作人员卫生防病知识要点》彩色折页发放给重点人群，特别是电力抢修人员，确保这些户外工作人员健康。截至2月13日，灾区卫生部门发放宣传材料993万份。如郴州市和铜仁地区在冰冻灾害期间分别发放宣传材料13万份和12 320份。铜仁地区电话调查结果显示，各种形式的健康教育中，电视及专人宣传的覆盖面最广。而社区居民对卫生系统灾期开展的各种抗灾措施的满意度也达到了91.7%。

三、效果与评价

（一）本次应急救援的评价

1. 低温雨雪冰冻灾害对应急医学救援工作造成严重的影响

（1）灾害产生了较大的健康风险：部分地区在灾害期间非职业性一氧化碳中毒人数、骨折人数、住院分娩早产人数、因病死亡人数、心脑血管和呼吸系统疾病急性发作的人数较去年同期或灾前都有所增加，部分居民出现不同程度心理异常。

（2）灾害中医疗救治工作为重中之重，面临的压力和暴露出的问题较为突出：灾害期间传染病疫情和突发公共卫生事件发生情况虽未见异常，但也产生了阶段性的居民饮用水安全、生活垃圾、污水处理及病、死畜禽和动物尸体处理及融雪剂大量使用等环境问题，随着灾情的缓解，上述公共卫生问题得到迅速解决。

（3）灾害导致城市赖以生存的交通、供电、供水和通信等现代公共服务长时间中断，多方面影响了正常的医疗、卫生、保健服务。造成卫生服务需求和供给发生变化，医疗机构门诊量出现波动；停电、缺血、缺氧、大型设备损坏造成手术延迟；医疗机构业务用房和医疗设备遭到损坏；医务人员因灾发生伤、病人数增多，医疗服务能力受到了影响等；120急救系统工作量大幅增加，一些患者不能及时得到车辆转运；妇幼保健机构日常保健和医院新生儿疫苗接种工作受到了影响；各地血站血液储备受损严重，补充困难、用血增加、缺口增大。

（4）灾害影响了疾病预防控制工作的正常开展，导致疫情网络直报基本停止，实验室检验、检测工作受到一定影响，预防接种门诊工作受到影响，部分地区冷链设备和疫苗受损。

2. 战胜灾害的决心和行动得到了社会和媒体的广泛认可　本次灾害引起了媒体的持续关注，普遍认为本次灾害是历史罕见，也考验着中国的应急救援能力。媒体充分肯定了中国政府在本次灾害应对所发挥的巨大作用，也是中国多部门协同配合，共同应对巨灾的经典范例。媒体对灾害应对中涌现出来的无数可歌可泣的个人先进典型进行了集中报道，向社会宣扬了中国人民不怕困难，勇于战胜灾难的坚强决心，也颂扬了中国人民大爱无疆的宝贵精神。特别是医疗卫生系统在卫生部统一领导下，发扬自救互救精神，不等不靠，积极参与抢险救灾，迅速开展恢复重建，确保了医疗机构的正常运动；医疗卫生人员，不顾个人安危，始终战斗在抢险救灾的第一线，保障了人民群众的身体健康和生命安全，为取得抗击低温雨雪冰冻灾害最后胜利作出了不可磨灭的贡献。同时，媒体也反思了中国现代化发展进程中城市基础设施以及在公共基础设施破坏后城市居民的脆弱性，建议加强城市防灾基础设施建设，增强群众的防灾意识，强化次生灾害应急预案已成当务之急。

（二）经验和教训

造成这次低温雨雪冰冻灾害巨大损失的一个重要原因就是应对能源中断和基础设施毁损时的准备和经验不足。由于此次低温雨雪冰冻灾害不仅在当地，甚至在我国历史上也是罕见的，在低温雨雪冰冻灾害初期，当地卫生部门对低温雨雪冰冻灾害的特点了解不多，更没有专门针对低温雨雪冰冻灾害的卫生应急预案，在预防和应对低温雨雪冰冻灾害方面完全没有经验。特别是在停电停水后，很多单位由于没有应急发电设备，工作非常被动，正常业务没法开展，也造成了极大的损失。有些防灾措施准备的不够细致，如有些大型设备，由于没有配备稳压装置，结果在电压不稳的情况下，造成了设备损坏。为此，卫生部门应认真总结评估在能源中断和基础设施毁损情况下医疗和卫生保健服务、疾病预防控制工作受到了哪些影响，采取了哪些行之有效的措施，在应对的准备工作中还存在哪些不足，有针对性地在今后的工作中做好各项准备。

1. 要制订针对能源中断和基础设施破坏时的卫生应急工作预案和实施方案　医疗卫生机构要梳理自身业务和后勤保障各工作环节，尤其要对那些对电力依赖程度很高的重要部门的能源种类、使用及供应环节进行风险评估和应对准备，在此基础上制订切实可行的响应程序，明确组织和分工。

2. 医疗部门要进一步提高应对巨灾的人员、物资及基础设施保障能力

（1）保障队伍建设：要通过模拟演练，培养一批对设施设备会操作、会保养、会维修的一专多能人才，确保队伍在任何时候、任何条件下都能拉得出、展得开、救得下、防得住、治得好。

（2）药品、设备、器材是实施医疗卫生救援的物质保障：要做好药品和医疗卫生装备功能化、配套化建设。按照基本物资模块＋任务附加模块的"模块化"思想，配备各类卫生应急工作队保障物资。要突出通用性和组合性，减少对运载工具、保障条件的依赖。

（3）基础设施建设：医疗卫生机构承担灾后的卫生应急工作，必须对医疗卫生用建筑的抗灾抗毁有更高的要求和强制性的标准。新建医疗卫生用建筑在规划建设中要符合标准和要求；在建的如果不达标准则应按照要求立即整改；已有的如果不符合要求则要按照标准尽快加固。

（4）政府要加强统一规划，要在每个县（区）保证各有一家较大规模的医疗机构、采供血和疾控等单位具备在极端情况下的电、水、气等自我供给能力。

3. 各医疗卫生机构需要完善能源中断和基础设施毁损时的各项应急措施

（1）医院急诊室、手术室和 ICU 等部门是实施应急医疗救援的主要力量，要从预案、制度建设、人员、装备、培训演练等各方面落实应急准备工作。要储备相当数量的野战医院。要开展模拟能源中断、基础设施毁损条件下的医疗救援演练。以加强适应性训练，提高自我保障能力，确保在任何环境和条件下都能开展应急医疗救援工作。

（2）卫生防病机构要设计建立类似野战功能卫生防病站，如具备指挥、检测、后勤保障功能的移动方舱。适当购置备用发电机、蓄电池和稳压装置。要开展模拟

能源中断、基础设施毁损条件下的救灾防病演练。要探索建立不依赖或少依赖电能的卫生、疾病快速检验技术，配备简易水蒸馏装置；使用自备电源开展必要的检验工作；遵循平战结合的原则，县级及以上机构均配冷藏车以解决平时的冷链运输、战时的冷藏储存；制作、储备纸质的报卡及表格，开发出兼容电话、短信等方式传染病网络直报平台，制定出不同报告方式的工作指南，建立以县为单位的对外信息传输通道。

（3）采供血机构要做好人员、技术、物资和设备的应急储备工作，建立应急献血储备队伍和省际血液联动机制。对可能影响血液保障的各种风险因素及时进行分析、预警和反应。储备自备电源设施设备并进行模拟演练，建立市政供电中断后安全保存血液的能力。

（三）类似案例处置原则

低温雨雪冰冻灾害等巨灾的卫生应急是一种非正常、非常态、非规律的医疗卫生工作，具有很强的政治性、责任性和影响性。因此要把握患者优先、抢救优先、科学救治和预防为主的原则，全力以赴地做好医疗救援工作；另外，平时做好应对能源中断和基础设施破坏的各种应急保障准备，也是医疗卫生工作优先考虑的工作方向。

四、问题思考

1. 低温雨雪冰冻灾害造成的主要健康损害有哪些？

（1）低温雨雪冰冻灾害可带来超额死亡，特别是循环、呼吸、消化系统的超额死亡：由于低温雨雪冰冻灾害具有特殊的气候特点，包括气温的骤然变化，气候的异常寒冷等，都极易对脆弱人群的健康和死亡带来明显影响。因此，在低温雨雪冰冻灾害期间，为重点脆弱人群提供及时和适当的保暖措施，避免过热和过冷，都对降低脆弱人群的死亡率存在有益的帮助。

（2）低温雨雪冰冻灾害可增加骨折、呼吸系统疾病和心血管疾病的严重程度：寒冷可使交感神经兴奋，人体末梢血管收缩，外周阻力增加，动脉平均压升高，心室负荷增加，心肌耗氧增加，从而诱发了血压升高、心肌缺血、血栓形成、心电紊乱等现象发生，造成呼吸系统疾病、心血管疾病的危险性增加。因此，在低温雨雪冰冻灾害期间行动应该更加小心，避免摔跤；同时也要避免暴露在过冷的环境中，适当增加保暖措施，防治呼吸系统疾病、心血管疾病等慢性基础疾病严重程度增加。

（3）低温雨雪冰冻灾害可增加 CO 中毒的危险：室内取暖是最为常见的原因。虽然大多数人都知道在室内取暖容易导致的 CO 中毒，但一般不被人重视。特别是在寒冷天气，人们往往紧闭门窗进行取暖，导致室内 CO 浓度上升而中毒，而让 CO 中毒在低温雨雪冰冻灾害期间成为了重要杀手。因此，低温雨雪冰冻灾害期间，应重点提倡安全取暖方式，并需要采取必要的措施，防范 CO 中毒的发生。

（4）低温雨雪冰冻灾害可能改变健康服务需求：一方面说明低温雨雪冰冻灾害可导致 CO 中毒、老人不适、晕倒、摔倒、心脏病、产妇和骨折的患者人数出现了大幅增加，同时这些患者自我就诊的条件也受到了限制。因此，提高 120 急救在低温雨雪冰冻灾害期间的救治能力是灾后恢复重建需要重点考虑的内容之一，特别要重点考虑 CO 中毒、老人不适、晕倒、摔倒、心脏病、产妇和骨折大幅增加的应对问题。另外，低温雨雪冰冻灾害可能增加群众就医难度，很大一部分患者不能及时就医，因此，在低温雨雪冰冻灾害期间，为群众提供巡回医疗服务也是很有必要的。

（5）低温雨雪冰冻灾害可能导致某些传染病发病率的暂时下降：一方面低温雨雪冰冻灾害对某些传染病病原活动起到抑制作用；另一方面，由于道路、电力等破坏，造成人们参加公共活动的机会减少，对传染病传播也起到了一定阻断。但低温雨雪冰冻灾害期间，由于停电缺水，增加了腹泻病的风险；也可能由于气候寒冷，人们不注意开窗通风，增加了常见呼吸道传染病的发病风险。因此，在低温雨雪冰冻灾害期间，即使传染病风险下降，但还是要重点关注感染性腹泻和呼吸道传染病发病风险，做好必要的防范措施。

2. 低温雨雪冰冻灾害导致的能源中断和基础设施毁损可对医疗卫生机构及其服务带来哪些影响？

灾害不仅造成社会经济的严重损失；对人民群众健康严重影响；还会波及医疗卫生机构，造成医疗卫生人员伤亡、设施破坏、设备毁损，从而使业务运行和服务能力受到不同程度的影响。

（1）对卫生应急工作的影响：根据人员伤亡、能源中断和基础设施毁损程度，卫生应急工作受到的影响大致可分为以下三种情况

1）一定影响：能源部分中断、基础设施有所破坏，人员伤亡很小，医疗卫生机构的正常运行受到一定程度的影响，服务供给能力有所下降。

2）严重影响：能源供应基本中断、基础设施严重破坏，人员伤亡严重，严重影响医疗卫生机构的正常运行，服务供给能力明显下降。

3）短暂休克：能源供应完全中断、基础设施彻底破坏，医疗卫生人员大部分伤亡，医疗卫生机构完全丧失运行能力而无法履行职能。如果医疗卫生机构没有应急备份系统或自我抢修能力，只有依靠外来救援或社会保障系统来恢复服务供给能力。

（2）对不同医疗卫生机构的影响

1）对医疗机构的影响：严重灾害可以导致医务人员、就诊及住院患者伤亡；医院建筑及水电气等医疗基础设施毁损；各种医用设备、药品、试剂毁损；能源中断等，从而导致对原有患者的救治、因灾所增患者的处理、危重患者的抢救、疾病和伤亡报告等能力丧失或下降。

2）对卫生防病机构的影响：严重灾害可以导致卫生防病人员伤亡；卫生防病机构建筑破坏；水、电、气、通信等基础设施毁损；实验室设施设备、菌毒种及疫苗冷藏设施毁损；消杀灭等各种卫生防病设备毁损；菌毒种、疫苗、药品、试剂毁损；能源中断等，从而导致传染病疫情收集、分析和报告能力、公共卫生检测能力丧失或下降，不能正常开展消杀灭工作和免疫接种工作。

3）对采供血机构的影响：严重灾害可导致采供血机构建筑破坏；水、电、气等基础设施毁损；检测及冷藏设施设备毁损；储存的血液毁损，导致业务运行能力下降或丧失。灾害导致人员伤亡，临床用血量增加，灾害还可能导致献血渠道不畅、献血来源减少，血液供不应求的矛盾突出，不仅满足不了正常用血的需要，更满足不了因灾增加的血液需要。

3. 医疗卫生机构如何做好能源中断和基础设施毁损时的紧急应对？

（1）医疗机构的应对

1）抗损应对：抗损应对主要是对医疗机构所属及区域内的医用建筑、公共设施、医用设施和医疗设备进行损毁调查和状态评估，保证能源中断和基础设施毁损状态下关键部门和部位可以实现电、水、气和通信等的自我供给；同时，要确保大型和关键医疗设备配置电压稳压装置，维护设备安全。还可根据不同情况组织人员进行快速抢修，视情况启用野战医院等备用设施设备，请求政府或有关部门给予必要的支持以确保机构尽快恢复正常的运行服务。

2）抗伤应对：通过自救互救抢救等多种施救手段同时进行，启动应急预案，转变运行机制，全体动员，全员参与，全力以赴，必要时暂缓或分流平诊患者的接诊与诊治为开展抢救工作创造条件。首先要妥善处理原有伤病员中的危重患者及妇幼患者，特别是临产妇和新生儿；按检伤分类和轻重缓急来妥善处理自有伤病员和新增伤病员。完善危重急患者的接诊、救治和转运制度，建立危重急患者的绿色通道，确保危重急患者得到及时有效的医治；做好电、水、气和通信等基础设施建设。

（2）疾病预防控制机构的应对

首先评估本机构和区域内的灾损情况及可集中调配的资源，评估可能引起疾病流行的风险；视情况启用野战卫生防病站；采取车载、简易等各种方式建立起应急检测实验室，开展卫生、疾病检验工作；采用手工、手机、卫星电话等方式报告传染病；启用冷藏车保存疫苗，开展灾后预防接种工作；采取多种形式开展灾后消杀灭工作。要确保现代公共服务中断状态下计算机、冰箱（冰柜）、关键检测仪器设备的正常工作和疫苗、试剂、病毒株等的安全保存；要制订完善现代公共服务中断情况下的应急工作实施方案，明确责任部门和人员。

（3）采供血机构应对：对影响血液保障的各种风险因素作出快速评估，及时报告、有效响应。尽力抢救完整无损的库存血，启动备用冷藏设施设备，确保血液保存安全。根据灾害造成的人员伤亡所需的血液用量、血液来源下降程度及持续时间，将血液保障应急事件划分级别，启动应急献血储备队伍和血液联动机制等相应级别的应急响应，最大限度地保证用血需要和血液安全。

（4）紧急医学救援机构的应对：根据救援指令和事件状态等级迅速启动应急响应，做好通信联络、自身防护、生活保障的准备，以最快的方式抵达灾区。使灾区在能源供应中断、基础设施毁损、医疗卫生人员有伤亡的情况下，在外来救援的帮助下短时间内恢复服务能力和供给能力。

（张必科　李　群）

第四节　茂名"9·21"洪灾

前　言

本案例以 2010 年第 11 号热带气旋"凡亚比"伴来的强降雨导致的茂名"9·21"洪灾的灾后卫生应急救援为线，展述了洪灾后开展卫生应急救援工作的内容、工作重点以及评估工作的实施方法。

一、案例简述

（一）背景知识

1. 定义 洪涝灾害是自然界的一种自然现象，指洪水泛滥、暴雨积水和土壤水分过多对人类社会造成的灾害，一般包括洪灾和涝灾。

洪灾是指大雨、暴雨引起水道急流、山洪暴发、河水泛滥、淹没农田、毁坏环境与各种设施等。

涝灾是指水过多或过于集中或返浆水过多造成的积水成灾。

2. 洪涝灾害产生的原因

（1）自然原因：影响洪涝灾害产生的自然因素包括地理位置，如水系支流多、缺少天然的入海河道、河道弯曲等；气候条件，如夏季多暴雨、降水持续时间长、降水集中、台风影响、夏季风的强弱变化以及厄尔尼若现象等；还包括势低洼等地形地势。

（2）人为因素：人类的滥砍滥伐，造成水土流失加剧，河床抬升；围湖造田，导致湖泊调节能力减弱；不合理水利工程建设，使得江河中下游地区成为洪水威胁地区等，这些人类活动成为洪涝灾害发生的人为因素。

3. 我国洪涝灾害概况 我国地域广阔，洪涝灾害发生频率高，危害范围广，严重影响了国民经济的的发展。1951—1990年我国平均每年发生严重洪涝灾害5.9次，平均受灾面积667万公顷，其中成灾面积470万公顷，死亡3000~4000人，倒塌房屋200余万间。1991年全国有25个省、市、区发生不同程度的洪涝灾害，农作物受灾面积2400万公顷，死亡5133人，倒塌房屋498万间，直接经济损失达799亿元。

目前，我国约3/4的地区存在着不同类型和程度的洪水灾害。由于特殊的地理位置和天气条件，我国的东部平原地区、长江中游、珠江三角洲等湖泊周围低洼地、江河两岸及入海口地区成为了洪水灾害的重灾区。

广东省位于我国的南方，濒临南海，雨量充沛，受季风影响、台风入侵以及地形起伏作用，雨量在时间和空间上的分配不均匀，从而导致暴雨洪涝成为广东省影响范围最广、造成灾情最重的主要灾害性天气之一，主要受灾地区分布在珠三角各江河下游以及沿海地区。

4. 洪涝灾害主要危害

（1）洪涝灾害导致人群的伤亡：洪涝灾害往往会给人类带来毁灭性的打击和触目惊心的灾难，对人身的危害包括直接危害和间接危害。对人群最直接的危害就是造成人群一定数量的人员伤亡，包括直接淹没引起死亡，因水灾冲击建筑物的倒坍致死、致伤，还包括因灾饥荒或疾病引起灾民饿死或病死。间接危害则主要表现洪涝灾害所衍生的疾病。洪涝灾害破坏了人与生活环境间的生态平衡，形成了传染病易于流行的条件。如饮用水源受淹没和被破坏，饮用水污染造成的肠道传染病、食物污染造成的食物中毒、病媒生物不断孳生增加了媒介传染病的风险、人群密集并不断移动增加了呼吸道传染病疫情的风险等。洪涝灾害来势猛、强度大，人民生命财产损失严重，人的身心造成了强烈的打击和创伤，往往会让人们产生焦虑、紧张、悲伤、恐惧、绝望等情绪，形成了对人心理上的打击和危害，所造成的创伤和阴影是长时间难以消除的。

（2）洪涝灾害导致生态环境的改变，引起疾病的暴发和流行：洪涝灾害破坏了人类的生活、生产秩序，改变了人类生活环境，导致了生态环境的破坏，并会引起疾病的暴发和流行，尤其是传染病。

由于洪水淹没了某些传染病的疫源地，使啮齿类的动物及其他病原宿主分散、迁移和扩大，引起某些传染病的流行，如钩端螺旋体病因洪水引起疫源地的扩散、多次暴发流行，1963年河北、1986年广东梅县和广西龙州的洪灾之后都有钩体病暴发流行。出血热是受洪水影响很大的自然疫源性疾病，由于洪水的淹没，啮齿类动物的种群变化，全国各地也多次出现水灾后的出血热暴发流行，如1991年安徽水灾时出血热的老疫区淮河流域遭灾，扩大了疫源地，出血热的发病比上年增加了68.1%。另外，洪涝灾害对血吸虫的疫源地也有直接的影响，如因防汛抢险、堵口复堤的抗洪民工与疫水接触，常暴发急性血吸虫病。湖北省1991年水灾期间上堤抗洪民工约500万人与疫水接触，估计感染急性血吸虫病近万人，新增病例30万人以上。

同时，洪涝灾害改变生态环境，扩大了病媒昆虫孳生地，各种病媒昆虫密度增大，常致传染病的流行。其中，疟疾是常见的灾后疾病，1991年安徽水灾暴发疟疾达340万例，河南汤阴地区水灾暴发疟疾流行的发病率高达25.8%。洪涝灾害淹没粪池、畜厩、污染水源和食物，并因灾使苍蝇大量孳生，给肠道传染病流行提供了条件。另外由于洪水毁坏食物资源，灾民饥不择食，也增加了食源性疾病的暴发因素。

（3）洪涝灾害导致人群移动引起疾病：由于洪水淹没，以及行洪、蓄洪需要，往往人群需要大量移动。一方面是传染源的转移带到非疫区，另一方面是易感人群进入疫区，这种人群的移迁潜存着疾病的流行因素。如流感、麻疹和疟疾都可以这种移动引起流行。另外红眼睛、皮肤病等也可因人群密集和接触，增加传播机会，导致人群的发病。

（4）居住环境恶劣引起发病：洪涝灾害期间，灾民临时居住的帐篷或者简易安置房周围卫生条件相对较差，易于受到蚊虫叮咬，加之天气条件的变化，从而导致灾民发病和死亡的风险也会增加，尤其是儿童、年老体弱和慢性病者。

（5）个体免疫力降低、精神心理压抑，增加致病因素：洪涝灾害期间，受灾人群常因食物匮乏出现营养不良，免疫力降低，使机体对疾病的抵抗力下降，易于传染病的发生。再者，受灾人员难免因受灾而心情焦虑、精神紧张等，从而影响机体的调节功能，易导致疾病的发生，包括一些非传染性病和慢性病，如肺结核、高血压、冠心病及贫血等。

（二）案例还原

1. 事件过程　2010年第11号热带气旋"凡亚比"（Fanabi）由琉球东南方海面上的热带低压发展而来，该低压于9月15日20时发展成为热带风暴；16日23时，发展成为台风；19日9时前后，在台湾花莲丰滨乡附近沿海登陆；20日7时，在福建漳浦县登陆，20日9时进入广东省境内。

9月21日凌晨，广东省多地出现暴雨到大暴雨，其中，粤西茂名高州市、信宜市、阳春市遭遇超200年一遇特大暴雨。根据广东省自动站网监测，21日00时~22日08时，高州马贵、阳春双窖和阳春三甲共3个乡镇（社区）累计超过400毫米的降水，其中马贵镇累计降水超过800毫米。强降雨导致洪涝、泥石流等次生灾害不断发生，马贵镇和大坡镇固定电话、手机通信中断，桥梁被冲断，部分群众被围困。截至当日晚 10 时，共造成 13 人死亡，33 人失踪。

9 月 22 日，茂名全市共有 51.7 万人受灾，倒塌房屋 454 间，死亡 23 人，失踪 36 人，受伤 11 人，其中重伤 4 人，直接经济总损失 15.12 亿元。国家防办、广东省委与省政府领导先后赶赴灾区视察灾情，指导抗洪救灾工作。

2010 年 9 月 23 日 8 时 30 分，"凡亚比"对广东省的影响已经结束，中国气象局解除台风凡亚比应急响应状态。同日，茂名市受灾区道路交通已基本恢复，据茂名市三防办 23 日统计，截至当日 12 时，特大暴雨重创高州、信宜市，已造成当地因灾死亡人数增至 50 人，30 人失踪，另有 20 人受伤。

在国家和广东省政府的指导下，广东省各部门、茂名市委市政府和各部门积极开展灾后重建和恢复工作。其中，广东省卫生厅开展了组织专家组赴灾区救援工作，下拨治疗和消杀药物与器械，调用应急消毒车和理化快速检测移动车等救援物资至重灾区等工作，同时茂名市卫生部门也从各医疗单位抽调近 300 人，进驻各受灾点，积极展开卫生应急防疫和救援工作。

2. 事件后果

（1）人员伤亡："凡亚比"是 2010 年影响我国的最强台风，给广东省带来了严重的灾害。截至 9 月 27 日 17 时，广东全省受灾人口已达 156.9 万人，因灾死亡 100 人，失踪 41 人，因灾伤病 328 人，紧急转移安置 12.9 万人。其中，造成茂名高州市、信宜市 26 个镇 51.7 万人受灾，因灾死亡 87 人，失踪 36 人，受伤 297 人。

（2）经济损失：截至 9 月 28 日下午 16 时，"凡亚比"已造成茂名高州市、信宜市 26 个镇倒塌房屋 10 346 间；受灾农作物面积 22.55 千公顷；直接经济损失约 38.57 亿元。

二、应急处置

（一）应急处置指挥组织架构

9 月 18 日，"凡亚比"登入我国境内之前，广东省委、省政府领导高度重视"凡亚比"的防御工作，广东省副省长、省防总总指挥于 19 日连续两次主持召开防御"凡亚比"视频汇报会商会。

9 月 20 日，"凡亚比"进入广东省境内。省防总立即主持召开防汛会议，针对受灾地区雨情灾情紧急部署抢险救灾工作。按照广东省政府的指示，广东省卫生厅于 9 月 23 日组织专家形成省抗灾救灾工作组的卫生工作组，赴茂名市参加医疗救援和卫生防疫工作。

广东省卫生厅成立了由厅长任组长的救灾防病工作领导小组，组织了省卫生医疗的专家对洪涝灾害进行了评估，启动了自然灾害的救灾防病应急预案，组织了由创伤、急救等应急救治专业组成的专业医疗队和由应急、流行病学、公共卫生、消毒杀虫等专业组成的防疫专业队赴茂名市灾区开展救灾防病工作。

茂名市启动了救灾防病应急预案，成立了卫生系统救灾防病工作领导小组，分别组建多支医疗救治队伍、卫生防疫、卫生监督队伍前往灾区开展救灾医疗卫生工作。受灾县（市）各级卫生医疗机构均启动了相关应急预案，组织发辖区的卫生医疗救灾防病队伍，紧急奔赴灾开展工作。

（二）卫生应急救援措施

1. 紧急医学救援工作

（1）9月24日晚，省卫生厅紧急派出救灾医疗队共12人赴灾区开展医疗救治工作，医疗队在茂名市救灾防病领导小组的统一组织指挥领导下，按灾情、伤情分配到信宜、高州的受灾乡镇。26日，省卫生厅又派出了由省人民医院、省第二人民医院医生护士骨干组成的3支医疗队分赴重灾区，深入一线，开展医疗救治、巡回医疗工作。

（2）茂名市卫生局在灾情发生后，迅速组织医疗队开展紧急救护，截至10月1日，共派出医疗队445支，医务人员2427人。深入全市受灾镇开展紧急医疗救治工作，为群众看病治病，送医送药，紧急救治116名轻、重伤员。

2. 评估灾情，确定卫生防病工作重点 省卫生救灾防病工作组通过深入灾区第一线和政府对灾情的信息通报了解洪涝灾害的灾情，与茂名市及灾区的卫生局、卫生监督、疾控中心进行沟通，了解受灾地区的卫生服务损害状况和开展救灾防病工作情况。经省、市、县三方对卫生应急工作进行了交流，初步提出了加强水和食物及环境卫生、灾民安置点卫生、传染病防控与监测、病媒生物控制及灾情评估等卫生防控工作建议。根据灾区的自有的卫生资源和需要的救灾防病工作任务，评估所需的人力和物力的支持。

根据受灾面中需要开展预防性消毒的场所面积测算，经对灾区灾情进行初步分析评估，决定由省下拨消毒药物和大功率消杀器械支持茂名市灾区的救灾防病工作。

3. 救灾防病的卫生资源调度

（1）省卫生厅的领导、省疾控中心领导亲临灾区第一线，靠前指挥，并派出卫生工作组赴灾区指导救灾防病工作。由省第二人民医院派出医疗救治工作队赴灾区开展医疗救治工作；省疾病预防控制中心派出由应急、流行病学、公共卫生、消毒等专家组赶赴灾区开展救灾防病工作，并根据实际需要增派应急消毒车和快速检测车赴现场开展工作，抽调省卫生监督所、珠海疾控中心、佛山疾控中心的救灾防病专家到灾区参加救灾防病工作。截至10月1日，省已派出卫生医疗救助小组17人、消毒专家组10人、疾病预防控制专家10人，饮用水卫生专家5人赴灾区开展救灾防病工作。

（2）茂名市卫生系统组织足够力量全面做好医疗救护和卫生防疫工作，组织医疗救护队伍及卫生防疫队伍快速赶赴现场，全力投入救灾工作。对每一个临时灾民安置点均派出2名医生及2名护士，配足药物、医疗器械为安置点的群众进行疾病的诊治工作。

（3）经对灾区灾情的初步分析评估，省卫生厅先后下拨喷雾器共124个，漂白粉精片600箱，敌敌畏40箱，大灭杀虫剂6箱，机动喷雾器10台，漂白粉7吨。

根据灾区发生红眼病病例且医疗该病的药短缺的状况，急调红眼病治疗药物4000支下拨茂名市。

截至10月1日，省已下拨发灾区漂白粉7吨、漂白粉精片900箱、喷壶200个、敌敌畏80箱、大灭杀虫剂9箱、双氯泡腾消毒片50箱、手动喷雾器4台、超低容量喷雾器2台、机动喷雾器14台和滴眼液4000支。省疾控中心专家组已携带10套电脑、传真机、冰箱，5台机动喷雾器赴粤西灾区开救灾防病工作。另将计划申请增拨40台大型冰箱和救灾防病经费。茂名市已下发灾区口罩3100个、漂白粉14.97吨，漂白粉精片 964 箱，喷壶 96 个，敌敌畏 58 箱，大灭杀虫剂 5 箱，双氯泡腾消毒片 50 箱，机动喷雾器 2 台，滴眼液 8388 支，手套 1050 对。

4. 救灾防病工作措施

（1）灾区的饮用水卫生：灾区灾民饮用水以山泉水为主，安置点则以瓶装水为主，以自然村为单位，逐户进行饮用水卫生宣传，发放消毒药物，对居家饮用水进行消毒。要求加强对各类水源水、饮用水的监督、监测工作，疾控中心负责各集中安置点饮用水安全监测工作的实施，监测频次为每周 1 次。

考虑到供应茂名地区大型饮用水源可能受洪水污染，省卫生救灾防病工作组要求加强对高州水库水源监测工作，保证饮用水的卫生安全。高州市疾控中心负责高州市区水厂的入厂水、出厂水和末梢水的监测，茂名市疾控中心负责茂名市市区水厂的入厂水、出厂水和末梢水常规监测工作。

（2）食品卫生监督工作：加强对受灾地区餐饮业的监督，对存在食品安全隐患的餐饮业应及时提出整进意见。

重点加强对灾区集体饭堂、安置点集中式餐饮供应点的监督监测管理，确保灾民的食品安全。监督监测频次为每周 1 次。

加强对受灾地区重新开业的餐饮业和从业人员的个人卫生的卫生监督监测工作。

全市卫生监督部门共出动卫生监督员 300 多人次，对受灾镇餐饮业作全面巡查，重点加强灾民安置点餐饮和饮用水卫生监督管理，防止群众吃变质食品，预防灾后出现食物中毒事件。

（3）环境卫生：督促各相关部门做好饮用水源的保护工作，协助指导相关部门在灾民临时安置点合理设置符合卫生要求的临时厕所和垃圾集中收集点。发动群众大力开展爱国卫生运动。

（4）预防性消毒工作与指导：根据受灾情况，评估需要进行预防性消毒的场所及面积，重点对居民生活区、灾民安置点、垃圾、粪便收集地点等进行消毒。

广东省、茂名市、高州市和信宜市共培训、组织了 76 支卫生防疫队，共有专业人员约 450 多人，先后对受灾村进行消杀灭工作，要求卫生防疫队对所有受灾乡村进行统一全面消杀，做到进村入户，责任到人，对被洪水浸泡过的地方进行消毒，重点做好尸体环境（包括动物尸体）的消毒。截至 12 月 21 日 24 时，共对灾区 971.9078 万平方米地方进行消杀。

在灾情的不同时期并随救灾防病工作的进展，对消毒工作进行评估，适时对人力、物力。利用大型消杀器械，对受浸的场所，包括临街商铺、居民住户、学校、农贸市场等进行消毒喷洒，对外环境垃圾孳生地进行杀虫喷洒。

9 月 24 日、9 月 27 日调动省救灾防病消毒专家组携机动应急消毒车分别到信宜市、高州市的重灾区开展预防性消毒工作。

（5）灾区的疾病、症状监测：为及时快速监测灾后可能发生的传染病流行，及时发现暴发疫情并迅速处理，确保大灾之后无大疫。对灾区所有医疗点、卫生站、卫生院和其他医疗单位，包括支援灾区的各医疗队开展疾病症状监测。每日由灾区镇村医疗单位将监测数据报送到卫生院，卫生院将数据汇总后上报到灾区当地疾控中心，灾区疾控中心形成日报告每天 9 点前上报至茂名市疾控中心，茂名市疾控中心按有关规定进行处理报告。对监测中发现的疫情异常情况，当地疾控中心要及时处理。

疾病监测的主要内容是重点传染病：鼠疫、霍乱、流感、手足口病、急性出血性结膜炎、痢疾、狂犬病、钩端螺旋体病、甲型肝炎，食物中毒、不明原因疾病等。还要求收集初次就诊患者中出现的如下症状：①发热；②发热伴咳嗽；③发热伴腹泻；④呕吐和（或）腹泻；⑤腹泻（血便）；⑥发热伴出疹；⑦黄疸；⑧外伤；⑨死亡；⑩动物致伤；⑪就诊患者总数等。

疾病监测发现 25 日起灾区发生红眼病病例，经调查评估得知医疗该病的药物呈短缺状况后，立即报告并从省内急调了红眼病治疗药物 4000 支于 27 日送到茂名灾区。

（6）卫生健康宣教工作：加强灾区常见病重点宣传肠道和呼吸道传染病防治知识，提高群众自我防护能力，防止病从口入。加强食品卫生宣传教育工作，防止群众吃变质食品，预防出现食物中毒事件。

卫生防疫、医疗队伍在进行安置点环境消杀的同时也加强宣传教育工作，特别在个别集中供应饮用水的安置点，要教育群众在存储饮用水的时候需加盖，避免被污染。

三、效果与评估

（一）灾区灾后卫生应急处置效果

截至 10 月 1 日，共派出医疗队 445 支次，医务人员 2427 人。合计出动了救护车 280 车次，紧急救治 105 名轻、重伤员，现场治疗 6003 个灾区伤病员。

截至 12 月 21 日 24 时，共对灾区 971.9078 万平方米地方进行预防性消毒；疾病症状监测结果显示灾区发热、腹泻、皮疹等患者并无异常增多。

本次应对茂名市部分地区遭受严重的暴雨山洪灾害，各级能迅速成立救灾防病应急队伍，积极开展救灾防病工作，加强水和食物及环境卫生、灾民安置点卫生、传染病防控与监测、病媒生物控制、灾情评估等卫生防控工作。截至 12 月 21 日 24 时，灾区未发现传染病疫情及食物中毒事件，灾区卫生防疫工作得到落实，保证了广大人民群众身体健康和社会稳定。

（二）灾区救灾防病应急处置评估

在茂名水灾前期开展了 2 次灾区救灾防病应急处置评估工作。

2010 年 9 月 23 日，进行了初步简单的评估，根据当时洪涝灾害的灾情，初步提出了灾后前期以加强水和食物及环境卫生、灾民安置点卫生、传染病防控与监测、病媒生物控制、灾情评估等卫生防控工作建议。同时对灾区自有的卫生资源和需要的救灾防病工作任务进行评估，提出了灾区所在县、市整合资源，调动灾区周边乡镇的卫生资源参与救灾防病工作，同时向省提出人、财、物的支持，要需增派公共卫生专家、传染防控专家、消毒专业专家等赴灾区指导工作，需要紧急下拨消毒药械支持。

9 月 28 日，经水灾前期的卫生应急控制工作后，又进行了一次评估工作，制定下一阶段的救灾防病工作。评估认为在安置点设立医疗卫生防疫组，加强疫情监测和宣传教育，加强食品卫生和饮用水卫生监测管理，以及对灾区外环境开展大规模的消杀灭等工作是行之有效的，使得灾区的卫生防疫工作得到保障。灾区的灾后前期未发现传染病疫情和食物中毒事件，当前灾区出现疫情暴发的风险较低。评估后形成具体建议：一是各政府和卫生行政部门需加强救灾防病工作的组织管理，确保卫生防疫工作的顺利开展，灾区卫生行政部门要制订和完善灾区卫生防疫工作方案和制度，使卫生防疫工作由应急状态转为规范有序状态。二是灾区均设置有临时安置点，安置的时间可能达半年，存在着消杀药械的缺口，建议主要由当地政府给予解决，省可提供部分中型消杀设备。三是鉴于两灾区的终末消毒和需重点消杀场所工作可通过受灾当地卫生系统内部完成，省可派出相关专家指导消杀工作，暂无需抽抽调一般消杀队伍前往灾区。四是灾区县（市）卫生行政部门要做好安置点医疗卫生服务点的设置，合理设置传染病监测点，实行日报告制度，安排好安置点的日常消杀，协助有关部门做好垃圾、粪便处理工作。五是进一步加强对饮用水及高州水库水源监测工作，保证饮用水的卫生安全。六是组织好医疗卫生工作小组，以自然村为单位，逐户进行必要的消杀，发放消毒药物，对村民进行健康教育。卫生防疫专家应加强督导，确保消毒杀虫工作的落实。七是充分发挥媒体宣传作用，做好卫生防病宣传工作。

（三）灾后复建工作

10月4日，茂名市民政局局长接受采访时说，灾区的救灾工作重点正逐步向恢复生产、重建家园转移。

高州市建设部门负责人表示，目前，该市各受灾镇村已开展灾毁房屋重建选址核查工作，确保重建房屋用地安全。对于灾民建房用地审批，相关部门开通绿色通道，简化程序，优先审批，帮助受灾民众尽快重建家园。

灾区的医疗卫生工作也渐渐步入正轨，开展正常化的卫生服务。

（四）经验与教训

1. 开展洪涝灾害灾情的医疗卫生评估，是制定救灾防病各个阶段公共卫生应对策略的关键　本次洪涝灾害发生后，能立即从各种渠道了解灾情，第一时间进行灾后的救灾防病工作评估，为指挥灾后救灾防病前期工作提供依据，决定了省、市对灾区的人力、物力等的资源整合与调度，同时很好地制定了灾后前期救灾防病的工作重点。开展阶段性的救灾防病工作评估，或适时调整救灾防病工作各个时期的工作重点，为下一步的救灾防病工作的策略指明了方向。

2. 饮用水、饮食、环境卫生和传染病控制是公共卫生应对策略的重点　洪涝灾害的灾后救灾防病工作，重点是搞好饮用水、食品、环境这三大卫生工作，然后是做好传染病控制工作，加强疾病监测，开展预防性消毒杀虫工作，加强健康知识宣传工作。

（五）类似案例处置原则

1. 开展抢救和治疗伤病患者的紧急医学救治工作

（1）医学救援点的设置：各类医学救援队在灾区救灾防病领导小组的统一组织指挥领导下，根据伤员的分布，合理设置医疗救治点，科学调整与协调好伤病员的分类与医疗救治人力的分配。按灾情不同时期的需求，掌握工作重点，完成救治工作任务。

（2）早期现场抢救：现场抢救的要做好伤病员的分类，按照先救命后治伤、先治重伤后治轻伤的原则对伤员进行紧急抢救，重点抢救重伤员，突击救治中、轻伤员，对灾区伤员进行分级医疗救护。将需紧急救治的如休克、昏迷、颅脑伤、大出血、气胸、窒息等伤员送到医疗队（点）开展抗休克、心肺复苏、人工呼吸、清创、止血、包扎、固定、抗感染、搬运等相应的救治措施；对传染病患者进行隔离治疗，及时进行传染报告；对濒死的伤员进行现场抢救。分类的同时要进行登记并标上分类标志。

（3）伤员后送：医疗救护人员将伤员转送出灾区时，要写好病历，做好标识，及时将其转往受灾地所在的县指定的救治医院，并妥善安排转运途中的医疗监护。

2. 开展灾后的公共卫生应急救援工作

（1）迅速收集灾区的各类信息、进行分析和评估：通过实地了解、媒体报道、各类报告等方法迅速收集灾区的受灾面积、交通及通信状况、灾民临时安置点状况、灾区公共卫生状态、卫生服务功能、救灾防病的资源等信息，开展灾后医疗卫生评估工作，确定灾区卫生防病工作的重点和风险，指导灾区的抗洪防病工作。

（2）加强饮用水卫生、食品卫生和环境卫生的控制工作：保护好水源，确保灾区饮用水卫生；加强食品卫生监督，避免食品中毒；发动广大人民群众大力开展爱国卫生运动，搞好环境卫生治理，做好尸体、粪便等排泄物、垃圾等污染物的消毒，洪水退到哪里，环境清理就搞到哪里，消、杀、灭工作就跟到哪里。

（3）开展传染病防控工作：确保疾病疫情报告系统正常运转，制定重点监测疾病目录，建立疾病监测系统；开展预防性的消毒和蚊蝇鼠等的病媒生物控制工作；确保预防接种和冷链系统的的正常运转；尽快恢复、完善实验室服务系统；做好群众的健康教育工作。

（4）灾民临时安置点卫生：进驻医疗、防疫小组，加强对灾民的疾病监测和医护工作，加强对灾民临时安置点的饮水卫生、食品卫生、环境卫生等的卫生监督和指导工作，科学设置粪便、垃圾等处理点。

四、问题思考

1. 洪涝灾害的主要危害是什么？
2. 洪涝灾害的灾后救灾防病工作评估的作用是什么？
3. 洪涝灾害的灾后救灾防病工作的原则是什么？

（易建荣）

问题解答：1. 洪涝灾害的主要危害是：

（1）洪涝灾害导致人群的伤亡：洪涝灾害往往会给人类带来毁灭性的打击和触目惊心的灾难，对人身的危害包括直接危害和间接危害。对人群最直接的危害就是造成人群一定数量的人员伤亡，包括直接淹没引起死亡，因水灾冲击建筑物的倒坍致死、致伤，还包括因灾饥荒或疾病引起灾民饿死或病死。间接危害则主要表现洪涝灾害所衍生的疾病。洪涝灾害破坏了人与生活环境间的生态平衡，形成了传染病易于流行的条件。如饮用水源受淹没和被破坏，饮用水污染造成的肠道传染病、食物污染造成的食物中毒、病媒生物不断孳生增加了媒介传染病的风险、人群密集并不断移动增加了呼吸道传染病疫情的风险等。洪涝灾害来势猛、强度大，人民生命财产损失严重，人的身心造成了强烈的打击和创伤，往往会让人们产生焦虑、紧张、悲伤、恐惧、绝望等情绪，形成了对人心理上的打击和危害，所造成的创伤和阴影是长时间难以消除的。

（2）洪涝灾害导致生态环境的改变，引起疾病的暴发和流行：洪涝灾害破坏了人类的生活、生产秩序，改变了人类生活环境，导致了生态环境的破坏，并会引起疾病的暴发和流行，尤其是传染病。

（3）洪涝灾害导致人群移动引起疾病：由于洪水淹没，以及行洪、蓄洪需要，往往人群需要大量移动。一方面是传染源的转移带到非疫区，另一方面是易感人群进入疫区，这种人群的移迁潜存着疾病的流行因素。如流感、麻疹和疟疾都可以这种移动引起流行。另外红眼睛、皮肤病等也可因人群密集和接触，增加传播机会，导致人群的发病。

（4）居住环境恶劣引起发病：洪涝灾害期间，灾民临时居住的帐篷或者简易安置房周围卫生条件相对较差，易于受到蚊虫叮咬，加之天气条件的变化，从而导致灾民发病和死亡的风险也会增加，尤其是儿童、年老体弱和慢性病者。

（5）个体免疫力降低、精神心理压抑，增加致病因素：洪涝灾害期间，受灾人群常因食物匮乏出现营养不良，免疫力降低，使机体对疾病的抵抗力下降，易于传染病的发生。再者，受灾人员难免因受灾而心情焦虑、精神紧张等，从而影响机体的调节功能，易导致疾病的发生，包括一些非传染性病和慢性病，如肺结核、高血压、冠心病及贫血等。

2. 洪涝灾害的灾后救灾防病工作评估的作用是：

答（1）制定救灾防病各个阶段公共卫生应对策略的关键本次洪涝灾害发生后，能立即从各种渠道了解灾情，然后进行灾后的第一时间救灾防病工作评估，为指挥灾后救灾防病前期工作提供依据，决定了省、市对灾区的人力、物力等的资源整合与调度，同时很好地制定了灾后前期救灾防病的工作重点。

（2）适时调整救灾防病工作各个时期的工作重点，为下一步的救灾防病工作的策略指明了方向。

3. 洪涝灾害的灾后救灾防病工作的原则是

答（1）开展抢救和治疗伤病患者的紧急医学救治工作

①医学救援点的设置：各类医学救援队在灾区救灾防病领导小组的统一组织指挥领导下，根据伤员的分布，合理设置医疗救治点，科学调整与协调好伤病员的分类与医疗救治人力的分配。按灾情不同时期的需求，掌握工作重点，完成救治工作任务。

②早期现场抢救：现场抢救的要做好伤病员的分类，按照先救命后治伤、先治重伤后治轻伤的原则对伤员进行紧急抢救，重点抢救重伤员，突击救治中、轻伤员，对灾区伤员进行分级医疗救护。将需紧急救治的如休克、昏迷、颅脑伤、大出血、气胸、窒息等伤员送到医疗队（点）开展抗休克、心肺复苏、人工呼吸、清创、止血、包扎、固定、抗感染、搬运等相应的救治措施；对传染病患者进行隔离治疗，及时进行传染报告；对濒死的伤员进行现场抢救。分类的同时要进行登记并标上分类标志。

③伤员后送：医疗救护人员将伤员转送出灾区时，要写好病历，做好标识，及时将其转往受灾地所在的县指定的救治医院，并妥善安排转运途中的医疗监护。

（2）开展灾后的公共卫生应急救援工作

①迅速收集灾区的各类信息、进行分析和评估：通过实地了解、媒体报道、各类报告等方法迅速收集灾区的受灾面积、交通及通信状况、灾民临时安置点状况、灾区公共卫生状态、卫生服务功能、救灾防病的资源等信息，开展灾后医疗卫生评估工作，确定灾区卫生防病工作的重点和风险，指导灾区的抗洪防病工作。

②加强饮用水卫生、食品卫生和环境卫生的控制工作：保护好水源，确保灾区饮用水卫生；加强食品卫生监督，避免食品中毒；发动广大人民群众大力开展爱国卫生运动，搞好环境卫生治理，做好尸体、粪便等排泄物、垃圾等污染物的消毒，洪水退到哪里，环境清理就搞到那里，消、杀、灭工作就跟到那里。

③开展传染病防控工作：确保疾病疫情报告系统正常运转，制定重点监测疾病目录，建立疾病监测系统；开展预防性的消毒和蚊蝇鼠等的病媒生物控制工作；确保预防接种和冷链系统的的正常运转；尽快恢复、完善实验室服务系统；做好群众的健康教育工作。

④灾民临时安置点卫生：进驻医疗、防疫小组，加强对灾民的疾病监测和医护工作，加强对灾民临时安置点的饮水卫生、食品卫生、环境卫生等的卫生监督和指导工作，科学设置粪便、垃圾等处理点。

第五节　东南亚海啸泰国卫生救援

前　言

本案例重点介绍了我国第一次海外卫生救援——东南亚海啸泰国救援的案例。本章回顾了中国卫生救援队广东分队海外救援的组织、措施，总结了海外救援的特点和注意事项，为今后国外救援积累经验。

一、案例简述

（一）背景知识

1. 定义　海啸是由水下地震、火山爆发或水下塌陷和滑坡等大地活动造成的海面恶浪并伴随巨响的自然现象，是一种具有强大破坏力的海浪，是地球上最强大的自然力。海啸时掀起的狂涛骇浪，高度可达10多米至几十米不等，形成"水墙"。另外，海啸波长很大，可以传播几千公里而能量损失很小。由于以上原因，如果海啸到达岸边，"水墙"就会冲上陆地，对人类生命和财产造成严重威胁。

2. 海啸危害　首先，海啸对健康最直接的影响是造成生命的损失，突然而来的海啸会造成成千上万在海边附近的群众丧失生命。海啸造成死亡最主要的原因是淹死，忽然而来的浪花撞击人，容易造成断肢和脑部受伤。

其次，海啸会造成安全饮用水、安全食物、庇护场所以及医疗资源的缺乏和各种不同程度伤害的增加，导致没有足够的庇护场所会让灾民暴露于昆虫、热浪以及其他环境的威胁。

再者，海啸造成的间接影响包括感染性疾病的暴发。没有安全饮用水和食物的供应以及庇护场所和医疗资源的缺乏会加大疾病的暴发蔓延。

最后，海啸造成长期的影响主要是恢复生产所需的大量资金和物资，包括监测感染性疾病以及水和虫媒传播疾病的经费，足够的医疗资源，恢复医疗系统、水供应系统、住房和生产的材料和物资以及社区应对灾难的精神恢复。

3. 海啸预警 由于海啸具有快、迅猛，危害时间短的特点，各地非常重视海啸预警系统。国际海啸预警系统是 1965 年开始启动的，预警系统把参与国家的地震监测网络的各种地震信息全部汇总，然后通过计算机进行分析，并设计成电脑模式，大致判断出哪些地方会形成海啸，其规模和破坏性有多大。基本数据形成后，系统会迅速向有关成员国传达相关警报。而一旦海啸形成，该系统分布在海洋上的数个水文监测站会及时更新海啸信息。建立国际海啸预警监控网络的目的，是为了能在海啸袭击之前的 3 到 14 个小时，向潜在的受害国发出海啸袭击警报。由于破坏性海啸主要发生在太平洋地区，北美、亚洲和南美环太平洋的各个主要国家，以及澳大利亚、新西兰和太平洋上不少岛国都加入了这一网络。但是，印度和斯里兰卡却没有加入，因为印度洋并不是破坏性海啸的多发海区。此外，虽然泰国加入了国际海啸监控网络，但遗憾的是，在此次海啸发生的泰南部半岛地区的西部海岸，也没有部署海浪监控传感器浮标，因此当地众多游客和当地民众也无法及时得知海啸来袭的警报。然而当地也有一些典型的自然现象可以预警，如海水退潮 1 公里多，大象往山上跑。当地居民和游客不清楚这种预警现象，海水退潮后跑到海边捡鱼和贝壳，错失了宝贵的逃命时间。

4. 历史海啸事件 在 2004 年 12 月 26 日发生的东南亚海啸之前，全球共发生比较大的海啸有 8 次：① 1908 年 12 月 28 日，意大利墨西拿地震引发海啸，震级 7.5 级，海啸中死难 82 000 人，这是欧洲有史以来死亡人数最多的一次灾难性地震。② 1933 年 3 月 2 日，日本三陆近海地震引发海啸，震级 8.9 级，是历史上震级最强的一次地震，引发海啸浪高 29 米，死亡人数 3000 人。③ 1959 年 10 月 30 日，墨西哥海啸引发山体滑坡，死亡人数 5000 人。④ 1960 年 5 月 21 日到 27 日，智利沿海地区发生 20 世纪震级最大的震群型地震，其中最大震级 8.4 级，引起的海啸最大波高为 25 米。海啸使智利一座城市中的一半建筑物成为瓦砾，造成 10 000 人丧生。⑤ 1976 年 8 月 16 日，菲律宾莫罗湾海啸 8000 人死亡。⑥ 1991 年 4 月 29 日，孟加拉国沿海地区遭受强台风袭击后，伴随而来的暴雨和海啸使全国 64 个县中的 16 个县沦为灾区，受灾居民达 1000 万人。死亡人数 13.8 万人。经济损失达 30 亿美元。⑦ 1992 年 12 月，印度尼西亚东部弗洛勒斯岛发生里氏 7 级地震，引发大海啸，夺去了 2500 人的生命。⑧ 1998 年 7 月 17 日，非洲巴布亚新几内亚海底地震引发的 49 米巨浪海啸，2200 人死亡，数千人无家可归。

（二）案例还原

2004 年 12 月 26 日，印度尼西亚苏门答腊岛附近海域发生的 8.9 级强烈地震引发的海啸波及东南亚和南亚数个国家，造成 29.2 万人死亡。东南亚海啸在地震死亡人数中只排名第四，但在海啸死亡人数中却排名第一。印尼受袭最为严重，共有 238 945 人死亡或失踪。斯里兰卡遇难者总人数为 30 957 人，失踪人数为 5637 人。印度死亡人数是 10 749 人，失踪人数为 5640 人。泰国确认遇难者总人数为 5393 人，失踪人数新增加 3071 人，其中超过 1000 人为外国人。

海啸发生后，世界各国纷纷伸出援助之手。中国政府启动紧急救灾援助应急机制，各相关部门积极行动。中国政府援助总额共 6.86 亿元人民币，民间捐助达 5.76 亿元人民币。中国派出了 2 支国际救援队，3 支卫生救援队和 1 个 DNA 鉴定专家组。

2004 年 12 月 30 日，中国政府共派出以公共卫生专家和临床外科专家为主的 3 支医疗卫生救援队伍共 68 人。广东省卫生厅 12 月 31 日派出了由急救创伤科医生（普外科和脑外科）和公共卫生专家（疾病控制、消杀、公共卫生）组成的 12 名专家队伍赶赴泰国开展应急救援工作（表 2-2）。

表2-2 2004年东南亚海啸中国派出卫生救援队伍情况

队次	派出地	人员组成	援助时间	援助国家
1	广州、上海	广东省人民医院和广州市第二人民医院共6位急救创伤科医生,广东省疾病预防控制中心和广州市疾病预防控制中心共6位公共卫生专家；上海疾病预防控制中心、上海第六人民医院、上海市中山医院等15位	2004.12.31—2005.1.10	泰国
2	北京	北京市友谊医院7名医务人员、市疾控中心7名公共卫生专家、3名澳门医务人员和市卫生局1名工作人员	2005.1.2—2005.1.10	斯里兰卡
3	北京、天津	中国疾病预防控制中心、中日友好医院、北京大学第一医院、天津市第一医院、天津医科大学总医院等23名队员组成	2005.1.23—2005.2.7	印度尼西亚

二、应急救援

（一）应急救援的准备

1. 组建队伍 2004 年 12 月 30 日 8∶30，广东省卫生厅接到卫生部《卫生部办公厅关于中国卫生救援队工作要求》的通知（卫办应急发 [2004]221 号）文件后，立即部署相关工作，查阅文献和资料，了解当地救灾防病形势，评估当地救灾防病需求，派出了临床医疗和公共卫生专家组成的卫生救援队伍。

2. 动员、培训和物资准备 12 月 30 日，省卫生厅组织专家对卫生救援队伍进行动员培训，同时完成了应急物资装备。

技术培训邀请了省疾病预防控制中心和南方医科大学传染病防控专家分别培训了灾后传染病防控和应急物资准备、使用方面的内容。传染病防控专家介绍灾后防病的重点是环境的破坏和监测系统的不健全可能导致传染病的流行。卫生防疫专家结合部队防疫的特点，介绍物资要箱体化。卫生厅根据专家建议，迅速与部队后勤物资管理联系，得到部队后勤物资的支持。广州军区卫生部为卫生救援队配备了自己研制的野战卫生装备，其中包括外科手术床、急救设备、理疗设备、急救药品、输液用品等。调拨了部队的应急箱、个人物资（包括被子、衣服、帽子、鞋、水壶、直接过滤水的饮水管）。

卫生救援队专家组继续深化了物资清单。物资分类包括：①医疗治疗：清创缝合清理为主的简易手术床、手术包，以治疗腹泻、发热、红眼病、皮肤病为主的各种药物。②卫生防疫：消杀药械、水快速检测仪器和试剂、抗蛇毒血清、破伤风抗毒素等防疫物资。③个人物资：水鞋、雨衣等个人物资。④办公设备：电脑、数码相机。⑤食品：方便面、巧克力、2 天的纯净水。⑥队伍标识：快速制作了一些卫生救援的标识。

12 月 31 日，中国卫生救援队广东分队从广州出发直接奔赴泰国普吉岛重灾区。

（二）应急救援现场工作

2004 年 12 月 31 日，卫生救援队到达灾区泰国普吉岛。先后赶赴攀牙府达果芭、库拉武里、普吉府芭东、甘马拉等四个地区的两个难民点、三家医院，并设置了三个医疗救治点。共诊疗伤病人数 403 人，诊治心理性疾病人数 78 人，发放药物约 27 400 元，材料费 19 200 元。共检查受灾房间数近 1000 间；消杀处理房间数（含厨房、厕所等）约 180 间。检查受灾水井数约 200 个；消毒处理水井（或饮用水点）1 个。检查水沟约 5000 米；消杀处理水沟约 500 米。检查垃圾杂物约 2000 堆；消杀处理垃圾杂物约 200 堆。检查受灾其他场所近 20 000 平方米；检查厕所 78 处。检查厨房 51 间。检查尸体堆放处 2 处。采集检测水样 56 份。为灾民提供心理辅导、咨询、宣传教育等服务人数约 400 人。2005 年 1 月 7 日，卫生救援队圆满完成救援工作，离开泰国安全返粤。应急救援的主要工作内容包括：

1. 迅速联系当地，评估灾情，确定工作重点　应急救援队到灾区后主动与大使馆、当地卫生行政部门联系，主动开展工作。广东救援队到灾区现场后，第一时间和同派驻在普吉岛的上海的救援队会商，随后上海、广东联合组成中国救援队，与中国驻泰国大使、泰国卫生部次长、当地医院院长取得沟通，对灾区形势进行快速评估，了解泰国的救灾防疫措施，泰国政府对于这次海啸救援行动迅速，措施到位。

泰国预案将救灾分为 3 个阶段，第一阶段工作主要是抢救和尸体鉴定；第二阶段是预防大灾后出现大疫；第三阶段是帮助灾民重建家园。泰国国会紧急通过了 280 亿泰铢的救灾计划，并为每位遇难者提供 2 万泰铢抚恤金；泰国财政部还出台计划，减免灾情严重家庭的税收，为赈灾募捐公司减税，安排银行为灾区提供无息贷款和受理保险偿付业务等。军方迅速派遣 4000 多名官兵参加救灾，泰国空军的各类运输机昼夜不停地向灾区输送急需物资，海军出动直升机和舰艇，出海营救受围困的人员，泰国拥有的东南亚唯一航空母舰也被派上了用场。泰国警察总署抽调了 3000 多名志愿者加入灾区重建。第一时间将重伤患者运至曼谷等地治疗。当地由于炎热的天气导致大量尸体腐烂，消毒措施匮乏，疟疾、霍乱发生的风险存在。泰国卫生部紧急拨出了 1 亿泰铢的专项经费用于灾后疾病防治，并向重灾区攀牙府派出了 200 多名医疗人员，向当地幸存居民介绍疾病预防和控制的方法。卫生部已建立了药品运输渠道，充分提供消毒药品，在灾区全力扑杀蚊虫，并确保食物和饮用水的卫生，以防止可能的传染病。除了传染病的预防之外，在灾后的重建工作中，心理重建也是非常重要的一环，在派遣的医疗队中有数十名心理医生，帮助受难者家属进行精神治疗，协助灾民早日走出海啸的阴影。

救援组去的时候灾区第一阶段工作已经过去，普吉岛在灾后 2 天内就第一时间将稍重的伤员都送往曼谷的大医院，当地仅仅留下极少的轻伤员。目前要做的工作是对死亡尸体进行鉴定，寻找受难者家属。当地居民的生活基本稳定，秩序基本井然，到处可以看到救援物资和充足的瓶装饮用水。安全饮用水充足。当地政府利用庙宇、学校等地建立了安置点，庙宇都有居住场所和可以供应食物和水。部分难民也临时居住在医院门口等地。村落每天由政府提供水车供水。政府宣传垃圾分类，黄色胶袋装医疗垃圾，黑色胶袋装生活垃圾。

了解当地的公共卫生措施，当地公共卫生医生分成了两个组，疾病监测组和应急处理组：疾病监测组在当地 3 个医院设了 4 个监测点，收集就医患者资料；应急处理组主要负责事件处置。当地还关注疟疾的流行，用直升飞机喷洒消杀药物。

2. 建立工作营地，迅速开展救援工作 广东救援队在与当地医疗部门取得沟通后，1 月 1 日在库拉武里芭汕寺庙灾民安置点建立了工作营地，并以营地为中心，深入灾区，开展疾病控制工作。

（1）疾病控制工作

1）疾病监测：广东救援队与当地公卫医生一起上门开展流行病学调查，对居民健康情况进行主动监测，挨家挨户询问居民健康状况，共调查了库拉武里和甘马拉村 2 个灾民点分别调查了 800 名和 310 名灾民。在入户开展疾病监测的同时，由于语言不通，救援队请了当地华人志愿者担任翻译。

用一览表调查每户人口有无受伤、腹泻、呼吸道疾病症状，每户饮水、垃圾等处理情况，如果发现有症状的患者再进行个案调查。在库拉武里，800 名灾民中，1 月 1 日～1 月 3 日，腹泻患者人数分别为 3 名、10 名、4 名。经对患者进行个案调查，发现病例均为散在分布，没有水和食物的同源性，未发现其他传染病暴发和食物中毒。在甘马拉村，救援队调查了 48 户家庭 310 名灾民，询问健康状况，除发现一个儿童发生腹泻、一名成年男性患红眼病外，没发现发热、腹泻等呼吸道、消化道疾患的居民。

2）环境卫生：海啸使当地的环境卫生遭受严重破坏，近海的许多地方垃圾成堆，废墟一片，倒塌的房屋不计其数。冲垮的公共厕所和家庭卫生间中的粪便大量溢出，有的房子地面建筑完全被海啸冲走，仅剩下裸露的便器。供水系统完全瘫痪，水厂取水水源地河流或湖泊中充满垃圾、沉没的游船和汽车。

救援队每到一处，均对其尸体停放处理情况、遭受破坏厕所情况及新建厕所情况以及垃圾处理情况进行调查。

共检查厕所 78 间。库拉武里灾民安置点新建厕所一座，共 16 间，比较干净，厕所均有水冲洗，该厕所为贮粪式，没有三级化粪处理，不能对粪便进行无害化处理。我们入户调查甘马拉 48 户灾民的厕所，所有的厕所均被海水完全浸泡过，11 户厕所墙壁被冲破，过半的便器破损严重，排粪管道破裂。部分灾民安置点厕所数量满足不了需要，造成灾民随地大小便，进而孳生苍蝇、恶化环境卫生。卫生救援队队员不顾脏臭，对便溺处进行清理和消杀处理，给灾民起到健康宣传的作用。

灾民区生活垃圾由居民用统一发放的垃圾袋收集，定点存放，政府出动垃圾压缩车处理。但装载垃圾的过程没有防护，并且整个过程有不少孩童近距离围观。

调查尸体处理地两处。库拉武里芭汕寺庙有十六具新发现尸体，以简易棺材装。僧人在处理尸体往棺材中添加冰块时，没有采取任何个人防护措施。每个棺材均用一根塑料管将冰融化后的水导出，冰水流向地面。搬运和停放棺材时，塑料管中流出的水洒落地面，污染环境。

3）饮用水卫生：政府提供免费充足的瓶装水，饮用水相对安全。

生活用水主要为统一的水车外地运水，部分使用地下水。库拉武里芭汕寺庙用一个水塔蓄水，并用 3 个大水池装水。负责当地卫生工作人员反映，水经过了加氯处理。1月 2 日和 1 月 3 日，我们对芭汕寺灾民供水系统进行检查，检测了厨房末梢水、蓄水池、井水的余氯，1 月 2 日检测结果为接近 0，1 月 3 日分别是 0.016mg/L、0.500mg/L 和0.006mg/L，检测显示厨房和井水的余氯含量虽然仍不足，但对比昨天有所改善，说明他们采纳了我们提出要加强饮用水消毒的建议。

救援队还检测普吉府甘马拉 48 户家庭中存放送水车供水水缸中的水中余氯，检出范围在 0.024~0.150mg/L；48 户家庭被调查住户水井均未处理，居民反映水井水已经变咸，不能饮用。检查该村水井一个，该水井未检测到余氯，布满落叶、杂草丛生，没有加盖。救援队对该水井清理后并投放含氯消毒药物。

4）食品卫生：泰国政府对灾民食品供应充足，没有烹调条件的灾民安置点每天由汽车定时送饭。灾民安置点采集集中采购原材料，集中加工，煮熟后分发，每餐剩余均丢弃。但是部分加工点有苍蝇，食具、厨具没有消毒，直接露天存放或放于地下沙堆上面。

共检查厨房 51 间，重点对灾民安置点进行食品卫生的指导。对灾民们进行了健康教育，嘱他们注意饮食和个人卫生。目前灾区没有发生食物中毒事件。

此外医疗队注意自身食品卫生，严格注意饮食，没有一人出现腹泻腹痛的消化系统症状。

5）媒介生物调查处理：救援队每到一处，均认真查看当地病媒生物控制情况。几天来，我们共查看水沟约 5000 米，检查受灾房间近 1000 间，消杀处理房间约 180 间，检查水井约 200 个，消毒处理水井 1 个，消杀处理水沟约 500 米，检查垃圾杂物堆约2000 堆，消杀处理杂物约 200 堆，检查其他受灾场所约 20000 平方米。

在几个受灾点，我们均未发现鼠迹；各受灾点均发现有苍蝇成群，共发现蝇类孳生点 2 处并进行了消杀处理；在甘马拉村，发现多处有库蚊孳生，并有大量幼虫孳生；伊蚊孳生点较少，共发现伊蚊孳生点 5 处，其中 1 处的容器有伊蚊幼虫。

当地政府向灾民发放蚊帐和驱蚊灯，用以防蚊；达果芭县还抽取了 298 名灾民的血样进行疟疾检测，结果均为阴性。但是我们在个别灾民点发现，防蚊的措施并未完全落实。

6）尸体消毒工作：当地公共卫生工作人员向救援队介绍，他们主要是用来苏尔对死难者尸体进行消毒。我们调查发现，当地将尚未辨认的死难者尸体置于复合板制成的棺材里边，往棺材里边加冰块进行冷冻保存，棺材端板下端留置一个小孔，小孔插一塑料管将冰块融化的水引流出来，但引流出来的水未见进一步处理，直接流到地面。在一个灾民点，装置尸体的棺材与灾民的厨房仅有不足 20 米距离、离灾民住房不足 10 米距离。棺材散发出的臭味远远就能闻到。

（2）临床救治工作：救援队的临床组在泰国的攀牙府和普吉府的 3 家医院、3 个卫生院和 4 个难民点展开了医疗救治工作，也为我驻泰使馆工作人员、当地华侨、中国医疗队员（广东、上海、北京）提供了有利的医疗保障，并为当地的医院、卫生所、难民点提供了相关的建议。

通过现场勘察和深入走访等方法快速评估灾民的医疗需求，了解到海啸发生后伤情严重的患者已转往曼谷，伤情较轻的留在当地，但仅有少量患者前往医院就诊，而大部分患者不愿意走动而选择呆在家里或难民点，没有经过积极、主动、正规、系统的治疗，以致错过了最佳的治疗时机，延误了病情，导致感染加重，疼痛难以缓解等。有的人还出现了心理性疾病。

因此，卫生救援队主动出击，前往医院，进入卫生院，深入居民社区和难民点，在整个医疗活动中共救治当地患者 330 人，其中呼吸系统疾病 55 人，消化系统疾病 30 人（溃疡 20 人、急性胃肠炎 10 人），耳鼻喉、眼科 29 人，皮肤病 52 人，软组织损伤、裂伤 62 人。除了给大部分患者涂擦药膏、发放口服药物外，对 54 人行伤口清创（消毒、换药），8 人行伤口清创缝合术，对关节疼痛的 12 人行封闭治疗，对外伤后局部疼痛、颈椎病患者 40 人行手法治疗。特别是在卫生院对一名 7 个月的孕妇实施了左小腿外伤后感染伤口的清创术。救援队还深入村庄，队员们在烈日下步行 1.5km 山路前往位于半山腰的难民点，为一皮肤多发伤的中年妇女进行多处伤口的清创术，并给予口服消炎药物。救治我国驻泰国使馆人员、当地华侨、中国医疗队员共 73 人次。还对在海啸发生后有心理性疾病的 78 人进行了心理咨询，健康教育指导。

三、效果与评价

（一）本次应急救援的评价

东南亚海啸救援是我国第一次派遣比较大规模的海外救援队伍。救援队伍克服了环境恶劣、饮食困难、语言沟通障碍等因素，成功地完成了国家交给的卫生救援任务，树立了良好的大国国际形象。整体评价是组队迅速，快速行动，不辱使命。但是东南亚救援队也暴露了我省卫生应急救援缺乏专业化、标准化，也进一步推动了我国的卫生应急队伍的建设。

（二）经验与教训

1. 要和当地政府和卫生部门充分沟通，掌握当地卫生基本情况，尽量了解当地卫生防病工作的需要，以便确定物资和人员。灾难发生后，当地可能发生一段时间的"乱"，平常正常途径联系的途径可能难以联系，所以要建立多种联系方式。由于国内没有发生过海啸，因此救援队不知道海啸发生的特点，也不知道当地的实际情况。救援队带了很多帐篷、饮用水、方便面等，但去到当地后，救援队住在可以提供便利和生活保障的当地华侨家里，发现很多物品都没有必要带。

2. 救援队伍要迅速组建，尽早到位，人员组成合理，要掌握国际语言，如英语。救援队员选择以年轻、身体好的业务骨干为主，能够适应各种恶劣环境。并根据灾害的类型和阶段调整派出人员和工作策略方针，注重心理辅导问题。本次救援队伍没有带护士，部分队员英语不熟练，不能单独开展工作。

3. 派出援外医疗卫生救治活动时，尽可能迅速了解受援国家地区的需求，有的放矢，提高效果和影响，树立形象。注重解决翻译、向导问题，尽可能独立开展工作。随队携带的药物和器械、后勤物资种类以及数量要符合工作需要。

4. 卫生应急救援队员要专业化。结合国内的突发公共卫生事件的应对，平时建立好必要的人员、物质装备储备，有专用的救助器械和人员用品装备、良好的通信（如对讲机）设备。队伍要有统一的标志、服装以提高影响和树立国家形象。

5. 要紧紧依靠我国驻外使领馆开展工作，与当地政府开展的救灾工作和卫生系统开展的医疗救治卫生防病工作结合，尽可能融入当地的工作中。

（三）类似案例处置原则

1. 救援队伍要注重形象，时刻提醒自己是代表国家 国际救援队代表国家，任何活动都代表国家形象，所以救援队的一举一动都要高度小心。工作要专业化，业余生活要非常谨慎，不进行与工作没有关系或者有损国家声誉的活动。在做好应急救援的同时，也要重视"宣传祖国"，扩大国家的国际影响。队员要统一着装，佩戴标识，所有的标识要中英文。要积极与 WHO、当地政府、医疗卫生部门联系，既方便工作，也扩大影响。积极配合国内外媒体做好宣传报道工作。

2. 救援队伍要尽可能熟悉了解情况，针对性准备，同时按照最艰苦的环境准备物资 国际救援队执行任务比较远，灾情发生情况不熟悉。可以联系的人因为灾情现场救援等原因也可能没有足够的时间和救援队联系。因此救援队有可能对当地灾情、后勤保障不熟悉。救援队在准备的时候一方面尽一切可能了解情况，一方面按照最艰苦的情况做好准备。国际救援的原则是在自给自足的前提下独立管理、独立开展医疗救助工作。因此，救援队的物资应齐全，包括食品、安全饮用水、供电、交通、语言、安全的工作和生活场所等。一般情况下，第一批物资考虑 3~5 天的供给量。

3. 救援队伍在当地卫生系统的统一指挥下，开展力所能及的救援活动 国际救援队大部分是国家出于国际形象派出去的人道援助。去到当地后，任务具有不确定性。如果灾区如果卫生医疗基础比较差，救援队去得时间比较早，救援队的任务可能比较艰巨，要负责患者的抢救等。如果灾区卫生医疗基础比较强，救援队去的时间比较晚（72 小时后），救援队的任务主要是防疫指导以及轻症患者的治疗。救援队要在当地卫生系统的统一指挥下，开展力所能及的救援活动。这次泰国救援队去的时候，当地已经把较重的患者转移到了曼谷等地，因此救援队主要开展防疫指导以及一些感染的清创等。

4. 救援队要充分考虑困难，尤其是后勤的补给 俗话说"在家千日好，出门一遭难"，国际救援由于人生地疏，因此后勤补给不确定。因此在出发时候应按最艰苦的环境准备物资和资金。在出发时，联系当地的大使馆或者华侨。队长要掌握各方面的联系方式。建立与国内的联系渠道，每日汇报救援情况和后勤保障情况。

四、问题思考

1. 海啸对健康有哪些危害?
2. 海啸后预防传染病疫情，要开展哪些工作?

问题解答：1. 海啸对健康有哪些危害?

首先，海啸对健康最直接的影响是造成生命的损失，突然而来的海啸会造成成千上万在海边附近的群众丧失生命。海啸造成死亡最主要的原因是淹死，忽然而来的浪花撞击人，容易造成断肢和脑部受伤。

其次，海啸会造成安全饮用水、安全食物、庇护场所以及医疗资源的缺乏和各种不同程度伤害的增加，导致没有足够的庇护场所会让灾民暴露于昆虫、热浪以及其他环境的威胁。

再者，海啸造成的间接影响包括感染性疾病的暴发。没有安全饮用水和食物的供应以及庇护场所和医疗资源的缺乏会加大疾病的暴发蔓延。

最后，海啸造成长期的影响主要是恢复生产所需要的大量资金和物资，包括监测感染性疾病以及水和虫媒传播疾病的经费，足够的医疗资源，恢复医疗系统、水供应系统、住房和生产的材料和物资以及社区应对灾难的精神恢复。

2. 海啸后预防传染病疫情，要开展哪些工作？

（1）灾民安置点的设计规划，规划好安置点的垃圾处置、厕所、饮用水等。

（2）开展疾病监测：对居民健康情况进行主动监测，挨家挨户询问居民健康状况，食品卫生和饮水卫生情况。

（3）环境卫生：重点解决生活垃圾、厕所和尸体问题。

（4）饮用水卫生：要提供充足的安全饮用水，对公共水源加强消毒和监测。

（5）食品卫生：保障灾民食品供应，对恢复使用的厨房（尤其是集体饭堂）要消毒后评估恢复使用。

（6）媒介生物处理：采取重治理，消杀为辅的原则，重点是清理媒介生物滋生地，媒介密度高的适当采取消杀。

（李灵辉）

68

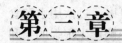

事故灾难应急医学救援

第一节　北江流域铊污染事件

前　言

本案例根据2010年10月因韶关冶炼厂排污导致北江流域发生重大铊污染事件编写，主要描述了事件发生后政府组织、周密部署、科学决策、妥善处理的过程，对受污染水体处置，严密监控水水源水质，因地制宜，制定供水安全保障措施，保障供水安全的具体实施方法。

一、案例简述

（一）铊的特性

1. 铊自然特性和用途　铊（Tl）是蓝白色重质金属，在自然界中的丰度很低仅为$0.75mg \cdot kg^{-1}$，以化合物形态见于少数矿物（例如硒铊银铜矿和红铊矿）内，毒性极大，主要以化合物的形式应用。铊及其化合物是一种银灰色四角形结晶体，自然界中主要存在于锌盐、热铁矿或硫矿中。铊化合物有数十种，采矿业和冶金、提炼行业常接触。铊元素主要用来制造光电管、低温温度计、光学玻璃，制备铊盐、合金、氢还原硝基苯的催化活化剂等。铊化合物广泛应用于工业生产，生产鞭炮（花炮）的原料中含有高量的铊，其副产品非食用盐的氯化钠（红色）被误食而常引起中毒。Tl的毒性大于Hg、Cd、Pb，仅次于甲基汞，它为强烈的神经毒物，对肝、肾有损害作用。Tl可经接触皮肤吸收，经呼吸吸入和口服可引起急慢性中毒。

基于上述原因，Tl及其化合物已被列入水体优先控制污染物黑名单和《地表水环境质量标准》（GB3838）的监测指标体系。随着Tl使用的日益增多，Tl及其化合物大量进入环境，特别是通过矿山风化淋滤、工业废水排放、大气沉降及土壤冲刷等进入水体的Tl不断增加，对水生生态环境带来潜在的影响，并通过食物链而影响人体健康。

2. 铊环境污染　在天然水体中，铊（Tl）含量较低；然而在硫化物矿区，Tl的含量却急剧升高。在未受污染的陆地沉积物中Tl的含量较低，已受污染的陆地沉积物中Tl的含量相对较高，高出背景值数倍；在海洋沉积物中，Tl的含量尤以深海锰结核中最高。

Tl 可以在不同地理水域的生物体中富集，Tl 在鱼和小虾肝脏中的含量高于肌肉和头骨，但是在肌肉和头骨中 Tl 的含量没有明显区别。Tl 在天然水体中主要以 Tl^+ 形式存在，在较强的氧化环境中，Tl^+ 能够氧化成 Tl^{3+} 形成 $Tl(OH)_3$ 沉淀，Tl 可以通过饮用水和食物链进入人体，其中 Tl 在人体的酶化反应过程中可以置换 K^+，并与酶产生很强的亲和力，从而诱发 Tl 的毒害效应。Tl 对水生生物的毒性随生物的物种和生命期而变化。Tl 对金属采矿、冶炼厂和水泥厂等污染源的水域内水生生物有害；高锰酸钾、活性铝净化法、离子交换法和 NaCl 溶液可以用来去除饮用水中的 Tl；海绵吸附体 MnO_2（固）等吸附剂、氧化剂和碱性物质（如石灰等）可降低 Tl 的活动性，用来处理已被 Tl 污染的水体。

3. 铊对健康的影响　铊不是人体必需元素，是高毒性物质，为强烈的神经毒物，并引起严重的肝、肾损伤，对人的致死量为 8~12mg/kg。三价铊毒性大于一价铊，有机铊较无机铊毒性大。铊蒸气、烟尘可经呼吸道吸收，可溶性铊盐可经胃肠道、皮肤吸收。血中的铊不与血清蛋白结合，而以离子状态转运到全身，并可通过血脑屏障和胎盘。在体内以肝、肾、脑中含量最高，骨骼、皮肤、毛发中也有一定蓄积量。铊主要经尿和粪便排出。铊可竞争性的与 Na^+，K^+-ATP 酶结合，抑制钾的生理作用；与巯基结合，抑制巯基酶的活性，阻碍氧化磷酸化过程；使脑组织脂质过氧化速度增加，导致儿茶酚胺代谢紊乱；与半胱胺酸上的巯基结合，影响半胱胺酸参与角蛋白的合成，导致脱发。铊对外周神经也有明显作用，推测与铊干扰突触前递质传递有关。

我国贵州慢性铊中毒患者尿铊、发铊明显增加，含量分别为 1.22~1.46mg/L 和 13.5~23.57mg/kg。我国曾发生多起非正常途径接触所致的（铊投毒）急性中毒案。

4. 铊中毒的危害

（1）急性中毒：多数由误服或将铊化合物作为药用引起。职业性急性铊中毒较为少见，其发生原因主要系吸入大量含铊烟尘、蒸气，或可溶性铊盐经皮吸收。

急性铊中毒有一定潜伏期，潜伏期长短与接触剂量有关，一般在接触后 12~24 小时出现症状，早期为出现恶心、呕吐、腹部绞痛、厌食等消化道症状；数天后出现明显的神经系统障碍，开始有双下肢酸、麻、蚁走感，足趾、足底及足跟疼痛、并逐渐向上蔓延，轻触皮肤即感疼痛难忍，双足踏地时剧烈疼痛，下肢特别是足部痛觉过敏是铊中毒周围神经病的突出表现；中枢神经损害严重者，可发生中毒性脑病；脱发为其特异表现，皮肤出现皮疹，指（趾）甲有白色横纹；关节疼痛，肌肉痛以腓肠肌最常见，伴明显压痛；可有肝、肾损害。

（2）慢性中毒：慢性中毒多数由于居住在铊自然污染区或职业接触。它起病缓慢，临床表现与急性铊中毒基本类似。早期表现为类神经症，如头痛、头晕、思睡、失眠、多梦、记忆力减退、倦怠、无力。随后可出现毛发脱落、如斑秃或全秃。此外可有食欲减退、呕吐、腹痛、腹泻。视力下降是突出表现，严重者只有光感。眼底显示视网膜炎、球后视神经炎、视神经萎缩。有时发生周围神经病，表现双下肢麻木、疼痛、肢体感觉、运动障碍。部分患者可有低热、心动过速、心前区疼痛、高血压、肝肿大、皮肤色素沉着、指甲 Mees 纹。

慢性铊中毒与急性中毒相比有以下临床特点：①起病隐匿，并且由于铊具有积蓄性，往往发病滞后，多于接触后数月或数年甚至更长时间方起病；②症状多不明显，也不特异，临床过程也较为缓和。急性铊中毒中典型的三联症胃肠炎、多发性神经病和脱发。脱发是慢性铊中毒的典型症状。

5. 国内外铊的饮用水标准值 铊慢性毒作用的阈浓度 0.00005mg/kg，对小鼠生殖毒性影响的阈量浓度为 0.001mg/L，从而确定《生活饮用水卫生标准》GB5749-2006 中铊的饮用水浓度为 0.0001mg/L。

美国饮用水标准中铊的标准值及其卫生学意义，超出最大可容许污染程度（MCL）为 0.002mg/L，超过此浓度可能出现掉头发、血液变化、肾、肠部或肝损害。公众健康目标（MCLG）浓度为 0.0005mg/L。

（二）案例还原

1. 事件过程 2010 年 9 月广州市疾病控制中心在饮用水监测中发现管网末梢水（非群众饮用龙头水）中铊浓度异常，因此知会广州市卫生局及时向广州市环保部门通报。广州市环保局经排查后，发现广州市番禺区饮用水源地以及北江部分河段出现铊超标，初步判断是由于北江上游地区铊排放污染所致。

经过广州市环保局和省环境保护厅排查，发现北江干流 12 个断面铊浓度均不同程度出现超标现象，但浓度从上游至下游呈现递减趋势，为 0.00018~0.00103mg/L，均超过 GB3838 要求。同时发现韶关冶炼厂排污口的铊浓度异常高，超过 GB3838 标准的许多倍。经组织专家对检测数据和流域企业检查情况进行全面分析后，于 10 月 19 日凌晨 2 时确定，此次铊污染事故是由韶关冶炼厂违法排放含铊废水所致。

10 月 20 日省委省政府决定成水处置工作领导小组和前方指挥部，10 月 2 日晚省政府事故处置工作前方指挥部和专家组专家进驻前方（清远市）指挥部开展处置工作。前方指挥部每晚至少一次召开指挥部工作会议，会商应急处置具体防控措施。事故处置过程中，沿线各市和省有关部门齐心协力，上下联动，迅速形成强大的工作合力。环保部门加强排查切断污染源头和严密监控水水源水质变化情况；水利部门通过流域调水稀释污染物解决河道受污染水体；住建部门突出重点进行"一厂一策"和"一厂一责"，科学制定供水安全保障措施，切实保障了供水安全，卫生部门根据实际做好供水单位饮用水的监督监测，确保群众饮水安全。经过一个多月的艰苦努力，事故处置工作取得圆满成功，沿线群众饮水安全得到保障，社会秩序稳定。至 11 月 28 日，北江流域水质铊浓度已达到《地表水环境质量标准》（GB3838）关于生活饮用水地表水源地水质标准要求。

2. 事件后果 北江铊污染将对群众饮用水、农业种植、渔业养殖以及生态环境安全构成了严重威胁，据专家测算，超标排入江中的铊总量约为 250 公斤，如果不及时妥善处理，将对下游广州、佛山、清远等市的供水安全造成严重后果，威胁北江沿线日供水 800 万多吨的饮用水水源水质，影响近 3000 多万人的饮水安全，影响正常的社会经济秩序以及 2010 年广州亚运会和残运会的顺利举办。

二、应急处置

（一）本事件应急处置的参与机构和应急组织架构

1. 应急组织 10 月 18 日下午 2 时，省环境保护厅接到报告后，立即启动应急机制，向省政府和国家环保部报告。国务院领导和省委、省政府领导对此高度重视，国家领导人和广东省委书记和省长、副省长等领导先后多次作了重要批示，要求集中力量全力做好应急处置工作，确保沿线群众饮用水安全。

省政府成立了由常务副省长任组长的省政府处置北江铊污染事故工作领导小组和前方指挥部，并成立了由国家和省环保、水利、水质、卫生等方面专家组成的事故处置专家组。10月20日晚，前方指挥部连夜在清远召集北江沿线各市政府和省有关部门，研究制定了事故应急处置的具体防控措施，10月21日上午，前方指挥部全体同志和专家组专家进驻前方指挥部（清远市）开展处置工作，前方指挥部每晚召开一次指挥部工作会议，会商应急处置具体防控措施。环境保护部和住房城乡建设部对此次事故高度关注，环境保护部副部长于10月20日上午赶赴事故现场进行指导，住房城乡建设部派出相关领导参与协助处置工作，对我省给予了有力指导和支持。

2. 应急组织架构 事故处置过程中，沿线各市和省有关部门齐心协力，上下联动，迅速形成强大的工作合力。采取如下组织架构：

一是实行现场指挥官制度。为建立科学高效的事件处置机制，根据《广东省突发事件应对条例》有关规定，省政府在成立处置领导小组的同时，在清远市成立前方指挥部，由分管副省长任总指挥，省政府副秘书长、省环境保护厅厅长和省政府应急办主任担任副总指挥。按照现场指挥官制度要求，总指挥或副总指挥全权负责现场处置工作，提高了事件的处置效率。

二是同步组建事故处置专家组。为建立"行政决策"与"专家决策"相结合的科学决策机制，成立了环保、水利、供水、卫生等方面17名国家和省内专家组成事故处置联合专家组赶赴清远市，在前方指挥部领导下开展工作。

三是省政府应急办加强统筹协调。在事故处置期间，省政府应急办发挥统筹协调的作用，即抽调人员充实前方指挥部的力量，会同省环境保护厅等有关单位确保前方指挥部正常运作，在省府总值班室本部指定专人跟进事件处置。他们全力配合，做好沟通联络工作，有序协调有关市、有关单位和专家组加强水质监测分析和污染源监督排查，抽调设备设施支援现场处置工作，有序有效保障了沿江群众用水安全。

四是成立各专业应急处置组。前方指挥部与省政府有关厅局成立了水源水质监测组（环保厅）、污染源调查控制组（环保厅）、生活饮用水监督监测组（卫生厅）、供水单位技术改造组（住建厅）、流域水资源调度组（水利厅）、事故调查组（监察厅）以及新闻组（省应急办和省府办）等专业组，在有关厅局领导下开展相应工作。

五是广州、佛山、清远、韶关市成立相应的应急事故领导小组、前方指挥部和专家组。落实前方总指挥下达的各种指令，带领相关部门做好处置工作。

（二）应急措施

1. 加强领导，迅速应对 省卫生厅接到报告后，分管副厅长亲自率卫生监督处、省疾控中心、省卫生监督所的相关同志和专家参加省政府前方指挥部工作，并陪同总指挥前往北江流域视察情况，到供水单位和卫生部门现场检查指导工作，对卫生部门参加北江污染事件作出了明确指导性意见。根据北江污染的情况，省卫生厅于10月23日向广州、佛山、清远等市下发了《关于做好生活饮用水卫生监测工作》的紧急通知，要求每天报送饮用水检测的情况。省卫生厅参加指挥部工作的人员和各市疾控中心、卫生监督所等实行值班制度，每天向指挥部汇报有关市各水厂的卫生监督情况和末梢水检测数据，为领导提供了科学决策的依据。

　　清远、佛山、广州市卫生行政部门迅速启动生活饮用水污染事件卫生应急预案，相关领导带领卫生局、疾控中心、卫生监督所有关人员赶赴现场开展卫生应急处理工作。并参加了相应北江水质污染事件卫生应急处置领导小组（卫生监测组、卫生监督组、医疗救治组），立即行动，做好相关工作。同时市、县两级卫生部门迅速召开专题会议，分析情况，研究制订饮用水应急监督监测方案，部署落实各项卫生应急工作。随后市、县卫生局领导带队组织几个小组深入北江沿线各水厂了解情况，督促各供水单位、医疗卫生单位落实措施。

　　2. 饮用水卫生安全评估与执行标准的确认　事件发生后，饮用水是否安全，需进行科学评估，确保群众饮用安全，维护社会稳定。经过卫生专家组研讨后，宣传稿统一表述为"中国著名水污染防治专家、清华大学教授张晓健经实地调查分析后认为，北江流域铊超标造成的影响已得到有效控制，沿线群众饮用水安全是没有问题的"。

　　前方指挥部非常迫切需要了解《生活饮用水卫生标准》中铊的卫生学意义，便于作出科学决策，以及让群众了解铊的健康效应。省卫生厅、省卫生监督所和疾病控制中心有关专家连夜向前方指挥部领导和专家解释《生活饮用水卫生标准》规定铊的卫生学意义，并明确铊的标准值统一按《生活饮用水标准检验方法》中铊检验第一方法——原子吸收检验方法报告，如采用 ICP-MS 检验值为 0.00014mg/L 时，报告结果时统一按原子吸收检验方法的 0.0001mg/L 进行报告。这样统一检验方法，从而统一水处理工艺尺度，也为全线调度水资源、确保出厂水达标争取时间和空间。

　　3. 饮用水卫生应急专家工作　饮用水专家参与指挥部专家组工作，根据事件污染程度、危害范围、事件等级、发展趋势和形势动态，作出科学预测和判断，为指挥部提供饮用水安全评估和相应的对策建议意见，参与制订并提出应急监测及应急处理方案，指导应急队伍进行应急处理与处置，到供水单位现场进行调查，检查水厂实施应急供水设施是否可恰当、是否稳定达标，结合水厂进出水的水质监测资料，用强烈的责任感和令人信服的专业水平为指挥部出谋献策、靠前指导，确保安全供水。饮用水专家指导饮用水污染污染事件卫生评价和事件中、长期环境影响评估工作，对恢复供水提出咨询意见。

　　4. 卫生应急监督工作　各级卫生部门一是迅速制订了北江水污染事件应急处置卫生监督工作方案，明确工作职责、内容、措施及要求，确保应急处置工作有序开展。二是迅速开展摸底调查，全面了解和掌握北江沿线居民饮用水卫生状况及各水厂卫生管理、供水能力、供水工艺及受益人口等基础资料，为应急处置、落实饮用水卫生保障措施提供依据。三是突出重点，强化监督，确保北江延线供水水质卫生安全。在全流域供水水厂应急工作基础上，以清远市七星岗水厂和佛山大塘水厂为重点，实施一厂一策，派出工作组实行驻点监督，对延线供水单位加大巡查力度，强化监督指导。重点是督促指导各供水单位落实应急预案、应急物资储备和对应急工作中水处理工艺的监督指导，并根据水情和水质监测结果，及时调整工作策略并做好政府参谋，为供水单位提供有针对性的指导意见，切实保障饮用水卫生质量。四是加强对临时供水水源和备用水源的预防性卫生监督，根据不同的情况提出指导性意见，加强对临时供水水源卫生管理与安全防范，防止发生次生事故。五是监督相关水厂采用应急水处理工艺时使用卫生安全的净水剂，防止次生污染，督促乡镇水厂配备应急检验设备，提高管理水平。六是加强对饮用水卫生知识的宣传普及，提高人民群众卫生应急意识和自我保护能力。七是配合卫生行政部门和疾病控制中心制订饮用水应急监测方案。

5. 卫生应急监测工作　省卫生厅及时安排省疾控中心负责对清远市及部分时段广州市各水厂末梢水检测，省职业病防治院负责建设厅在水厂除铊试验效果检测，广州市卫生部门负责广州市各水厂出厂水、末梢水抽样与检测。佛山市卫生部门负责各水厂出厂水及末梢水的抽样，市政府指定由佛山市水业集团检测中心负责应急水样的检测，卫生部门共检测水样品 2140 份。

根据指挥部要求，及时调整水质监测计划；飞来峡水厂末梢水水质不稳定，及时增加末梢水和出厂水检测点；山塘水厂末梢水持续多日出现异常情况，省卫生监督所专家及时会同省疾控中心对山塘水厂供应末梢水进行大范围取样分析，结果发现超标末梢水是由于个别末梢点和二次供水所致，及时解决了困扰多日末梢水铊异常的问题；清远七星岗水厂采用二氧化氯和次氯酸钠氧化铊，为了防止消毒副产物，及时提出相关水厂增加二氧化氯副产物的检测工作，经过检测，未发现二氧化氯副产物超标；佛山市水业集团采用新型锰酸钾混凝剂进行处理，处理后水质是否有其他副产物，及时提出增加相应检验项目。

6. 采取多种措施控制饮用水水源中铊浓度

（1）加强排查，切断铊的污染源头：事件发生后，省环境保护厅立即组织开展北江流域污染源排查工作，确定韶关冶炼厂为肇事企业，立即责令其停止排污。与此同时，前方指挥部要求省环境保护厅、国资委会同韶关、清远两市组织力量对北江韶关—清远段排污企业进行地毯式排查，重点加强对冶炼企业的监管，共出动 5464 人次，排查企业 1556 家次，关停企业 28 家，确保北江流域不再增加铊的污染物负荷。

（2）通过流域调水稀释污染物，解决河道受污染水体：在事故处置过程中，前方指挥部充分尊重科学，认真听取专家组意见，在动态跟踪水体水质监测数据变动的基础上，经过科学分析论证，及时精准实施飞来峡水利枢纽工程水质水量联合控制和西江补水等综合措施，通过流域调水稀释污染物，解决河道污染问题，将北江流域分为污染区、轻污染区、控制污染区。污染区域英德市自来水厂使用备用水源水库水，轻污染区采用工程措施，强化水厂水处理工艺，确保水厂出厂水达标，确保思贤窑下游控制污染区江水铊不超过 0.00014mg/L。

根据北江和西江水情动态变化情况，经过专家组缜密研究分析，前方指挥部及时细化调整调水稀释污染物技术方案，省政府发函商请国家防汛抗旱总指挥部发出西江调水指令，协调广西方面加大西江下泄流量；前方指挥部报请以省政府名义向广西自治区政府发函，向该区政府通报北江污染相关情况，商请该区大力支持西江调水释污技术方案。在国家防总和广西方面的大力支持下，从 10 月 28 日起至 11 月 11 日，西江（梧州水文站）的流量稳定保持在 3300 立方米每秒左右，北江飞来峡水库下泄流量稳定保持在 350 立方米每秒左右（按此比例流量，连接西江和北江的思贤窑河水流方向从西江往北江流，思贤窑以下北江河段河水得到稀释）；根据水质变化情况，前方指挥部再次协调珠江水利委员会控制西江（梧州水文站）流量 11 月 12 日—16 日为 2500~2800 立方米每秒，11 月 17 日—21 日为 2300~2500 立方米每秒，11 月 22 日到 11 月底按 2100 立方米每秒控制。根据水质变化、水团推移和西江来水情况，11 月 12 日到 11 月底北江飞来峡水库下泄力量控制在 250~300 立方米每秒。同时，省水利厅会同有关单位和专家成立专责小组，24 小时不间断监控水量、水质变化情况，韶关、清远市防总每 3 小时向省防总报告一次水量调度执行情况，确保精准控制水量，动态优化和严格执行调水释污技术方案。

（3）严密监控水水源水质变化情况：事故发生后，环保部门在北江上游的韶关—清远段 11 个断面和广州、佛山地区 7 个水厂进水口设置监测点位，每天采样监测 2~8 次，并对韶关冶炼厂排污口下游断面、飞来峡大坝出水口等重点位加密监测。同时，省环保厅坚持每天召开两次水质情况分析会，及时研究分析水质变化状况，为应急决策提供依据。经过精确计算并严格执行飞来峡水利枢纽工程水质水量联合控制和西江补水等综合措施，确保思贤窑以下北江河段铊浓度不超标的目标。

7. 北江沿线水厂采用应急制水技术，确保供水安全　事故发生后，前方指挥部立即要求北江流域的广州、佛山、清远等市启动饮用水源应急预案，组织摸清北江流域水厂基本情况，对可能受影响的水厂实行"一厂一策"和"一厂一责"，因地制宜，根据水厂工艺设置多屏障处理方法，科学制定供水安全保障措施。同时，对沿线 49 个水厂吸水口和出厂水水质，科学评估水质安全状况。

对可能受到影响的清远市区七星岗水厂等重点水厂，一方面加大工艺改造力度，另一方面抓紧开展备用水源的管网接驳建设工作，针对部分水厂水源水质铊超标问题，前方指挥部组织专家开展水厂净水除铊相关技术实验，并通过改造水厂工艺设备、在水厂预处理采用高锰酸钾、二氧化氯、次氯酸钠、过滤层添加颗粒活性碳等手段，完善水厂净水除铊工艺，为沿线水厂出水水质达标提供了技术支撑。

在专家组的指导协助下，水厂净水除铊技术方案迅速在沿线各水厂应用，清远市区七星岗水厂采用的碱性环境下投加高锰酸钾（可将大部分一价铊氧化为高价）以及将消毒剂更换为次氯酸钠（预氧化效果、氯酸根与高价铊可以生成难溶于水的氯化物），佛山市沿江各水厂采用高锰酸钾复合混凝剂，广州南州水厂和沙湾水厂采取原来工艺进行强化水厂人员培训和精细管理，实现了从临时应急操作到规范应急运行，确保了沿线水厂出水水质稳定达标，符合安全饮用要求，沿线群众饮用水安全得到有效保障。

三、效果与评价

（一）本次应急救援的评价

1. 应急处置的效果　由于事故应对及时、处置得当，北江沿线没有一个城市水厂停水，没有启用消防车送水，没有一个人饮用铊超标的水，没有发生一起群众恐慌事件，使事故造成的影响小、损失少、危害轻。

2. 社会和媒体的反应和评价　10 月 21 日，省政府发出新闻通稿，向媒体公开了此次污染事故和初步处置情况；23 日，又通过电视、报纸等新闻媒体及时向社会发布污染事故处置进展情况，及时消除公众的疑虑，牢牢掌握舆论的主动权。

新闻稿描述为"韶关冶炼厂发生铊泄漏，导致北江中上游出现铊超标现象，韶关市供水没有受到铊超标的影响。广州市、佛山市取水于北江三角洲的水厂水源水质达标，供水正常。清远市个别水厂水源水质铊虽略有超标，但采取净水工艺强化处理措施，出水水质符合安全饮用要求。"

同时，宣传部门和公安部门积极关注国内外媒体、网络和社会对事件的反应，坚持正面引导，为应急处置工作创造了有利的舆论和社会环境。沿江各级政府认真做好群众工作，及时向群众说明事故情况和政府处置工作情况。事故处置过程中，未发现媒体对此事件的恶意炒作，社会秩序稳定。

（二）经验与教训

1. 领导重视、靠前指挥是事件成功处置的根本保证　事件发生后，中央领导同志及时作出重要批示。省委、省政府总揽全局，科学决策，沉着应对，迅速成立了强有力的领导小组及前方指挥部，全力以赴开展处置工作。特别是果断实施现场指挥官制度，有效避免了过去现场处置工作中"谁官大谁说了算"可能造成的长官意志、决策不科学等问题。省主要领导同志坐镇广州，协调现场指挥官协调不了的问题，解决现场指挥官解决不了的困难，调动现场指挥官调动不了的救援力量，全力支持现场指挥官组织做好处置工作。整个处置过程中，除现场指挥官外，没有其他省级领导同志前往，保证现场指挥处置高效有序。

2. 健全的饮用水卫生监督监测网络是保证安全供水的关键　水源污染已不可避免，只有通过对自来水的出水厂、末梢水、水源水进行全项目检测，才能发现水质中存在问题，才能确保饮用水安全，因此，充分发挥了饮用水监测作用，它是安全供水的"眼睛"。本次污染事件的发现，是由卫生部门的饮用水监测网络及时发现的，所以各级政府应充分认识到水质全项目检测的重要性，应把全项目的水质检测经费纳入当前财政预算中。

3. 信息公开、正确引导是事故处置取得良好成效的有效手段　在本次事故处理过程中，前方指挥部建立了完善的信息通报制度，及时向国务院、省委、省政府和国家环保部等有关单位报送事故处理、水质变化、工作进展等情况，确保了信息畅通。同时，按照省委、省政府的部署，坚持正确的舆论导向，适时、适当、适度公开信息，及时向社会发布污染事故处理进展情况，保障人民群众的知情权。做到归口管理，统一口径，密切关注国内外媒体对事件的反应，及时作出回应，避免了恶意炒作和不切实际报道，为事件处理工作创造了有利的舆论环境，维护了社会稳定。

4. 制订科学的饮用水监测方案并做好质量控制工作

（1）饮用水监测方案：应科学与恰当，既要发现问题还要充分考虑人力物力，保证问题监测结果真实可靠。

（2）质量控制的建立：在应急过程中，检验结果的可靠准确关系到处理的全过程，因此从采样、保存、送检、标准样品等水质质量控制关系结果的可靠与准确。

（3）参与人员培训和统一检验方法：应急事件后，饮用水采样和检验均可能是多人参加，多部门参加。可能有些不一定是专业人员也参与工作。因此，应及时组织培训，统一采样、保存、送检、检验方法，比对标准样品和标准曲线。

（三）类似案例处置原则

1. 依靠专家、科学决策是事件成功处置的关键因素　在领导小组及前方指挥部成立的同时，省政府立即成立了由高校、科研机构、环境保护、水文、水处理、卫生、防疫等方面的专家、教授组成的专家组。整个事故处置过程中，专家组夜以继日，不辞劳苦，出谋献策，靠前指导，表现出强烈的责任感和令人信服的专业水平，为科学、有效

76

处置事故发挥了重要作用。前方指挥部依靠科学，充分听取专家意见、建议，充分利用大量动态的环境监测、水厂进出水水质并迅速加以实施，使处置工作取得圆满成功。

2. 树立科学发展观，保障饮用水水源水质安全 饮用水安全是国家公共安全的重要组成部分，是保障人民群众健康、维护社会稳定、构建和谐广东的重要内容。当前，在经济发展过程中部分地区存在着不顾环境承载能力，饥不择食，盲目上项目的现象，对饮用水水源环境安全造成巨大隐患。各级政府必须要从维护饮用水水源环境安全，维护广大人民群众利益的高度出发，按照建设绿色广东的要求，正确处理好饮用水水源环境保护与经济发展的关系，认真落实分区控制要求，合理规划和优化产业结构和空间布局，严格控制在饮用水水源环境敏感地区建设重污染项目，特别是在产业转移过程中，要严防污染向山区转移。要下大决心解决好辖区人民群众反映强烈、久拖不决的热点、难点、重点饮用水水源环境问题，消除饮用水水源隐患，保障饮用水安全。

北江铊污染的源头是韶关冶炼厂，它五年内两度引发重大重金属污染事故，直接影响北江流域饮用水水源安全，对全流域的经济社会和环境安全造成极大的不良影响。韶关冶炼厂作为广东省大型国有冶炼企业，应树立科学发展观，把环境保护和生产紧密结合起来，把可能污染环境的因素控制在厂内，采购加工所有矿产应进行重金属的检验以明确是否超出常规水平，经加工处理的废水废渣应进行检验以明确是否污染环境，严控控制污染物，确保环境安全作为企业的社会责任。

3. 饮用水安全关系到广大人民群众的身体健康，必须要采取最严格的措施保护饮用水源 多年来，广东省临江建设了不少化工、电镀、印染等重污染和排放有毒有害污染物的项目，其中部分企业不能稳定达标排放，一旦发生污染事故，必将严重影响饮用水源安全。为切实解决以上问题，必须严厉打击危害饮用水源安全的环境违法行为，坚决拆除一级饮用水源保护区内的排污口；严禁规划和建设向饮用水源保护区排放污染物、威胁饮用水源安全的项目，在东江、北江、西江、韩江等具有饮用水源功能的重要江河，要全流域严格控制排放有毒有害污染物的项目，下决心关闭或搬迁污染隐患大、风险高的项目。所有可能排放污染隐患大、风险高企业均应列入红色警戒企业进行管理，对每一批次原料和废水废渣废气均应进行检验和评价以明确污染物是否影响饮用水水源和环境安全。

4. 应急状态下科学地评估水质指标 在常态饮用水监测与评估工作中，应严格执行《生活饮用水卫生标准》，而在应急状态下的饮用水监测与评估工作时，对个别超标项目在全面监则基础上，针对已有现状、标准制定背景和国外标准值比较，应以"安全饮水为根本、社会稳定为大局"策略，客观、科学地评价某一超标项目，在应急状态下，较好解决供水安全和不能中断供水的难题。

5. 建立备用水源和水厂应急机制，提高应对能力 环境污染事故具有隐蔽性较强、影响范围广、消除难度大等特点，目前我省处于环境污染事故的高发期，各级政府必须增强对环境突发事故的敏锐性和责任感，对处置污染事故保持高度警惕性。各市、县、区、镇应建立备用水源和水厂应急机制，建立健全环境污染事故预警体系，健全应急机构，完善应急制度，明确各方职责，加强培训和预案演练。确保一旦发生事故，能够做到有效组织、快速反应、高效运转，迅速采取有效措施，最大程度地减少事故造成的损害。

要加强市县区镇备用水源的规划和建设，进一步科学优化水源布局和供水格局，开辟多水源，提高应对突发水源污染事件处理能力，保障城乡供水安全。

6. 切实加强领导，严格落实责任 各级政府必须要增强环境忧患意识和做好环保工作的责任意识，切实履行环保法律法规规定的政府对本辖区环境质量负责的职责，做到认识到位、责任到位、措施到位、投入到位，切实防范重大环境污染事故。要强化环保责任考核，将环境保护作为领导班子和领导干部考核的重要内容，并将考核结果作为干部选拔任用和奖惩的重要依据。要严格环保责任追究制度，对因决策失误造成重大环境污染、严重干预正常环境执法的领导干部和公职人员，以及违反环境保护法律法规、造成环境污染事故的企事业单位负责人和有关人员，要依法严肃追究责任。

四、问题思考

1. 突发生活饮用水污染事件中卫生部门作用与任务。
2. 生活饮用水卫生指标如何正确解读？如何理解突发污染与日常工作的区别？
3. 常规水厂如何处理饮用水源的重金属污染？
4. 饮用水指标超标时，如何进行信息公开？
5. 饮用水污染事件发生，专家作用。

（甘日华）

问题解答：1. 突发生活饮用水污染事件中卫生部门作用与任务。

（1）饮用水卫生安全评估与执行标准的确认 事件发生后，饮用水是否安全，需进行科学评估，确保饮用群众安全，维护社会稳定。前方指挥部非常迫切需要了解《生活饮用水卫生标准》中污染指标的卫生学意义，便于作出科学决策，以及让群众了解超标项目的健康效应。只有这样才能统一水处理工艺尺度，也为全线调度水资源、确保出厂水达标争取时间和空间。

（2）饮用水卫生应急专家工作 饮用水专家参与指挥部专家组工作，根据事件污染程度、危害范围、事件等级、发展趋势和形势动态，作出科学预测和判断，为指挥部提供饮用水安全评估和相应的对策建议意见，参与制订并提出应急监测及应急处理方案，指导应急队伍进行应急处理与处置，到供水单位现场进行调查，检查水厂实施应急供水设施是否可恰当、是否稳定达标，结合水厂进出水的水质监测资料，用强烈的责任感和令人信服的专业水平为指挥部出谋献策、靠前指导，确保安全供水。饮用水专家指导饮用水污染污染事件卫生评价和事件中、长期环境影响评估工作，对恢复供水提出咨询意见。

（3）卫生应急监督工作 各级卫生部门一是迅速制订了北江水污染事件应急处置卫生监督工作方案，明确工作职责、内容、措施及要求，确保应急处置工作有序开展。二是迅速开展摸底调查，全面了解和掌握北江沿线居民饮用水卫生状况及各水厂卫生管理、供水能力、供水工艺及受益人口等基础资料，为应急处置、落实饮用水卫生保障措施提供依据。三是突出重点，强化监督，确保北江延线供水水质卫生安全。在全流域供水水厂应急工作基础上，以清远市七星岗水厂和佛山大塘水厂为重点，实施一厂一策，派出工作组实行驻点监督，对延线供水单位加大巡查力度，强化监督指导。重点是督促指导各供水单位落实应急预案、应急物资储备和对应急工作中水处理工艺的监督指导，并根据水情和水质监测结果，及时调整工作策略并做好政府参谋，为供水单位提供有针对性的指导意见，切实保障饮用水卫生质量。四是加强对临时供水水源和备用水源的预防性卫生监督，根据不同的情况提出指导性意见，加强对临时供水水源卫生管理与安全防范，防止发生次生事故。五是监督相关水厂采用应急水处理工艺时使用卫生安全的净水剂，防止次生污染，督促乡镇水厂配备应急检验设备，提高管理水平。六是加强对饮用水卫生知识的宣传普及，提高人民群众卫生应急意识和自我保护能力。七是配合卫生行政部门和疾病控制中心制订饮用水应急监测方案。

（4）卫生应急监测工作　省卫生厅及时安排省疾控中心负责对清远市及部分时段广州市各水厂末梢水检测，省职业病防治院负责建设厅在水厂除铊试验效果检测，广州市卫生部门负责广州市各水厂出厂水、末梢水抽样与检测。

2. 生活饮用水卫生指标如何正确解读？如何理解突发污染与日常工作的区别？

前方指挥部非常迫切需要了解《生活饮用水卫生标准》中污染指标的卫生学意义，便于作出科学决策，以及让群众了解超标项目的健康效应。只有这样才能统一水处理工艺尺度，也为全线调度水资源、确保出厂水达标争取时间和空间。

应急状态下科学地评估水质指标　在常态饮用水监测与评估工作中，应严格执行《生活饮用水卫生标准》，而在应急状态下的饮用水监测与评估工作时，对个别超标项目在全面监则基础上，针对已有现状、标准制定背景和国外标准值比较，应以"安全饮水为根本、社会稳定为大局"策略，客观、科学地评价某一超标项目，在应急状态下，较好解决供水安全和不能中断供水的难题。

3. 常规水厂如何处理饮用水源的重金属污染？

（1）采用的碱性环境下投加高锰酸钾（可将大部分一价铊氧化为高价）以及将消毒剂更换为次氯酸钠（预氧化效果、氯酸根与高价铊可以生成难溶于水的氯化物）。

（2）采用高锰酸钾复合混凝剂。

（3）采取原来工艺进行强化混凝沉淀等措施。

4. 饮用水指标超标时，如何进行信息公开？

经过卫生专家组研讨后，宣传稿统一表述为"中国著名水污染防治专家、清华大学教授张晓健经实地调查分析后认为，北江流域铊超标造成的影响已得到有效控制，沿线群众饮用水安全是没有问题的"。

5. 饮用水污染事件发生，专家作用。

依靠专家、科学决策是事件成功处置的关键因素　在领导小组及前方指挥部成立的同时，省政府立即成立了由高校、科研机构、环境保护、水文、水处理、卫生、防疫等方面的专家、教授组成的专家组。整个事故处置过程中，专家组夜以继日，不辞劳苦，出谋献策，靠前指导，表现出强烈的责任感和令人信服的专业水平，为科学、有效处置事故发挥了重要作用。前方指挥部依靠科学，充分听取专家意见、建议，充分利用大量动态的环境监测、水厂进出水水质并迅速加以实施，使处置工作取得圆满成功。

第二节 重庆开县天然气井喷事故

前 言

本节简要回顾了重庆开县特大井喷事故的发生、发展过程，介绍了在抢险救灾过程中的抢险救援和卫生应急措施，并对这些措施的成效和应急处置工作的不足进行了评价，同时介绍了类似事件的应急处置原则。

一、案例简述

（一）背景知识

1. 化学品与化学中毒 任何物质都有其物理化学特性。通过对物质理化性质的研究，使物质的化学合成成为可能。随着现代工业的发展，化学工业飞速地发展，近年来全球每年新合成的化学品达数百万种。目前，全球登记化学品总数有两千多万种，其中实现商业用途的有近千万种。

化学工业的发展，大大地克服和弥补了自然资源的匮乏，改善了人们的生产生活条件，同时也使人们面临了化学中毒的危险。如果在化学品生产、运输、储存和使用过程中缺乏安全控制措施和防护，则极易发生化学事故，造成环境污染及人畜中毒事件。

化学物质能否造成人员中毒决定于化学品的理化特性和人员的接触机会、接触方式、接触时间及其浓度剂量。化学品的化学活性越高，进入体内后越易产生毒作用而造成中毒。造成人体中毒的化学品被称为毒物，毒物浓度或剂量越大、人接触时间越长、人体摄入的毒物越多，则中毒损伤越重。

化学品在常温常压下以气体、液体和固体等三种形态存在，并随着温度、压力的变化发生转变。气态毒物由于分子量小、容易通过呼吸道吸入并很快进入血液产生毒作用发生中毒；同时，由于气态物质容易发生泄漏，且泄漏后极易扩散造成人员中毒，形成群体性化学中毒事件。如果气体进入呼吸道后与水发生反应产生刺激作用，则这种气体被称为刺激性气体；如果气体进入体内后干扰人对氧的利用，则这种气体被称为窒息性气体。刺激性气体和窒息性气体中毒在突发性群体性化学中毒事件中最为常见和重要。

2. 化学事件的特点 由于化学品广泛存在，人们接触的机会很多，发生化学事件机会很多，因此化学事件具有普遍性和频发性，其中职业接触、意外事件以及恐怖事件造成的群体性化学事件最为重要。

群体性化学事件十分复杂性：首先在时间、空间、对象上具有明显的突发性，是人们不愿看到、难以预料和偶发的；其次在事件影响上，具有群发性、社会性、次生性和破坏性；第三在表现形式上，由于种类繁多，表现形式多样，难以用简单的处理模式来框定；第四是虽然可通过采取措施减少危害和损失，但从事故发生、人体危害的出现，到认识事故危害，从致害物质的确认到寻找到针对性的措施常有时间间隔。

（二）案例还原

1. 事件过程 井喷井中石油川东钻探公司"罗家16H"位于开县高桥镇晓阳村。开县位于重庆市东北部，高桥镇地处深丘地带，位于开县西北方向，毗邻四川省达州市开江县和宣汉县，离开县县城约 80 公里公路路程。该井井藏天然气所含极毒气体硫化氢浓度极高（据石油部门资料，该井井藏天然气 H_2S 浓度高达 $150g/m^3$）。该井为中石油作为水平井开采新工艺科研项目进行设计的钻井，于 2003 年 5 月 23 日开钻，设计日产 100 万立方米。

2003 年 12 月 23 日 14：29，钻至 4049.68 米，钻井开始起钻。按照操作规程，起钻应每起 3 柱钻杆必须灌满钻井液一次，以保持井下液柱压力，防止溢流发生，确保井控作业安全。但操作工违反操作规程，每起出 6 柱钻杆才灌注钻井液一次，致使井下液柱压力下降。21：53 起钻至井深 195.3 米的时候，井压平衡无法保持产生溢流，操作工试图下放钻具抢接回压而未能成功，21：55 发生井喷，22：01 钻杆被井内压力上顶撞击在顶驱上撞出火花，天然气着火。22：03，井口实行全关闭，钻杆未被剪断发生变形，火焰熄灭，井口失控，大量的富含硫化氢（H_2S，窒息性气体）天然气喷涌而出，喷涌高程达 30 米，预计无阻流量为 400~1000 万立方米 / 天。失控的有毒气体迅速大面积扩散，致井口附近空气中 H_2S 浓度极高。到 24 日中午，离井口数十公里的县城也能闻到浓烈的 H_2S 味（臭皮蛋味）。

22：30 左右，钻井队在组织井控无效的情况下，派出 2 名工人通知井场附近居民撤离，同时向其上级部门川东北气矿报告。22：45，井队向高桥镇政府通报，要求协助紧急疏散井场周围居民。

由于该事故井天然气中所含 H_2S 比例很高。H_2S 为窒息性气体，气体比重大，易往低洼地带扩散积聚；事故发生时，当地气象条件为平时极为少见的气温低、空气湿度大、风力弱、能见度差，不利于污染气体对流和扩散的特殊气象条件；这两个因素使大量逸出的 H_2S 迅速向周边低洼地带扩散，在低洼地带聚积成高浓度。井喷初，井口附近 300 米处硫化氢浓度为 50ppm（约 $70mg/m^3$），1 小时后为 200ppm，5 小时后离井口 1000 米处浓度达 300ppm。而事故发生地高桥镇地处深丘，村民居住及其出行道路均多建在低洼避风地带；事故发生时已近深夜，居民大部分已入睡，在获知事故信息后仓促转移，大量的转移居民在转移过程中因能见度差而行进缓慢，出逃行走的道路位置低，H_2S 浓度极高，致使居民在转移过程吸入大量 H_2S 发生中毒、意外受伤甚至死亡，井口附近未能得到及时通知转移的居民及其饲养的牲畜以及野生小动物基本全部死亡。

事件信息依次向经川东北气矿、四川石油管理局、四川安全生产管理局、重庆安监局、重庆市政府、开县政府传递通报，开县政府获知信息时已是深夜 11 时，于是立即通知高桥镇政府全力疏散转移居民，同时组织机关干部、医务人员、公安人员等紧急向高桥进发抢险。

24 日 13：30，井口抢险套压成功，实行放喷管线放喷，井口停喷，险情缓解。16：00，两条放喷管线同时点火成功，喷出的天然气及其所含的 H_2S 被燃烧，事态得到控制。

2. 事件后果

（1）人员伤亡：事件波及重庆市开县 3 个乡镇和四川省宣汉县 1 个乡镇，转移安置村民 65 532 人，灾区 4 个乡镇、30 个村、370 社、4300 户村民了遭受财产损失。灾害造成人员死亡 243 人（其中包括通知居民转移的两名井队工人）。由于当地地处贫困地区，大量的青壮年外出打工，否则有可能导致更多的人员死亡。死亡人员中，老年和青少年为主，其中男 128 例，女 115 例。抢险救灾期间，因灾诊治伤病人员 32 584 人次，其中住院 2139 人，住院患者中有重症患者 17 人。

（2）村民财产损失：灾后清理赔偿死亡生猪 7038 头，牛和马（骡）57 头（匹），羊 595 只，兔 27 795 只，鸡 12 139 只、鸭 4610 只、鹅 645 只，猫 466 只，狗 372 条，以及部分居民饲养的鱼、乳鸽、家蜂、蛇和果蝇等经济动物。

（3）经济损失：重庆市政府《关于中石油川东钻探公司"12·23"井喷事故抢险救灾工作的总结》中，估计的直接经济损失为 8200 余万元，2005 年中央电视台经济频道《经济半小时》栏目《12·23 一周年》专题报道经济损失为 6432 万元。

钻井设备损坏、报废和数千万立方天然气排放的经济损失评估未见正式报道。抢险救灾经费开支没有完整统计和公开报告，但至少数千万元。间接经济损失无法估量。

（4）社会影响：开县特大天然气井喷不仅是石油天然气开采史上最大的灾害，也是新中国成立以来最大的人为灾害，事件不仅造成了巨大的经济损失，其所造成的巨大的人员伤亡使全球震惊，是我国 2003 年除非典疫情之外的又一个重要事件。灾害发生后的 1 个月内，开县各级政府机构的主要工作是处理灾害事件及其善后，严重影响了当地正常的社会、生产、生活秩序。

二、应急处置

（一）应急处置指挥组织架构

事件初期，在接到重庆市政府要求迅速组织抢险的要求后，开县县委县政府立即成立了抢险救灾指挥部。随着重庆市政府及相关部门和专业救援队伍到达开县后，重庆市政府领导牵头的抢险指挥部正式成立，相应组织指挥机制得到了完善。指挥部由市政府分管市长任指挥长，开县县委、政府主要领导任副指挥长，下设现场指挥、交通控制、后勤保障、医疗救护、信息联络 5 个工作组。救灾过程中，国务院及相关部门领导和重庆市委市政府多名领导先后赶赴灾区慰问灾民，指导抢险救灾工作。

卫生部门根据市政府指挥部要求，组成卫生应急处理指挥系统，人员组成包括市和县卫生行政领导与行政协调人员、医疗专家、疾病控制专家（包括中毒、疾病监测、卫生监测、消毒等专业）和卫生监督人员，指挥部下设综合协调、医疗救治、疾病控制、卫生监督 4 个工作组，保证卫生应急措施的落实。

抢险救援期间，先后共动员调集各级党委、政府及其相关部门（包括安全生产管理、矿山抢险专业部门）党员、干部及专业人员 1.2 万余名，驻渝部队、公安、武警和消防官兵 1500 余人，医护人员 1400 余人，民兵预备役 2800 余人，参与抢险、疏散安置、医疗救护、秩序维护等工作。

（二）应急抢险救援措施

1. 抢险措施　由石油部门负责组织实施，驻渝部队、武警、公安消防、安全生产以及卫生、环保部门配合。第一步是实现放喷管线放喷并点火，使天然气中含有的有毒气体燃烧而不再具有毒性，控制井喷事态。第二步是在清理疏散完井口周边五公里内所有居民，防止在抢险压井中出现意外再次导致居民中毒；监测确认井周边空气中 H_2S 浓度降至不会引起抢险人员中毒后，实施压井控制井喷。经过周密准备，实现一次性压井成功，消除事故。

2. 救援措施　应急救援包括应急救援和社会稳定措施，应急救援大致分为疏散转移与搜救、人员安置、灾民返乡和善后四个阶段，社会稳定措施包括治安维护和舆论引导，保障社会稳定。

（1）疏散转移与搜救：①疏散转移：针对有毒气体不断蔓延扩散的情况，组织对以气井为中心、半径5公里范围内的所有群众全部转移。事件期间，共撤离疏散转移群众65 632名。②搜救：24日点火成功后，为了尽可能挽救尚未撤离群众的生命，也为了防止在压井过程中溢流气体扩散造成未能转移居民中毒，25日组建20个搜救队，26日又组建102个搜救组，对以井口为中心、半径5公里的近80平方公里的区域，实施拉网式搜救，搜寻幸存者和死亡人员，在压井之前共搜救出滞留在危险区的群众900多名。

（2）人员安置：疏散转移群众65 632名中，32 526人安置在开县境内，10228人在宣汉县境内，其余人员以投亲靠友和群众互帮互助方式安置。

根据地形和交通状况，在气井周边呈放射性状设置15个集中救助安置点，腾出各级政府机关及学校会议室、办公室、教室3000余间和简易帐篷安置灾民进行安置。抽出15名县级领导和700多名干部进驻救助点，在各救助点分设医疗救治、后勤保障、治安巡逻、信息联络等工作组。

安置工作的主要任务是最大限度地保障疏散转移群众基本生活条件。一是保证老弱病残人员在室内过夜，二是保证安置灾民的基本生活。救灾期间共紧急组织调运发放棉被35 282床、衣服85 363件、大米152吨、面条45.5吨、食用油30.5吨。三是保证转移居民的伤病救治和在安置点不发生疾病流行。

（3）灾民返乡：安全保障，一是对灾区内所有被毒死的动物清理、掩埋或焚烧处理，防止灾民返家食用可能已腐败的毒死畜禽引起食物中毒。二是对安置点、返乡市民居所及所有发生人畜死亡的环境进行垃圾清除和消毒，保证灾民居所安全卫生。三是对灾区空气进行采样监测，确保灾民返乡过程中和返乡后不再发生 H_2S 中毒。四是对灾区饮水、粮食、农作物等进行抽样检测，确保灾民在安置点和返家后的饮食安全。五是印制《灾民返乡须知》6万余份，详细告知灾民返家后在生产生活中的注意事项，对进行灾民预防中毒的健康教育，避免灾民返乡后发生意外中毒事故。

（4）组织返乡：在前述五条安全保障措施全面落实，确保返乡灾民生命安全万无一失的情况下，组织63 000余名灾民在元旦前安全返家。

（5）善后

1）善后理赔：重庆市委、市政府下发了关于井喷事故善后工作意见的文件，开县县委、县政府成立善后工作领导小组，组织对死难者进行安抚、理赔工作，对灾区4298户居民的财产损失进行了财产赔偿。理赔工作采用全面调查、复核和张榜公示后赔偿，做到公平公正，避免不稳定因素发生。

2）灾后重建：灾后，开县政府迅速组织了灾后重建。共兴建重建项目44个，投入资金8000余万元，到2004年底，各项灾后重建工程基本完成。

（6）社会稳定：救灾工作的另一个任务是尽力做好灾民思想疏导，稳定灾民情绪。同时，启动突发事件舆论引导机制，确定舆论引导的方向和重点，加强舆论引导、疏导、协调对记者的现场管理，积极组织网上舆论引导。新闻宣传突出正面性、有效性和针对性，正面报道足，为抢险救灾和善后工作提供强有力的舆论保障。

为维护治安，出动警力 2000 多人，组成流动治安巡逻队，设置 54 个警戒点，对灾民临时救助点加强安全警戒工作，对群众转移过后的"空场"、"空街"和公路两边的"空房"进行巡逻，防止不法分子趁火打劫。

3. 卫生应急措施　到 24 日，卫生应急指挥部从市级医疗卫生机构调集医疗、疾病预防专家，从开县基层医疗机构抽调医护人员，共 1400 余人参加卫生应急。为指导卫生应急工作，卫生应急处理指挥部迅速组织制订了工作预案。工作预案包括医疗抢救、卫生监测、灾后防病、卫生宣传和卫生监督等应急救援措施。

（1）医疗救治：在灾民安置点设立 18 个临时医疗救治站和 10 个巡回诊疗队，对就诊灾民进行院前分诊和医疗救治。轻症患者在安置点就地诊治，危重患者送开县人民医院和中医院救治。

医疗救治方案包括三个方面内容：一是对中毒危重患者的抢救治疗，医疗方案包括保暖、吸氧，使用药物维持体内电解质和酸碱平衡、增强细胞对氧的利用、消除肺水肿、预防肺部感染以及其他对症措施。二是对 H_2S 损伤的针对治疗，针对居民在转移过程中接触高浓度 H_2S 引起呼吸道和眼黏膜损伤，特别是眼黏膜损伤，如不及时有效处置，极易引起角膜溃疡、穿孔造成失明。方案采取了眼科医生巡检，对所有眼部有角膜、结膜炎者先使用 2% 碳酸氢钠溶液冲洗，再使用 4% 硼酸溶液冲洗后，醋酸可的松眼液与氯霉素眼液，每 2 小时交替点眼，眼部疼痛剧烈者加用利多卡因眼液点眼镇痛的医疗措施；患者多在 2 轮用药后，6~8 小时症状得到控制。三是对轻症中毒患者和其他疾患的患者，则采用对症治疗。

（2）卫生检测：根据应急阶段不同，工作重点不同开展卫生检测。在对井喷井进行压井抢险处理前，选择下风向，沿交通沿线、低洼处，由远及近至井口推进检测，确认井口附近 H_2S 浓度不会造成人员中毒后才进行压井处理，确保抢险人员安全；在灾民转移安置期间，重点加强安置灾民饮用水检测，防止不洁饮水造成肠道传染病；在居民返家前，加强灾民返家居所环境、空气、饮用水、粮食、农作物等抽样检测，特别是居民集中居住区的低洼地点 H_2S 浓度检测，保障灾民返家不再次发生 H_2S 中毒和返家后的饮食安全。

（3）灾后防病：从疏散安置到灾民返乡后保持实施的防病措施，包括：在安置点实施症状监测和疾病日报告制度；加强安置点室内及环境消毒以及粪便垃圾处理；指导居民加强防寒保暖，增强居民抵抗力；加强食品、饮水卫生指导；在安置点开展中药大锅药预防服药，并准备了必要时的疫苗预防接种；灾民返家后，派出以医务人员诊疗小分队，在受灾地区开展常见病诊治、疾病症状监测与传染病报告、健康教育工作，防止疾病流行。

（4）卫生宣传：根据不同的对象和时间，进行不同内容的宣传教育：对灾区普通民众，进行 H_2S 中毒及预防知识健康教育，消除普通居民恐慌心理；对安置点灾民，则从进行心理安抚，消除居民恐惧，教育灾民注意饮食、环境卫生，加强房间通风和注意防寒保暖，增强抵抗力，发现身体不适或有中毒症状及时就诊，防止发生中毒后遗症等方面入手；对返乡居民则从防止灾民返家再次发生 H_2S 中毒意外和返家后的饮食卫生、预防呼吸道、肠道传染病健康教育为重点。

卫生宣传健康教育在组织实施上，动员各级政府、广电部门、宣传部门、卫生部门、灾民安置点负责机构、村民委员会等各级各类机构参与；在宣传方式：充分利用现用电视、广播、报纸等现代媒体以及板报、传单、召集会议等方式进行宣传。

卫生监督工作重点是：保障救灾安置期间灾民的食品饮水安全，以及其他疾病预防控制措施的落实。

三、效果与评价

（一）应急管理评价

开县特大井喷事件是一起因井队人员违反操作规程而引发严重灾难的化学事件，其发生有诸多的直接间接因素。事件处理完成后，国务院调查组认定该事件是一起重大责任事故，事件引发并造成严重人员伤亡的直接原因有 7 项，而间接原因则更为复杂，不在此赘述。同时，开县特大井喷事件在性质上是特大突发公共安全事件，事件波及范围广，涉及社会的各个方面，因此对事件的处理必须动员社会各方面的力量，对事件处置的应急管理关乎处理成败与效率。

2003 年上半年，我国经历了非典疫情。非典疫情后，国家启动应急机制建设。开县特大井喷事件发生时，我国的应急机制建设尚处于起步阶段，事件又是在毫无预兆的情况下突然发生的，应急处置也是在毫无准备的情况下进行的。因此，在灾害发生后的早期，曲折的报告途径使灾害信息收集不充分，损害评估、需求分析无从进行，使早期应急反应不充分。但该事件所造成的人员伤亡中绝大多数就是发生在这一时期。

随着应急指挥机构的建立和抢险与救援工作的推进，该事件的应急管理和应急处理措施逐步完善。在应急管理上，应急指挥机构及其现场负责人由重庆市和开县政府主要领导担任，指挥部构成人员包括了事件发生部门、安全生产部门、公安、交通与通信、后勤保障、医疗卫生以及驻渝部队、武警和消防等相关部门。开县政府机关及事业单位几乎全部投入到抢险救援工作中，高度协调统一的行政体制为该事件应急救援提供了良好的组织和人力物力保障。对照 WHO《社区应急准备——管理及政策制定者手册》和亚洲灾害准备中心（ADPC）《灾后损害评估与需求分析》提出的应急管理模式，该事件的后期应急管理应该说是非常有效的。

（二）应急救援措施评价

事后调查，事故井"罗家 16H"井在建设过程中，未遵循国家《安全生产法》和《职业病防治》对项目建设运行中的安全隐患和职业病危害因素危害进行预评价，因而未能很好地预见安全、健康隐患而采取相应预防控制措施；同时，该项目建设单位及其主管部门错误决策使用技术尚不成熟的平钻技术，井队制度不健全以及在钻井过程中对已有的制度等未有效地执行。因而该事件是在没有任何应急准备、毫无预兆的情况下突然发生的，其应急反应处置措施只能从尽快消除灾害，减少灾害所造成的人员伤害、财产损失和灾后尽快从灾害中恢复正常生产生活秩序入手。

从消除灾害方面讲，该事件在井喷发生后，在保障应急抢险人员安全的条件下，很快地一次性实现压井成功，控制了事态。

从减少灾害所造成的人员伤害、财产损失方面讲，尽管灾后早期信息收集不充分，未能作出快速、较为完善的分析评估和对灾害严重形势的判断，但事件早期决定迅速转移居民、划定危险区域和居民安置区域，并根据事态进展逐渐调整危险区域范围，是符合化学品事件应急抢险的一般原则的，在减少人员伤亡和减轻转移居民健康损害上的作用也是十分明显的。随着应急救援的进展，政府所采取的针对性措施也不断地完善，在整个抢险救灾过程中，从疏散转移、搜救、医疗救治与防病、生活安置与治安保障，到组织返乡、灾后防病，所采取的各项措施都是切实有力的，确保了应急反应的快速、科学和有效性，也得到了转移灾民的理解和配合。没有这些措施，灾害必将造成更大的损失。

开县政府在灾后迅速启动的灾后重建效果也十分明显，重建项目包括交通道、信息、农网改造、人畜饮水等基础设施建设和社会保障工程，灾区居民生活环境发生了质的改变，也在一定程度上缓解了灾害对灾区人员所造成创伤。因此，可以讲开县井喷事件的应急措施和灾后重建具有显著成效。

（三）卫生应急措施评价

开县井喷事件的应急处理措施中，卫生应急管理最为有效。应急管理机构人员组成专业齐全，制订方案及时，内容完整，在实施过程中未发现有疏漏内容，保证了该事件卫生应急的卓有成效。

1. 医疗救治 一是在安置点就地设立医疗点，实现有效的院前分诊，轻病例就地诊治，保证了轻病例得到及时诊治；重症病例得到重点救治。二是诊疗方案简明、有效、易操作，使全部中毒患者在疏散安置过程中均得到及时救治。市级专家的巡回现场指导保证了重症病例救治效果。在开县化学事件243死亡病例中，241例（包括两名通知居民转移的井队工人）是直接死于疏散转移过程中，仅有少数两例是 H_2S 中毒加重引发肺功能衰竭，于事件后数天抢救无效死亡。三是针对 H_2S 眼黏膜损伤的治疗。眼生理特点要求眼角膜必须保持与空气接触，以利空气中氧气为角膜代谢、修复提供营养。高浓度 H_2S 可致眼角膜溃疡，黏膜刺激和溃疡会使病患者产生眼痛、畏光而紧闭双眼，会加重损伤造成角膜穿孔。眼科医生巡检，对所有眼部损伤者实行针对治疗，效果显著，该起事件数千例 H_2S 眼黏膜、角膜损伤病倒中，没有发生1例眼部后遗症。

2. 其他卫生应急措施 该事件应急采取的各项疾病预防控制措施是一整套综合性措施，也十分有成效。卫生检测工作不仅为抢险救援提供了安全保障，也为人员安置、灾民返家提供了卫生安全保障。抢险救灾期间未发生一起食物中毒、H_2S 意外中毒事件。

救灾期间有效的疾病监测、预防服药、食品饮水卫生措施和安置场所环境卫生管理措施，效果显著，数万灾民在天气寒冷、安置条件较差的情况下，没有发生食物中毒，也无呼吸道传染病、肠道传染病聚集病例发生等疾病流行现象。重庆市全市疾病监测系统监测结果显示，救灾期间和灾后，灾区未发生任何传染病疫情，灾后1年内开县及高桥镇地区没有出现各类传染病发病增高现象。

开县特大井喷事故灾后健康教育也是十分成功的：组织实施上，各级政府部门和社会各方面广泛参与；宣传对象上，包括了全县人民、灾民；宣传内容上，包含了真实告知灾情、灾害因素的预防、识别与控制措施、灾后防病一般卫生常识和灾民返家需注意的事项，内容详尽；宣传方式上，充分利用了现代媒体和传统宣传方式；宣传效果上，灾民对救灾防病工作十分合作，实现了灾后无大疫。

（四）新闻媒体对开县井喷事件处置的评价

抢险救灾期间，先后有 59 家媒体的 217 名新闻记者到开县采访报道，中央和重庆的主流媒体充分发挥了舆论引导骨干力量的作用。各种报道讯息数百篇，中央电视台还制作了几期专题访谈。这些报道与专题，除了对事件造成的令人震惊人员伤亡和财产损失情况进行报道、对造成事件发生的原因进行了深刻的反思和对有关责任部门的拷问外，绝大多数的报道都是对政府在抢险救灾工作组织指挥措施的肯定，对抢险救灾中可歌可泣的事迹的歌颂和对抢险救灾成效的肯定。

灾后一周年，媒体又形成了对开县井喷事件的报道高潮，主要是报道灾后一年来的重建成效。

（五）井喷事件应急中存在的不足

1. 没有个人防护　井喷发生后，有毒气体连续喷发 18 个小时，离井喷井数十公里之外仍有浓烈的 H_2S 气体臭味，但由于事发突然，缺乏应急准备，除了监测措施外，所有救援活动都是在没有任何防护的条件下进行的。早期救援过程中也发生了援救干部群众的死亡，这种状况在今后类似的应急救援中必须避免的。

2. 没有专业的心理疏导救助　井喷不仅造成了巨大人员伤亡，也给灾区居民特别是死难者亲属造成极大心理伤害。虽然有效的抢险救援措施、及时赔付灾害损失和灾后重建，可对灾民负性心理情绪起到一定疏解作用，但严重灾情造成的心理阴影需要较长的时间来消融。当时我国卫生应急体制建设刚刚起步，缺乏心理救助机制，救灾期间未组织对灾民进行心理救助，事件后也缺乏对灾民心理创伤情况进行调查分析、评价和疏导。这是本次卫生应急中的一项遗憾，也是当时我国灾害应急中最薄弱的环节。当然，心理救助措施在 2008 年的汶川地震抗震救灾中得到了加强。

（六）化学品事故应急医学救援原则

化学物质种类繁多，引起的群体性中毒事件表现形式各异，难以用简单的处理模式来框定。另一方面，在化学事件应急中，卫生应急的任务除了医学救援和现场检测外，必要时还需为政府的应急指挥作好决策参谋。因此本节对群体性化学品事件卫生应急的原则作简要介绍。

1. 应急组织　化学事故由于波及面广、涉及范围多，因此必须在政府领导下的多部门配合才能有效处理，公安、消防、卫生、交通与通信、安监、环保等部门参与是必要的，重大灾害事件时还应有军队参与。各部门分工负责各自职责范围现场控制处理工作。

2. 现场控制

（1）现场评估：化学事件发生后，首先要对事件对健康与环境可能的影响及程度进行快速评估，这种评估应包括有毒化学物品本身及其释放到环境产生的次生物可产生的毒性和物理伤害（灼伤、爆炸、坍塌等）程度及范围。当毒性和物理伤害较为严重时，必须对事故现场进行控制分区，迅速落实现场控制方案，参与现场处置的人员应当使用个人防护用品。

（2）区域控制：热区（Hot Zone，红区）：紧邻事故核心区的地域，一般用红线将其与其外的区域分隔开，此区域内的救援人员应佩戴防护装置，以避免受到污染和物理伤害。

温区（Warn Zone，黄区）：围绕热区以外的区域，一般用黄线将其与其内外的区域分隔开，此区域内的人员应佩戴一定的防护装置，防止化学品二次污染的危害。黄线又称洗消线，所有出此区域的人员应在线内进行洗消。

冷区（Cole Zone，绿区）：洗消线外，设置中毒者院前救护和现场指挥的区域。

（3）现场抢险分工：位于热区的中毒、死亡人员者一般应由消防人员抢救、并经特定的通道转移出红区，交给温区救护人员，救护人员要避免被污染。中毒、死亡人员应进行洗消后才能移出温区。洗消区分两种，一种是专业处理中毒、死亡人员，另一种处理救援人员穿戴的防护装置。中毒人员移出此区送往医疗机构前，应先进行院前分类，以利于对中毒人员进行最有效的救治。

3. 个人防护 化学事故处置中，抢险人员佩戴个人防护装置是必须的，否则会造成抢险人员的中毒或伤害。

防护装置包括呼吸防护和身体保护装置。根据防护原理和效率，防护装置可分为A、B、C、D四级，进入有即时危险的区域（即如不佩戴防护装置，在此区域内30分钟即可发生不可修复或逆转的危害）和化学品事故中心地带的抢险人员，均应佩戴达到A级（防窒息性和刺激性毒物等）或B级（防不挥发的有毒固体或液体）防护要求的防护装置。对不明毒物事件的现场救援者应佩戴A级防护要求的防护用品。医疗卫生人员多需要达到C级防护要求的用品。

4. 现场救治 主要针对中毒患者进行现场救援，其原则是：

（1）迅速脱离现场：迅速将患者移离中毒现场至上风向的空气新鲜场所，安静休息，避免活动，注意保暖，必要时给予吸氧。

（2）防止毒物继续吸收：脱去被毒物污染的衣物，用流动的清水及时反复清洗皮肤毛发15分钟以上，眼睛溅入毒物要优先彻底冲洗，对可经皮肤吸收或引起化学性烧伤的毒物冲洗应更充分，可考虑选择适当中和剂中和处理。

（3）对症支持治疗：保持呼吸道通畅，密切观察患者意识状态、生命体征变化，发现异常立即处理。

（4）应用特效解毒剂：对有特效解毒药品的化学中毒，应尽早给予特效解毒剂。

（5）救治要点：尽快查清毒物种类，明确诊断，采取针对性治疗措施；病因不明时，应先抢救，同时查清毒物。治疗的重点是维持心脑肺等重要脏器功能，维持电解质、酸碱平衡等对症支持治疗。

5. 采样分析 化学事件的现场检测或采样送实验室分析十分重要，一般应进行现场快速检测以查明原因、确定事件污染的范围和程度，以指导对化学事件的应急处理。

采样应包括现场样品（包括环境空气、水和土壤），必要时还应采集患者食生物材料（血、尿、胃内容物和组织）。采集的样品应低温保存，以缓解样品的降解和变质，并尽快进行检测。

样品采集人员应注意个人防护。

6. 化学物质泄漏现场处置 此项工作应在政府统一协调指挥下，在安全技术人员、消防人员和军队防化专家的指导下进行。处置原则是：对于气体泄漏，应尽快切断气源，人员应向泄漏源的上风向或侧风向疏散；对于固、液体泄漏，首先要切断污染源，采取收容措施防止泄漏物质污染水体和土壤，防止有毒物质释放到环境中造成更大的人员伤亡。

四、问题思考

1. 为什么气态化学品在群体性化学中毒中最为常见和重要？

2. 在化学事件应急中，要防止化学品进一步对人群健康危害，应该采取哪些控制措施？

3. 如果你受命制订一起突发化学事件应急处理预案，你应该如何入手，预案应有哪些措施？

问题解答：

1. 为什么气态化学品在群体性化学中毒中最为常见和重要？

答：首先，气态化学物质在工业生产、日常生活和化学物质运输过程中，以及某些特殊环境（如下水道中的 H_2S、甲烷）中普遍存在，人们接触机会多；其次，气态化学品化学性质活泼，极易扩散，因此在化学品生产、储存和运输过程中由于事故容易发生泄漏，当泄漏后形成积聚达到一定浓度时，即可造成人员中毒；再其次，气态毒物分子量小、容易通过呼吸道吸入体内并很快进入血液，不经肝脏解毒，直接对人体产生毒作用发生中毒；第四，气态化学品一旦泄漏，事件常常波及范围大，受影响人群往往毫无防备，且如无特殊防护用品不能起到防护作用。因此气态化学品极易造成群体性化学中毒事件，且引起中毒事件常常较为严重。

2. 在化学事件应急中，要防止化学品进一步对人群健康危害，应该采取哪些控制措施？

答：首先，应根据初步了解的情况划定控制区域，加强现场控制，撤除红区内除佩戴防护设备的抢险救灾人员以外的所有人员；其次，将接触化学物的人员移至洗消区（黄区）进行污染清除，防止和减少接触人员继续吸入化学物质，对中毒人员进行简单的院前分诊；再其次，迅速组织调查确定事件性质及波及范围，必要时进行现场检测，查明泄漏的化学品名称、理化特性、毒性特点，为现场处理以消除化学品污染、扩散和救治中毒人员提供依据；密切观察有化学品接触史的人员，对中毒人员进行对症治疗和应用特效药品进行解毒治疗。

3. 如果你受命制订一起突发化学事件应急处理预案，你应该如何入手，预案应有哪些措施？

答：首先，对事件性质及严重情况进行初步评估，并根据现场评估情况着手制订应急预案，并建议政府或相关部门立即建立应急组织机构，明确相关职能部门和技术部门职责。预案至少应包括下列内容：①应急组织机构组成及各部门的职责；②事故现场的控制与处理措施；③现场样本采集与检测措施；④接触者健康观察和中毒人员的救治措施；⑤泄漏化学物质的现场处理措施；⑥现场处置人员的个人防护及现场接触人员的洗消措施；⑦应急处理后的对事件及其处理措施的总结评价措施。

（陈　新）

第三节 城市管网水污染引起的吉兰－巴雷综合征暴发

前 言

本节简要回顾了因城市管网水污染引起的吉兰－巴雷综合征暴发的发生、发展过程，介绍了在事故导致的生物性危害性中如何开展应急医学救治，病因查找、确定、消除的卫生应急措施，以及各部门协作处置的经验与教训。

一、案例简述

（一）背景知识

吉兰－巴雷综合征（Guillain-Barré Syndrome，GBS）突出的临床表现为急性起病，出现双侧肢体无力，腱反射缺失，感觉反射减弱或消失以及各种神经功能障碍。根据受累的神经纤维类型和原发病变部位，GBS 分为以下 4 种亚型：急性炎症性脱髓鞘性多发性神经炎（AIDP）、急性运动轴索性神经病（AMAN）、急性运动感觉轴索性神经病（AMSAN）、Miller-Fisher 综合征（MFS）。

GBS 是引起急性迟缓性麻痹（acute flaccid paralysis，AFP）的最常见原因，全球每年发病率在 0.4/100 000 到 4/100 000 之间。虽然大多数病例病后能恢复到正常，但仍有 15%~20% 的病例出现神经系统损伤，发达国家和发展中国家，GBS 的病死率介于 3%~15%。欧美国家报道主要以 AIDP 为主，我国和墨西哥儿童主要为 AMAN 型。引起 GBS 的可能原因有中毒、接种疫苗、病毒或细菌感染、遗传等因素。细菌感染中空肠弯曲杆菌最常见。空肠弯曲菌的脂多糖（lipopolysaccharides，LPS）与神经节苷有相似抗原结构是空肠弯曲菌引起 GBS 的主要机制。有文献报道中国每年 GBS 的发病率为 0.67/100 000~1.68/100 000。全国 AFP 监测系统显示 GBS 是引起 15 岁儿童发生 AFP 的主要原因，有研究报道每年的夏天在中国河北省农村地区 GBS 高发，主要是空肠弯曲杆菌引起。

GBS 通常散发，暴发不常见，水污染引起的暴发更加少见。Sami A Khoury 报道过 1976 年 1 月约旦 Salt 市供水系统被污染后出现胃肠炎暴发，随后出现了 19 例 GBS 病例暴发，引起胃肠炎暴发的病原体是志贺氏菌。

（二）案例还原

1. 事件经过　2007 年 6 月 29 日，吉林省长春市朝阳区疾控中心向长春市疾病预防控制中心报告，吉林大学附属一院神经内科近期收治 6 例 GBS 病例，均为双阳城区居民，发病时间和家庭住址集中。接到报告后，长春市疾病预防控制中心立即对病例进行了初步流行病学调查并于 7 月 4 日通过"突发公共卫生事件报告管理信息系统"进行了报告。截至 7 月 5 日下午 19 时，长春市累计报告临床诊断 GBS 病例 31 例。年龄最小的 5 岁，最大的 72 岁，主要以儿童、青壮年为主。患者均为突起发病，无明显诱因出现肢体无力，并呈进行性加重，无感觉障碍，意识清，四肢腱反射减弱或消失。所有 31 例患者均住院治疗，重症患者（四肢全瘫）有 12 例，其中 5 例行气管切开术治疗。事件引起了吉林省各级政府的高度重视，省政府要求卫生部门立即在长春市各级医疗机构中启动零报告制度；医疗救治专家组统一治疗方案，对危重患者实行特救特护，不惜一切代价抢救生命，对治疗所需的仪器、药品及资金等，长春市政府确保落实，省政府应急办负责督促协调；指示长春市和双阳区政府迅速布置维护社会稳定工作，正确引导舆论，适时向社会发布新闻通稿；同时要求疾控部门迅速查明原因。

因同一地区、短时间出现数十例 GBS 病例，在国内外非常罕见。为核实疫情、查明暴发的主要原因、控制疫情蔓延，2007 年 7 月 6 日，卫生部委派中国疾病预防控制中心、北京宣武医院组成的流行病学、检验和临床专家调查组赴吉林省长春市，协助进行调查处理。

调查组参照美国疾控中心的 GBS 诊断标准，并结合本次 GBS 临床特点，制定了 GBS 的调查病例定义：2007 年 6 月 1 日以来，长春市居民中，凡急性起病、出现双侧肢体或脑神经支配的肌肉无力或麻痹且相应腱反射减弱或消失者。通过查阅长春市各级医疗机构门诊及入院患者登记、在病例周围邻居中入户调查，搜索符合病例定义者；同时对急性迟缓性麻痹（AFP）监测病例进行逐一排查。共搜索到 36 例 GBS 病例，其中 16 例为 AMAN 型（44%），12 例为 Miller–Fisher 型（33%），8 例为 AIDP 型（22%）。

流行病学调查发现暴发呈点源分布模式，除 2 例为同一家庭成员外，其余病例互不相识、无共同饮食暴露史；个案流调提示，82% 病例经常喝生水，40% 的病例有吃凉面等食物的习惯；另外，病例年龄分布广泛。因此调查组形成了分析假设：GBS 发病与饮生水或进食被生水污染的食物有关。通过病例对照研究调查组证实了假设，饮用生水与 GBS 发病高度相关（OR=11.9，95%CI=2.7~52.0）。同时调查发现 6 月 11 日~12 日双阳区城区停电导致了通阳、博山等西部 6 个社区停水，而石桥、东桥等东部 4 个社区正常供水。27 例（82%）GBS 病例居住（1 例为学校）地点在 6 个停水社区内；停水与未停水社区的 GBS 和腹泻发病率均有显著性差异（$P < 0.05$）。使用自备井水源的无发病。双阳区人群血清学检测显示 GBS 病例空肠弯曲杆菌感染率较高，病例粪便也培养出空肠弯曲杆菌，提示本次 GBS 发病可能跟空肠弯曲杆菌感染有关。调查组一致认为这次双阳区 GBS 暴发是由城市供水系统被污染引起的，病原跟空肠弯曲杆菌相关，可能是由于 6 月 11 日停水所造成的。

2. 事件后果　事件波及长春双阳区。6 月 11 日~12 日，停电造成双阳城区大面积停水，停水后腹泻就诊人数大幅度增加（医疗机构腹泻登记），至 6 月 21 日达到高峰；停水后第 10 天（6 月 21 日），出现首例 GBS 病例，7 月 7 日出现最后 1 例病例，首末例间隔 17 天，共发现 36 例 GBS 病例。所有病例均入院治疗。期间共有 12 例重症患者。截至 7 月 23 日，已有 16 例患者出院，20 人住院，其中 10 人接受临床治疗、10 人接受康复治疗，1 人危重，无死亡病例。

二、应急处置

（一）应急处置指挥组织架构

7 月 1 日长春市卫生局成立了应急处理工作领导小组；2 日长春市成立了市长为组长、副市长为副组长的领导小组；4 日，成立了省、市联合领导小组；6 日，此事件定级为较大公共卫生事件后，长春市将应急处理领导小组调整为应急指挥部。设医疗救治组、现场流调组、卫生监测组、疫情监测信息组、卫生监督、爱卫与健康教育、后勤保障组，组成了一支多专业、多学科、综合性强的快速应急反应队伍。医疗救治组集中了省内神经内科专家。专家组制订紧急救治方案，开展临床医护人员培训，统一治疗方案、统一护理方案。对危重患者每天会诊和专治专护。现场流调组由省、市疾控专家组成，国家专家对流行病学调查进行技术指导。调查组深入发病区域开展流行病学调查。调查患者发病及各种危险因素，积极分析发病原因。主要深入调查病例的三间分布，患者既往饮水情况调查和居家水质检测；开展腹泻与饮水关系，腹泻与吉兰－巴雷相关性，可疑污染物如家禽与发病的分析，采集可疑水样品、患者生物学样本（血、便、脑脊液）等，开展实验室检测。同时开展环境微生物和理化因素调查，对可疑因素进行排查。卫生监测组由长春市疾控中心专业人员组成，负责末梢水的监测，对末梢水实行每日监测。疫情监测信息组由省卫生厅及长春市疾控中心人员组成，每天收集、整理分析病例及腹泻、水质等环境监测信息，撰写疫情简报上传下达。卫生监督组参与现场调查和监督检查工作，对长春市饮水安全和食品安全工作进行督导检查。健康教育组组织专家编写吉兰－巴雷综合征防治知识宣传材料，通过多种途径开展广泛的宣传，让群众正确认识疾病；同时结合全省范围内爱国卫生运动，加大预防夏季肠道疾病，饮水安全宣传。后勤保障组主要负责采购检验器材设备、检验试剂和消毒药品，保障应急小组的后勤。

（二）应急救援措施

双阳区发生吉兰－巴雷综合征聚集发病事件引起了卫生部和吉林省委、省政府的高度重视。卫生部和吉林省委、省政府相继作出重要批示，要求全力组织救治，挽救生命，尽快查明原因，同时做好疾病预防控制和社会稳定工作。卫生部认为此次事件应定性为突发公共卫生事件，级别定为较大事件，7月6日长春市人民政府启动突发公共卫生事件应急机制。

1. 积极开展医疗救治　吉林省卫生厅确定吉林大学一、二、三院为主要定点救治医院，要求全市所有医疗机构发现 GBS 病例向定点医院转诊。同时成立了医疗救治专家组，集中了省内神经内科专家，负责制订紧急救治方案，开展临床医护人员培训，采用集中收治、统一治疗、统一护理的原则，尽力挽救患者生命，稳定患者病情，减轻疾病危害。国家调查组临床专家每日对所有住院患者进行巡诊，协助当地确定了诊断标准、治疗和护理方案，并在后期帮助制定了出院标准和随访方案，保证了医疗救治工作的顺利进行。

2. 开展流行病学调查寻找暴发原因　国家调查组根据现场情况，制订了流行病学调查方案，对此次集中发病的原因进行了深入分析。先后在双阳等地开展了 10 余项专项调查，包括：患者的个案调查、病例对照调查、双阳及周边医疗机构和重点人群的病例搜索、长春市医疗机构既往吉兰－巴雷患者收治情况调查、患者家周围人群肠道和呼吸道疾病发病情况调查、当地供水管网及 43 眼水源井的卫生学调查、水井周围 410 户居民饮用水状况及腹泻病调查、多种化学毒物排查、双阳周边县（市）腹泻病发病情况调查、部分零售药房腹泻病治疗药物销售情况等调查，在第一时间收集了较丰富的资料，并通过建立数据库，加强数据分析工作，为科学定性打下了较好的基础。

由于吉兰－巴雷综合征病因难以确定，调查者根据现场初步调查结果，制订了样品采集、检测和备份计划，为保证现场检测工作质量，不仅从中国疾病预防控制中心调集了检测器材和试剂，而且增派了一名有丰富工作经验的实验室人员参与现场的检验工作，围绕空肠弯曲菌、肠道病毒和呼吸道病毒以及可能化学毒物等进行了检测，不仅在现场明确了致病病原，而且帮助当地建立了实验室方法，培训了检验人员，为后面的监测工作做好了技术储备。

3. 保障双阳安全饮水 为保证饮水安全，双阳区采取了一系列措施，如加大自来水厂的投氯量，保证出厂水余氯达标；对直供水加装投氯设备，紧急购置并安装了9台自动加氯机，保证并入主管线的生活饮用水余氯达标；对自备水源、二次供水水箱实行人工投氯；对居民发放漂白精片用于自行消毒。7月2日绝大部分地区水质恢复正常，5日对部分区域进行检测，居民家庭末梢水余氯达标。7月8日双阳区36个水质监测点中33个监测点水质余氯含量达标，农安、九台、德惠30个监测点的末梢水余氯含量也基本达标。

4. 开展健康教育 为改变居民饮用生水、生吃食品的习惯，长春市利用新闻媒体广泛开展健康教育宣传，普及肠道传染病防治知识，提倡不喝生水、不吃生食，防止肠道传染病发生。双阳区还投入20万元购买了红霉素、参苓白术散等药品免费发放市民。

5. 启动腹泻日报制度双阳区各级各类医疗机构加强了对腹泻患者的监测力度，启动腹泻日报制度，及时掌握腹泻患者的动态。

6. 督导各项防控措施落实调查组现场指导当地开展防控工作，并对防控措施落实情况进行了督导，重点检查了当地居民饮用水消毒情况，并抽查了部分居民户的末梢水余氯含量，对当地健康宣传及学校卫生开展情况进行了检查，并把检查中发现的问题及时向当地政府和现场防控领导小组进行了反馈。

7. 社会稳定工作双阳区政府紧急拨出专项资金，解决患者医疗费用；政府组织专家讲座，正面引导社会舆论；对患者家庭进行包保，每个局包一个患者家庭，帮助解决困难；市、区领导到医院看望患者和家属。

三、效果与评价

（一）本次应急救援的评价

此次事件的发生具有突然性、偶然性和事件初期原因不明等诸多突发公共卫生事件的特点，但国家、省、市、区各级党委、政府高度重视，积极、科学、有序的组织医疗救治和防控工作，整个事件的处置过程中，医疗救治及时；疾病控制迅速；决策果断。政府的主导作用、卫生行政、疾控、医疗、监督各级各类卫生部门的通力协作、及时有效的风险沟通等诸多成功做法体现了突发公共卫生事件成功应对的必备要素。本次事件新闻媒体正确引导社会舆论，在维护社会稳定方面也发挥了重要作用。

（二）经验与教训

本次事件成功处理归功于2003年非典后建立起来的应急机制，即政府主导的、各部门联防联控机制。本次事件中卫生、城建、监督等部门按照法律法规规定的职责范围各司其职，积极合作，互通信息，互相支持，互相配合，是一次成功的典范。成功的经验可归纳为以下三个方面：

1. 集中资源及时救治 事件发生后卫生部门迅速确定省内医疗水平最高、综合实力最强的吉林大学第一、二、三院为主要救治医院，对病例进行集中收治、统一治疗方案、统一护理，对危重患者建立每天会诊和专治专护制度。同时成立了省内神经内科专家为主的医疗救治专家组，专家组在制订诊疗方案、培训医护人员、救治重症病例中发挥了充分作用。如GBS诊断有国家标准（1990颁布），但本次暴发疫情患者以四肢无力起病、发病后数天内病情进行性加重，部分患者出现了呼吸肌麻痹、脑神经损害、自主神经损害以及四肢远端感觉障碍等表现。本次事件中患者的临床表现具有较大的个体差异，部分患者的临床表现不是吉兰－巴雷综合征的特征表现。例如，有些患者仅仅出现了脑神经损害；有些患者外周神经运动功能障碍呈现不对称性，一侧肢体肌力明显低于另一侧，或单侧面瘫等；有些患者肌无力表现为肢体远端重于肢体近端；少数患者出现了中枢神经系统受损表现，如有意识障碍等。医疗专家组经过认真研究统一认识制定了本次暴发的GBS诊断标准，为早期发现、早期诊断、早期救治奠定了基础。

2. 疾病控制迅速

（1）流行病学调查寻找原因：在医疗救治同时，疾病控制部门立即开展了认真细致的流行病学调查，寻找病因。调查组通过收集GBS病例发病（医疗机构腹泻）资料、双阳区人口统计学资料及长春市既往GBS的发病资料，描述了病例的临床特征及三间分布特征。选择33例双阳区城区居住的病例为病例组；在病例的邻居（病家周围100米范围内）中随机选择4户家庭，每户选择1名与病例同年龄的健康人为对照，开展了病例对照研究。同时开展了标本采集及检测工作，包括：①采集GBS病例血液标本，检测相关的病毒抗体；②采集GBS病例粪便标本，用于分离肠道病毒；③采集GBS病例、病家周围邻居以及病家家禽的粪便标本，培养检测空肠弯曲杆菌，阳性菌株用PFGE以及MLST的方法进行分型鉴定；④采集GBS病例、病例家属和邻居、双阳区6月份来腹泻病例以及健康人群血清标本，进行空肠弯曲菌IgM抗体检测；⑤采集GBS病例和邻居家中管网末梢水标本，分离培养空肠弯曲杆菌，同时检测菌落总数、大肠菌群、耐热大肠菌群等细菌学指标。另外还开展了供水系统分布及供水情况的调查；收集了双阳城区供水系统水源分布、水源井数量及分布资料；调查病例家庭及周围邻居使用的水源及水质情况；调查本次暴发前后供水变化。

（2）针对可疑因素采取积极的防控措施：初步流行病学调查发现93.5%的病例发病前有饮用生水的习惯，且61%的病例发病前出现过腹泻症状，双阳区医疗机构腹泻病例的回顾性调查也显示6月份来腹泻病例明显增多，饮用水无疑成为可疑因素。为此，疾病控制机构采取了积极的防控措施。加强了腹泻的监测力度；按照生活饮用水卫生标准GB5749-2006分别对水源水、出厂水、管网末梢水进行监测；加强水源监测和消毒处理；加强宣传教育。

3. 决策果断 启动突发公共卫生事件后指挥决策层把治病救人放在工作首位，同时开展防疫工作和社会稳定工作。各项措施果断效果明显。针对药品、呼吸机等救治资源需求增加，制定统一诊断标准、统一治疗方案、统一协调机制，保证医疗救治资源共享。针对双阳区局部水质不符合卫生标准问题，积极组织采购消毒和检验设备，加大饮水消毒力度，对双阳区所有供水单位实施加氯处理。市、区两级卫生部门对末梢水进行每日一至两次余氯检测。针对市民喝生水不良习惯在全省范围开展了爱国卫生运动，加大饮水安全宣传；为维护社会稳定，双阳区拨出专项资金，积极救助家庭困难的患者，使之放下思想包袱，安心配合治疗。还实行了领导包保患者责任制，确保患者及家属的情绪稳定。组织专家编写吉兰－巴雷综合征防治知识宣传材料，通过多种途径开展广泛的宣传，让群众正确认识疾病。

（三）类似案例处置原则

城市管网水污染所造成的疾病暴发所波及的范围和发病率与水源的种类、供水的范围、水污染的程度、病原体的种类、居民的卫生习惯、饮用水的处理措施有关。类似案例的处置原则应遵循统一、快速、科学的原则。统一指统一指挥，统一人力和物力，在统一任务的前提下分工明确、各司其职、密切合作、快速指挥、决策快、反应快、行动快。科学指尊重事实，以流行病学调查和实验室数据为准，一切措施以保证人民健康为目的。

四、问题思考

问题：

1. 本次事件因吉兰－巴雷综合征病例集中在吉林大学附属一院神经内科就诊引起了高度重视，报告及时，处置高效。如果病例散在各医疗机构恐怕难以及时发现。如何完善吉兰－巴雷综合征等类似突发公共卫生事件相关信息报告？

2. 本次事件体现了我国什么样的应急机制？

思考：

1. 居民饮用水安全问题导致的突发公共卫生事件在我国时有发生，尤其在城镇和农村地区，一方面存在集中供给的自来水、二次供水管理消毒管理不严问题，另一方面居民对自来水安全信赖度较高，一旦出现污染问题，往往会造成大人群的发病。在此次事件中，也反映出在城镇化建设过程中，供水管网的变化较大，如不加以系统持续有效管理，管理部门难以清晰掌握基本资料，造成管理缺失，同时，供水管道陈旧、缺乏资金改造，都会成为饮用水安全的隐患。双阳区在事件发生后，及时采取加强消毒措施，有效地改善了居民饮用水卫生状况，但水务管理部门仍需对当地供水管道状况进行彻底调查，掌握翔实可靠资料，才能做到有效管理。同时，积极筹措资金，加大管网改造力度、消除隐患。疾控、监督等部门也要加强监测工作，以从各方面保证水质安全。双阳区是深水井供水，井深 110~130 米，因此应对废弃井和现用井都要严格管理，防止发生深层地下水的污染。如果一旦污染，那将是灾难性破坏。

2. 空肠弯曲菌感染所致腹泻在我国还缺乏系统的监测和研究，缺乏系统的防控策略和措施。文献报道，我国北方地区家禽中空肠弯曲菌带菌率可达 50%~70%，此次调查结果也显示双阳当地家禽粪便空肠弯曲菌分离率也较高，家禽带菌和当地居民感染发病之间的关系需要专项研究。

3. 在事件处理过程中，发现基层检验人员虽然开展过空肠弯曲菌的病原学监测，但尚不能正确掌握空肠弯曲菌的分离方法。因此，应系统研究我国空肠弯曲菌感染性腹泻的防控计划，加强培训，做好技术储备。

4. 此次疫情的发现是由于当地 AFP 监测系统发现 15 岁以下儿童聚集性发病为重要线索的，AFP 监测系统的灵敏性得以体现，但如果是成人病例，需要考虑是否能早期发现。研究在我国开展适合的成人吉兰－巴雷综合征的监测和报告方式是非常有意义的。

（阮　峰　李　群）

第四节 "3·28"王家岭煤矿透水事故分析

前 言

本节以特大生产性事故王家岭煤矿透水事故为例子,描述了此类事件中如何开展应急医学救援、生命救治的过程和关键点,注意事项以及同类事件的处置原则。病因查找、确定、消除的卫生应急措施,以及各部门协作处置的经验与教训。

一、案例简介

河津是山西省运城市下辖的一个县级市,也是华晋焦煤有限责任公司王家岭矿所在地。2010年3月28日下午13时40分,该矿在生产作业中发生严重透水事故,导致153人遇险受困井下。事故发生后,党中央国务院高度重视抢险救援工作,各级政府和有关部门全力组织开展救援工作。在事发第5天井下出现生命迹象后,卫生部在全国调集专家前往河津加强指导医疗救援工作。首批抽调的专家共3人,笔者与北京协和医院的两位专家于4月4日先后赶到河津市,参与医疗救援工作。5日零时过后先后分两批有40名矿工脱险,以后陆续又有75名矿工脱险,最终共有115人获救,38人遇难。所有获救人员均有不同程度的伤病,经过精心救治全部康复出院。

(一)背景知识

1. 矿难的分类与特点 所谓矿难是指在采矿过程中发生的事故,这种事故通常具有极大的危险性,世界上每年至少要有数千人死于矿难。按开采形式和矿产资源,地下开采的煤矿矿难最为常见,所导致的伤亡也最为严重。在煤矿事故中,常见的矿难有以下三种:

(1)爆炸:煤矿爆炸事故有瓦斯爆炸和煤尘爆炸两种,其中以瓦斯爆炸为主,两者的毁伤效应基本相同。"瓦斯"泛指气体,是英文"gas"的音译。瓦斯爆炸是指空气中所含的可燃性气体达到爆炸浓度(如甲烷浓度为5%~16%)时,遇明火引发剧烈爆炸并伴有冲击波现象。瓦斯爆炸具有强大的机械破坏性,同时产生爆炸火焰和有害气体。在煤矿中所发生的瓦斯爆炸通常都是指甲烷爆炸。

爆炸对人体的伤害包括爆震伤、烧伤、巷道坍塌所导致的创伤和有害气体中毒等多发伤和复合伤。当氧气耗尽时还会产生窒息。因井下通道和设施损毁,长时间滞留还将进一步产生其他问题。

(2)冒顶:冒顶是指在采矿过程中顶板岩石发生坠落的生产性事故,与塌方有殊途同归之处。两者的区别在于:冒顶通常是指在井下开采或隧道施工中所发生的顶部坍塌;而塌方通常是指因地层结构不良、雨水冲刷或修筑缺陷所引发的堤坝、陡坡或坑道、隧道的土层或地层移位而引发的地质灾害。

冒顶对人体的伤害主要有砸伤、掩埋、与外界隔绝还可以导致由此而引发的一系列继发伤害。

(3)透水:透水事故是指矿井在建设和生产过程中,由于防治水措施不到位而导致地表水和地下水通过裂隙、断层、塌陷区等各种通道无控制地涌入矿井工作面,造成作业人员伤亡或矿井财产损失的水灾事故。此次王家岭煤矿所发生的透水事故就是在作业过程中不慎打通了有很大蓄水量的老窑井所造成的人为灾难。

透水对人体的伤害主要有淹溺、水流冲击所导致的创伤及由此引起的热量摄取中断等次生伤害。此外，长时间在低于体温的水里浸泡会导致人体热量不断丧失而危及生命。

相比而言，以上三种事故从伤害后果和生还几率讲，透水的生存概率最高，冒顶次之，爆炸最小。瓦斯爆炸时如果未能及时升井，此后就几乎没有存活的可能。

2. 透水事故伤害因素　从因果关系上讲，有伤害就应该有影响。但透水事故对人的伤害及影响与水流的冲击方式、波及范围、受淹部位、浸泡时间等都有关系，所以并非受到相同或类似伤害的人都能产生同样或相应的影响，这与抗击程度及耐受性也有很大的关系。

（1）水流冲击及浸泡：水流冲击是一种物理伤害，而水的浸泡是一种物理加化学双重伤害。对比之下，前者的伤害往往是瞬间和一过性的，而后者的伤害则有可能是长时间甚至是致命的。两者危害程度各不相同，比较而言，后者的危害要大于前者。原因是冲击主要带来的是外伤，而浸泡不仅导致损伤，更主要的是当水上升到一定深度或高度时，可引起淹溺。

（2）低温及热量丧失：正常情况下，生物活体的温度主要取决三个因素：一是局部代谢水平；二是通过该部位的血液量与血液温度；三是与周围组织间温度的梯度差。在没有透水事故的情况下，井下的温度通常在12.8~15.6℃之间。事故发生后，井下的温度会由于水对热量的吸收有所下降，随着时间的推移则不断下降。主要问题还不在于此，而是那些无法躲避被水浸泡的人，当人在低于体温的水中长时间浸泡，特别是不能活动且又得不到食物等热量供给时，体温将不断下降继而影响血液循环以致危及生命。有资料表明，人在15.6~21℃的水中2~7小时就会失去知觉，2~40小时就有可能丧失生命。即使那些没有被水浸泡但衣服湿透的人也会产生体温下降等一系列问题。

（3）缺少卫生饮水：从生存条件来讲，水仅次于空气。在完全断水的情况下，持续96小时就会出现较为严重的健康损害，随着时间的推移对健康的损害将不断加重，通常情况下7天是缺水存活的生理极限期。就透水事故来讲并不缺水，缺的是符合卫生标准的饮用水。笔者询问多名脱险的矿工，他们在井下为了生存都曾迫不得已或多或少的饮用了井下的水。现在看来，虽然井下的水不卫生，但却是维持生命的重要因素。需要说明的是，有些工友得到了通过救援钻孔投送下去的营养液却没能喝，主要原因是没有力气把包装袋撕开，这是许多人事先都没有想到的。因此，开展救援工作有时必须站在被救者的角度来思考问题。

（4）热量摄取中断：这里所说的热量就是指食物。透水事故发生后，遇险矿工无法按原有的生活规律摄取食物，加之供应通道阻断没有食物来源，因此就没有热量摄取。有些矿工在饥不择食的情况下搜寻所有能够充饥的物品，包括皮带、树皮、坑木甚至煤块，很大程度不是为了解决能量供给问题，而是为了缓解难以忍受的饥饿。

（5）心理压力：已知和未知都对人产生心理压力，其中未知所带来的压力有时可能更大。就这次透水事故，遇险人员都有很大的心理压力，从已知角度讲，所有人都知道自己身处险境；从未知角度讲，谁都不知道自己最终能否获救。对于心理素质和适应调节能力差的人，心理压力所造成的伤害相对更大。

3. 有关地下水 有关地下水有两种解释：一是指贮存于包气带以下地层空隙，包括岩石孔隙、裂隙和溶洞之中的水；二是指贮存于地表以下岩土层中水的总称。广义地下水包括土壤、隔水层和含水层中的重力水和非重力水。狭义地下水指土壤、隔水层和含水层中的重力水。地下水是水资源的重要组成部分，由于水量稳定，水质好，是农业灌溉、工矿和城市的重要水源之一。但在一定条件下，地下水的变化也会引起沼泽化、盐渍化、滑坡、地面沉降等不利自然现象。

地下水具有地域分布广、随时接受降水和地表水体补给、便于开采、水质良好、径流缓慢等特点。因此，具有重要的供水价值。世界许多国家都把地下水作为人类生活用水和饮用水源。此外，地下水也是生态系统的组成部分。

地下水的分类方法有多种，并可根据不同的分类目的、分类原则与分类标准区分为多种类型体系。如按地下水的起源和形成，可区分为渗入水、凝结水、埋藏水、原生水和脱出水等；按地下水的力学性质可分为结合水、毛细水和重力水；如按地下水的化学成分的不同，又有多种分类。

矿井中的地下水往往是自然水的渗透和作业水的积存所形成的。在王家岭矿区分布着 18 个开采矿井，有的矿井已经采空并有大量的积水，这种积水也可以称之为地下水。这次矿难的发生就是在掘进作业过程中凿通有大量积水的老窑井所致。

（二）案件还原

1. 事件过程 2010 年 3 月 28 日，王家岭矿早班入井人员分别在 20101 回风巷、20101 皮带巷等 15 个开拓、掘进工作面及运输、供电等辅助环节作业。10 时 30 分，在 20101 回风巷掘进工作面作业的工人发现迎头后方 7~8 米处的巷道右帮渗水不止随即报告，当班技术员和碟子沟项目部生产副经理查看发现在底板向上约 20~30 厘米的煤壁上有明显的出水点即命令暂停掘进，加强排水，对已掘巷道两帮补打锚杆。约 11 时 25 分到现场实地再次查看，发现水流没有明显变化，且水质较清无异味，便要求停止掘进、加强支护并观察水情，随后升井并在约 11 时 55 分向项目部经理报了情况。项目经理向西安研究院电法与瑞利波勘探项目现场技术负责人咨询情况，但均没有作出正确判断，也没有采取有效防范措施。13 时 15 分，当班瓦检员 LMF 在 20101 回风巷与总回风巷的联络巷下口处休息时，突然听见风筒接口处有异常响声，并看到有约 20 厘米高的水从 20101 回风巷向外流出，且巷道中煤尘飞扬，于是转身向外奔跑并沿途大喊："27队出水了，快跑"。13 时 40 分，瓦检员 LMF 跑到进风斜井底的电话处向地面调度室进行了汇报，调度室当即向项目经理进行了汇报，随后立即打电话通知各队升井，但此时 20101 回风巷掘进工作面电话已打不通。13 时 45 分，碟子沟项目部紧急召集有关人员开会，通报井下情况，并安排人员分头查看水情。约 14 时 10 分，发现 20101 回风巷与总回风巷的联络巷上口已全部淹没，辅助运输大巷内的水位上涨很快，于是向地面调度室及有关领导进行了汇报。这起震惊中外的特大生产性事故就这样发生了。

据事后国务院事故调查组调查，这次事故原本可能避免，但由于管理缺失、违规作业，使这起看似偶然发生的事故演变成为必然发生。

事故的直接原因是：该矿 20101 回风巷掘进工作面附近小煤窑老空区积水情况未探明，且在发现透水征兆后未及时采取撤出井下作业人员等果断措施，掘进作业导致老空区积水透出，造成 +583.168m 标高以下巷道被淹和人员伤亡。

事故的间接原因是：地质勘探程度不够，水文地质条件不清，未查明老窑采空区位置和范围、积水情况；水患排查治理不力，发现透水征兆后未采取有效措施；施工组织不合理，赶工期、抢进度；未对职工进行全员安全培训，部分新到矿职工未经培训就安排上岗作业，部分特殊工种人员无证上岗。

2. 事件后果　事故发生时井下共有作业人员 261 名，事故发生后有 108 人升井，153 人被困井下。按照张德江副总理提出的"水排干、泥挖尽、人找到"的要求，经过艰苦努力，积极救援，经过 28 天的抢险救援至 4 月 25 日 11 时 15 分，将最后一名遇难人员找到。这次事故遇险的 153 人中最终 115 人获救，且全部受伤，38 人遇难，直接经济损失 4937.29 万元。

二、应急处置

（一）应急处置指挥组织架构

王家岭矿发生透水事故后，胡锦涛总书记、温家宝总理作出重要指示，要求采取有力措施，调动一切力量和设备，千方百计抢救井下人员，严防发生次生事故。张德江副总理率包括卫生部等有关部委领导于事发当日乘专机赶赴事故现场，指导抢险救援工作。

接到事故报告后，国家安全监管总局立即组织研究，并与山西省政府副省长、中煤集团董事长和山西煤监局主要负责人通话，对抢险救援提出要求，并向山西省政府办公厅发出抢险处理工作意见，要求山西煤矿安全监察局配合当地政府全力组织抢救，科学制订救援方案，严防发生次生事故，并进一步查清人数，查明事故原因，吸取教训，依法依规严肃追究责任。随后，国家安全监管总局工作组赶赴事故现场，指导事故抢救和调查处理工作。

按照属地管理原则，山西省会同华晋焦煤有限责任公司上级主管部门中煤集团及运城市有关部门迅速成立"王家岭煤矿透水事故救援指挥部"，下设现场救援、医疗救治、救护协调、对外宣传、善后处理、后勤保障、安全保卫等 10 个工作组。

（二）应急救援措施

1. 排水　针对透水事故所导致的矿难开展救援，排水是第一要务和重中之重。起初事故现场有 7 支矿山救护队，200 多人轮班开展救援，救援开始时便安装了 5 台水泵，抽水量在每小时 150~200 立方米，接着又安装了两台每小时抽水量为 450 立方米的大型水泵，随后又从北京、河南等地调运了多台大型水泵并陆续安装，到后期每小时排水量达到 2000 立方米，持续强力排水使得水位不断下降，为被困人员脱险和抢险救援创造了条件。

2. 通风　几乎所有矿难的救援都涉及通风问题，透水事故引发的矿难也不例外。大量透水不仅由于冲击及淹溺导致遇险人员直接死亡，而且还由于损毁通风管道或阻绝空气流通导致遇险人员缺氧窒息死亡。从此意义上讲，通风的重要性丝毫不亚于排水，但排水的意义就包含着通风，因为水位下降被水淹没的巷道重新恢复通透后自然就带来了空气的流通。即便是排水不力或不畅也需要或更需要通风。所以，在采取排水措施的同时，通过钻孔打通及安装通风管道措施也在进行。

3. 热量供给 正常情况下，人一日三餐。王家岭矿难发生后，由于与外界隔绝，遇险人员没吃少喝，热量供应中断。当救援的钻孔打通并获悉井下有生命迹象后，通过钻孔通道，井上向井下及时投送了牛奶等营养液，部分得到营养液的遇险人员恢复了热量供给，提高了生存质量，为最终获救保存了体力，赢得了宝贵的时间。不仅如此，热量供给的意义不仅能使遇险人员延续生命，增强人体抵抗力，减少继发伤害，而且能使处于险境绝望的人保持或恢复获救的信心。

4. 医疗救援 事发当日现场只有两支医疗队，20余辆救护车和几十名医疗人员守候待命，随时准备对抢救出来的伤员进行救护。随着调集而来的山西省众多医疗机构的医疗力量及多批卫生部专家的到来，云集在现场的救护车已达上百辆，医护人员数百名，确保了获救人员一人一车，多人救助的能力。与此同时，河津市的五家医院都做好了接收伤病员的准备。当遇险人员被营救出来后，较重的60人在当地医院经初步处理并排查分类后，被用专列送到医疗条件更好的省会太原救治，使获救人员未死一人，最终全部康复。

从3月28日13时40分事发，到4月5日零时35分第一批9人中的第1名工人获救，到17时04分第115名工人获救，创造了我国乃至世界矿难救援史上的奇迹，但如何能让如此众多的获救者存活康复是对医疗救援的严峻考验。

透水后的井下生存环境和生存条件极其恶劣，长达8天8夜之久没有正常的生活供给和生命保障对人体的伤害和打击可想而知。所以，要把所有获救脱险者均视为重症患者无疑是正确的。治疗原则和治疗方案必须以此为基础来考虑制订。

5. 医疗救援的基本原则与具体措施：

（1）分段救治：按照分类，救援可分为综合救援和专业救援，而专业救援是根据对应事件救援力量的职责职能来确定划分。就此次事件而言，矿山救护负责井下抢险，医疗救护负责井上救治。据此将医疗救援分为井口、途中和院内三个不同的救治阶段。其中每个阶段各有不同的侧重点，分述如下

1）井口阶段：主要强调原则是要普遍建立静脉通道，并给予低流量吸氧，对生命体征进行初次检查，尤其要注意保持呼吸道通畅。对有痰但咳痰无力者要采取体位引流和吸痰等措施。程序与要点：简要询问有无不适→检查记录生命体征→注意保持呼吸道通畅，必要时吸痰→用5%葡萄糖盐水建立静脉通道，每分钟滴速为30滴→持续低流量吸氧→覆盖棉被给予保暖。

2）途中阶段：主要强调在用5%葡萄糖盐水维持静脉通道时要密切观察生命体征变化，行进间根据监测情况进行必要的处理，尽快安全送达所指定的接收医院。程序与要点：密切观察生命体征→注意静脉输液情况→根据病变妥善处理→尽快送达指定医院。

3）院内阶段：主要强调在采取积极有效治疗的同时，要防止过度医疗，尤其是非医疗干扰。把维护抢救生命与防止继发损伤放在同等重要的位置。特别强调在用药时要把握不需要用的坚决不用；可用可不用的要慎用；非用不可的要尽可能地选择没有肾毒性或肾毒性低的药物，并密切观察用药效果及病情变化。程序与要点：与院前做好交接工作→按预案要求检查处理→询问患者姓名、年龄等基本情况，重点是有无不适，有无外伤、饮水、排尿等情况以及过敏史和既往病史等→不断复查并准确记录生命体征，血

压表示单位一律采用毫米汞柱；要把心肺听诊，尤其是肺部听诊列为必查项目→获救人员的衣服无论湿水与否原则上都要脱掉→按照操作技术规范要求采集并送检标本；所有诊疗措施和医学记录的时间标注都要精准到分钟→严格准确地记录出入量→体温低于36℃可以对所输液体适当加温→外伤患者视伤口等具体情况采取必要的治疗措施，预防破伤风或气性坏疽的发生→全流饮食首选米汤或鸡蛋汤，每次 100 毫升左右，间隔时间要大于两小时；服用后要注意听诊观察肠鸣音等有关情况。

（2）定点救治：因突发事件所导致的群体性意外伤害的特点是伤害因素相同或相似，所以宜于开展集中治疗以便管控。定点救治的优点是能够充分利用优势资源开展救治，同时也便于对病员进行集中管理，防止或减少外界干扰，有利于治疗和康复。

（3）分流救治：从地理位置和管辖隶属，矿难的获救者起初都集中在山西省运城市所辖的河津市。虽然各级政府卫生行政部门调集了一些救援力量前来支援，但作为县级市，河津市的医疗资源和救治条件相当有限，加之此次事故遇险和获救人数都逾百人，持续下去将会产生许多困难和问题。在笔者提出将危重患者分流转移到上级医院救治的建议后被部领导迅速采纳，事实证明此举非常正确：一是使被转移的患者得到了更好的救治；二是极大地缓解了河津市医疗机构所承受的压力。

（4）转移筛选问题：从理论和概念上讲，需要转移的应该是相对较重的患者，故在优先转移危重患者这一原则上都没有异议。问题在于面对这种特殊情况如何在不到半天的时间内，界定出符合转运条件的 60 名患者是一个看似简单却非常棘手的难题。在优先转运"危重患者"这个概念和原则确定后，笔者提出了可量化、可比较、可操作的两条筛选标准：一是同等情况下年龄大的优先转移，依据是成人耐受意外伤害的能力与年龄成反比；二是同等情况下有基础病的优先转移，依据是有基础病的患者耐受意外伤害的能力差，容易出现问题或并发症。此筛选标准得到了与会人员的一致赞成。

（5）搬抬转运问题：转运 60 名较重患者涉及许多问题，其中搬抬患者就是一个既简单又复杂的问题，简单是因为搬运工作没有多少技术含量，复杂是因为所有转移患者都需要搬运且不能有任何闪失。更让人意想不到的是，河津火车站是一个三等站，是铁路系统等级最低的车站，由于站台面积小，场地空间有限，没有进车和回车通道，救护车无法直接开上站台，必须徒步搬运大约 100 多米的距离。由于没有专职的职业担架员，加之医务人员连日加班体力透支难以胜任搬运要求，最后通过调集武警部队解决了这一问题。

（6）通信联络问题：在转运患者的过程中，通信联络是一个非常重要的问题。由于没有无线电通信系统，只能依靠移动电话进行联系。正常情况下，移动电话的分布是大致均衡的，不会产生信道堵塞，当人群聚集时，毗邻的基站无法同时接收大量的信号源而形成主被叫困难，手机难以使用。鉴于有可能出现这种情况，笔者建议一是采取关闭部分手机的方法疏通信道，二是请移动公司调派应急通信车来增加信道，防止出现通信联络不畅问题。

（7）设备用电问题：从河津到太原的路程大约有 400 公里，经过比较决定通过铁路运输来实施转移，铁道部紧急调派"救 2"次专列承担运送任务。由于"救 2"次专列不是专用卫生列车，没有医用电源，事先如果不做好必要的准备，所携带的医疗设备大多都不能使用。为此，笔者提醒相关医疗机构要选用气动设备或提前充电并准备足够数量的备用电池，以确保监护和抢救之需要。

（8）其他相关问题：此次矿难的伤害因素极为常见，但救援成功却非常罕见。正因如此，参与救援的医务人员普遍缺乏针对这种情况的救治经验，长达 179 小时的非正常生活究竟能对人体造成什么样的伤害，这种伤害在具有广泛性的同时有哪些个体化差异，如何在"宏观指导，个体治疗"的原则基础上及时、全面、准确地处理各种各样能够预见及无法预料的层出不穷的问题，需要来自各方的医务人员集思广益，通力合作，负有指导责任的卫生部专家不仅要有理论、有实践、勤思考、善观察，还要有很强的形象思维和联想思维。凡事不仅要知其然，更主要的是要知其所以然，通过提纲挈领、抽丝剥茧把复杂问题简单化。

（9）液体选用：按照预定方案划分，井口是医疗救援的第一阶段，当遇险人员获救升井被抬上守候的救护车时，建立静脉通道选用什么液体是一个非常现实、非常具体的技术问题。在卫生部抽调专家到达之前曾有一个意见是使用生理盐水，在第一次专家会议上笔者对此提出不同意见，认为应该使用 5% 葡萄糖盐水，理由是遇险人员在井下既缺饮水更缺饮食，之所以能够坚持这么久的时间生存下来，不缺水是首要和主要原因。与其说是缺水不如说是缺少符合卫生标准的饮用水。在这种情况下，补充能量与补充水分同等重要，所以必须要给含糖液体，同时还要认识到，遇险人员长时间不能正常饮水，极有可能导致肾前性肾功能不全，禁用或慎用盐水。有人可能会问，既然如此为什么不用能量更高又无盐分的 10% 葡萄糖液，原因是此时获救人员都存在不同程度的低血容量问题，使用高渗液体很有可能加重低血容量，所以只能使用等渗或低渗液体。需要注意的是，无论是输糖输盐或输糖盐都有可能在已经发生低钾血症的基础上由于稀释性低钾而加重低钾血症。特别注意的是，此时体内代谢异常的原因不是临床上常见的丢失所致，而是入量完全中断所致。

（10）询问要点：人与人之间的交流主要有语言、文字和肢体动作三种形式。对患者的询问要有合理的程序和相应的技巧，不要使用诱导性语言，可以无所指地问："您哪里不舒服？"，而不能有倾向性地询问："您是否头痛或头痛不痛？"等等，以确保回答的真实性和可靠性，也可以避免和防止群体性癔症的发生。

（11）进食：获救人员需要进食是毫无疑问的，但进什么食、如何进食需要思考分析：首先我们要认识到，长时间不进食会引起消化道黏膜脱落，消化能力下降，恢复饮食必须循序渐进，从流质饮食、半流饮食向正常饮食逐步过渡。要少食多餐，细嚼慢咽，进食有营养、易消化、常食用的食物，如牛奶、豆腐、肉类、水果等，不能吃生冷鲜、产酸产气、油腻及有刺激性的食物。流质饮食宜用米汤或鸡蛋汤，每次 100 毫升左右，间隔时间要大于两小时。通过加工尽可能地把食物软化流化，以进食鸡蛋为例，加工与烹饪的方式有腌煎炸煮，但都不适宜食用，最好的方式是蒸鸡蛋羹，既有营养又好消化。所以要想方设法把食物加工成糊状、糜状、胶状、粥状，以利消化吸收。饮食性质和饮食结构以两天为阶梯递增：即前两天喝流质，随后两天进食半流，如无异常就可以正常进食，但不宜过多过快过饱。此外，为了防止过敏及外源感染，在病房内禁送禁放鲜花。

（12）皮肤清洗：王家岭煤矿是一个建设矿而不是一个生产矿，透水事故发生后，井下的生存环境和生存条件可想而知，在得不到正常的营养供给和睡眠保障的情况下，人体的抵抗能力大大下降，作为体表屏障的皮肤因新陈代谢缺失、长时间被水浸泡及部分外伤等原因已不能正常抵御病原微生物的侵害，极易引发各种感染。所以，要根据脱险人员的具体情况及早用温水清洗或擦洗身体，更换新的棉质内衣，此举不仅能够降低或减少细菌感染的机会，还能提高舒适度有利于休息和睡眠。同时还要妥善处理由于涉水、浸泡所导致的皮肤溃破肿烂等情况。

三、效果与评价

（一）本次救援评价

尽管王家岭矿难导致 38 人死亡，但仍不失为一次抢救成功甚至是创造救援奇迹的案例。奇迹的发生离不开科学施救和有力组织。事故发生后，党中央和国务院高度重视、科学部署，有关领导坐镇指挥、直接指导，制定了排水救人、通风救人、科学救人的原则，国家安监总局和山西省领导靠前指挥，使抢险救援工作始终在科学的轨道上推进。

在这次长达 190 多个小时的抢险救援过程中，十几个国有大企业、十几个山西厅局有序参与，中煤能源集团、山西焦煤集团迅速调集 10 支矿山救护队投入救援，4000 多人直接参加抢险，数万人提供外围支持。整个抢险救援工作周密组织，不分昼夜，全面救援，全力抢救，抽水总量高达 17 万立方米，运送排水设施巷道长达 600 多米，经过 8 天 8 夜的艰苦奋斗，抢险救援工作取得重大成效，成功救出 115 名被困矿工。

王家岭矿难的发生不仅举国上下高度重视，而且震惊世界，主要原因是遇险人员多达 153 人。通常情况下，透水事故的最终结局往往是大喜大悲，被困人员要么全部或大多脱险，要么全部或大多遇难。如果在 72 小时黄金救援时间或 7 天生理极限期内还有可能获救，超出这两个时间段生还的希望就非常渺茫。但是，经长达 190 多个小时 8 天 8 夜的持续救援，被困的大多数人最终获救，创造了世界矿难救援史上的奇迹。不仅各种媒体连续报道，中央电视台还滚动报道并现场直播整个救援过程，给予鼓励和赞扬，社会各界及海外媒体对救援工作也给予高度评价。

（二）经验与教训

事发当天，山西省委省政府及有关部门迅速调集包括医疗救护人员在内的抢救力量赶赴事发现场开展紧急救援。政府卫生行政部门和参与抢救的医疗机构很快就制订出了系列的医疗救治方案。这些方案都是在事发当日制订出来的，假如当时被困人员能及时脱险的话，这些方案则具有很强的针对性。但事实上被困人员是在事发 8 天后才被救出，即便当时制订的方案科学合理，此时获救人员与受困之初相比在病理生理方面已发生了很大的变化，毫无疑问要对方案进行必要的调整。

（三）类似案例处置原则

1. 抢险救援原则

（1）快速救援、全力救援、长期救援、专业救援。

（2）做好救援的后勤保障工作。

（3）注意防止次生灾害的发生。

2. 医疗救治原则

（1）组织管理重于医疗技术，基本原则重于个体化治疗方案。

（2）防止过度医疗，禁用或慎用对肝肾功能有损害的药物。

（3）注意吃喝拉撒等基本生活细节问题，减少或禁止探视。

3. 卫生防疫原则

（1）大灾无大疫不仅限于自然灾害，有时生产性事故也需要开展卫生防疫工作，关键是要有卫生防疫的观念和意识。

（2）当有群体性意外伤害发生时，为了交叉感染，在使用救护车转运伤病员时，出车前后均要对医疗舱进行消毒。

（3）卫生消杀要把握好度，切不可消杀过度。

四、问题思考

1. 抢险救援问题

（1）煤矿透水事故会对人造成哪些伤害？

（2）针对煤矿透水事故主要采取哪些救援措施？

（3）在本案抢险救援中如何避免发生次生灾害？

2. 医疗救援问题

（1）通常情况下，开展医疗救援时是否要到井下进行？

（2）现场医疗救援与院内医疗救治的基本原则是什么？

（3）本案中的生理性损害与常见的病理性损害有何不同？

（武秀昆）

第四章

突发公共卫生事件应急医学救援

第一节 2002—2003 年 SARS 流行

本节介绍 2002—2003 年期间发生在中国的 SARS 事件，描述了 SARS 从发现、流行、到最终控制的过程，重点描述了早期在广东被发现、全球传播和应对，并思考了在应对过程的经验与教训。

一、案例简述

（一）背景知识

1. 肺炎 肺炎指由不同病原体或其他因素导致的肺部炎症，细菌性肺炎是最常见的肺炎，是一种古老的疾病，其按不同的分类方法有不同的叫法。按解剖分类：大叶性（肺泡性）肺炎、小叶性（支气管性）肺炎、间质性肺炎。按病因分类：细菌性肺炎、病毒性肺炎、非典型病原体所致肺炎、肺真菌病、其他病原体所致肺炎、理化因素所致化学性肺炎等。按患病环境分类有：社区获得性肺炎（community acquired pneumonia，CAP），指在医院外罹患的感染性肺实质（含肺泡壁即广义上的肺间质）炎症，包括具有明确潜伏期的病原体感染而在入院后平均潜伏期内发病的肺炎；医院获得性肺炎（hospital acquired pneumonia，HAP）亦称医院内肺炎（nosocomical pneumonia，NP），指患者入院时不存在、也不处于感染潜伏期，而于入院 48 小时后在医院（包括老年护理院、康复院）内发生的，由细菌、真菌、支原体、病毒或原虫等病原体引起的各种类型的肺实质炎症（中华医学会呼吸病学会在 1998 年已制定了我国社区获得性肺炎和医院获得性肺炎各自的诊断和治疗指南（草案））。

2. 典型肺炎 通常是由肺炎球菌等常见细菌引起的。症状比较典型，如发烧、胸痛、咳嗽、咳痰等，实验室检查血白细胞增高，抗生素治疗有效。非典型肺炎是相对典型肺炎而言的，非典型肺炎本身不是新发现的疾病，它多由病毒、支原体、衣原体、立克次体等病原引起，症状、肺部体征、验血结果没有典型肺炎感染那么明显，病毒性肺炎抗生素无效。因引起肺炎的病原体较多，临床肺炎病例明确具体病原体的仅占少数，即使在美国等发达国家，仍有约半数以上的临床肺炎病例不能查明病原体。

3. 非典型肺炎　相对于经典的大叶性肺炎而言，早年肺炎支原体、肺炎病原体尚未完全明确时，因其表现不够典型而用此称，也曾泛指通常细菌以外的病原体所致肺炎。现主要指肺炎支原体、肺炎衣原体和军团杆菌引起的肺炎，这些病原体亦称非典型病原体。但"非典型肺炎"之称在概念上有欠准确和规范，仍应强调具体的病原学诊断。

4. 传染性非典型肺炎　由SARS冠状病毒（SARS-CoV）引起的一种具有明显传染性、可累及多个脏器系统的特殊肺炎，世界卫生组织（WHO）将其命名为严重急性呼吸综合征（severe acute respiratory syndrome，SARS）。临床上以发热、乏力、头痛、肌肉关节酸痛等全身症状和干咳、胸闷、呼吸困难等呼吸道症状为主要表现，部分病例可有腹泻等消化道症状；胸部X线检查可见肺部炎性浸润影；实验室检查外周血白细胞计数正常或降低；抗菌药物治疗无效是其重要特征。重症病例表现明显的呼吸困难，并可迅速发展成为急性呼吸窘迫综合征（ARDS）。

（二）案例还原

1. 事件过程　2003年1月2日，广东省卫生厅接到河源市人民医院报告：该院收治了两名肺炎患者，后转送到广州军区总医院、广州医学院呼吸研究所治疗，该院接触过上述两名患者的医务人员中有八人发生同样疾病。当天下午广东省卫生厅派出流行病学专家和临床专家到河源市进行了调查和指导。随后，在1月14日晚11时，广东省疾病预防控制中心接中山市疾病预防控制中心报告：2003年1月2日至5日该市人民医院、中医院、博爱医院收治一批以发热、肺部感染为主要临床表现的患者。省疾控中心立即派出两批专业人员赴中山调查处理不明原因肺炎，经深入现场流行病学调查，并形成了《关于中山市不明原因急性呼吸道感染性疾病暴发调查初步报告》，认为"该事件为具有一定传染性疾病暴发；有人传人现象，可能通过接触或短距离空气传播；未有可靠、特效的治疗方法；病原体不明确，考虑病毒的可能性较大"，并提出"邀请中国疾病预防控制中心派专家协助调查"。中国疾病控制中心派专家于21日晚到广东省中山市现场指导。

2003年1月21日，省卫生厅组织由临床、流行病和检验等组成的专家组，对中山市三家医院收治的病例进行现场调查，其间一专家组成员回忆其曾于2002年12月在佛山市第一人民医院会诊过一例类似肺炎患者，专家组组长立即要求佛山、河源诊治过类似病例的专家一并到中山参加专家组会议，专家组当晚形成了《关于中山市不明原因肺炎调查报告》，并将该类病例命名为非典型肺炎。后经回顾性流行病学调查确认，佛山类似肺炎病例于2002年11月16日发病，并于2002年11月25日由佛山市第一人民医院收入院，后该病例的家属共4人相继发病，这就是到目前为止能追溯到的首例SARS病例。1月23日，省卫生厅以"粤卫办2号文"（关于印发《省专家组关于中山市不明原因肺炎调查报告》的通知）向全省医疗卫生单位通报情况，要求各级医疗卫生机构掌握"治疗原则"和"预防措施"，对类似患者严加观察、诊治和报告。

2003年1月30日，广州市疾病预防控制中心报告：该市在省中医院和中山大学附属第一医院、广州医学院第二附属医院、广州医学院第一附属医院等医院共收治11例"非典"病例，其中省中医院7名医务人员发病。2月10日上午，省政府新闻办首次发出新闻通稿，正式向社会公布我省发生非典型肺炎。2月11日上午，广州市人民政府召开新闻发布会通报广州非典型肺炎情况，下午省卫生厅召开记者见面会，宣布排除炭疽、鼠疫、钩端螺旋体病和出血热的可能。2月12日上午，省政府新闻办宣布至2003年2月9日，全省报告病例305例，死亡5例，其中医务人员发病105例。2月14日，世界卫生组织（WHO）的 *WER* 刊载：广东出现急性呼吸综合征（Acute respiratory syndrome），共305例患者，死亡5人。

2003年2月18日，中央电视台和新华社报道，中国疾病预防控制中心通过电镜观察从广东带回的3份尸解肺部标本，发现两份死于本次肺炎患者的尸检肺标本上有典型的衣原体的包含体，肺细胞浆内衣原体颗粒典型。引起广东省部分地区非典型肺炎的病原基本可确定为衣原体。特效药为四环素类及红霉素类抗生素。

2003年2月21日，广东中山大学附属第二医院一名65岁退休医生L到香港，住入香港京华国际酒店9楼911号房，他到达香港前曾在本院门急诊上班，到香港后出现症状，于2月22日往广华医院急症室求诊并在3月4日不治去世。这名医生至少感染了9楼12名包括来自越南、新加坡、加拿大等地的其他客人和来访者。2月28日，越南河内法国医院因收治的一位非典型肺炎严重病例请求世界卫生组织驻越南官员 Carlo Urbani 博士提供帮助，该病例发病前曾到过香港的京华国际酒店9楼找熟人，Carlo Urbani 博士把他看到的情况报告了世界卫生组织西太区办事处。

2003年3月1日至5日，新加坡、香港、加拿大的多伦多相继发生严重急性呼吸综合征（severe acute respiratory syndrome，SARS）病例，并导致传播。3月12日，WHO第一次发出全球警告"WHO issues a global alert about cases of atypical pneumonia"：在越南、中国香港和广东发生一种严重肺炎暴发；在对暴发原因有更多认识前，WHO建议对可能与暴发有关的非典型肺炎患者采取有效隔离措施。同时建议将一切可疑患者报告给国家卫生当局。3月15日，WHO发出第2次全球警告，宣布SARS是"对全世界卫生的威胁"。世界卫生组织制订了全球应对计划，发表了病例定义和医院感染控制的指导原则，并动员了GOARN合作伙伴。

2003年3月17日，WHO组织9个国家的11个顶级实验室成立协作网，加速确定致病因子和研制可靠的诊断实验。3月18日，加拿大、德国、中国台湾、泰国、英国、中国香港、越南及新加坡都报告发现病例。向WHO报告的累积病例数达到219例，4例死亡病例。3月26日，中国卫生部向WHO报告，2002年11月16日—2003年2月28日广东省累计病例总数为792例，死亡31例。世界累计总数上升到1323例，死亡49例。

2003年4月2日，WHO建议前往香港和广东省的旅客应该考虑取消旅行（除非特别重要的旅行）直到有进一步通知。这是WHO 55年历史以来发布的最严厉的旅行劝告。4月3日，中国卫生部在北京召开新闻发布会，时任卫生部部长表示，疫情已经得到有效控制；北京当时SARS病例只有12例，死亡3例。4月5日，北京大学人民医院接诊一名"非典"患者，整个医院有93名医护人员被感染，4月23日，医院被整体隔离，一直到5月17日才解除。

2003年4月8日，国务院将非典型肺炎统一命名为将传染性非典型肺炎（严重急性呼吸综合征），并列入法定管理传染病。各级各类医疗卫生机构发现传染性非典型肺炎都要及时在6小时内报告。4月15日，世界卫生组织将新加坡、加拿大多伦多、越南河内及中国广东省、山西省、香港特区及台湾省列为疫区。

2003年4月16日，世界卫生组织正式宣布SARS的致病原为一种新的冠状病毒，并命名为SARS病毒。4月20日，卫生部新闻发布会上宣布全国的病例已经上升到1807例，其中北京339例。中国政府随后决定筹建小汤山传染病野战医院，并在2003年5月1日开始接收第一批SARS患者。

2003年4月23日，世界卫生组织对中国北京和山西省及加拿大多伦多发出旅行劝告。5月8日，世界卫生组织对中国的天津、内蒙古和台湾台北发出旅行劝告。5月17日，世界卫生组织对中国的河北省发出旅行劝告。

2003年4月28日，世界卫生组织把越南从近期有本地传播的地区列表中删除，越南是第一个成功控制暴发的国家，表明SARS可以控制。4月30日，世界卫生组织取消了对多伦多的旅行限制。5月14日，世界卫生组织将多伦多从近期存在本地传播地区列表中删除。

2003年5月23日，世界卫生组织宣布解除广东、香港两地的旅游劝告。6月13日，世界卫生组织宣布解除河北、内蒙古、山西和天津的旅行劝告。广东、河北、湖北、内蒙古、吉林、江苏、山西、陕西和天津从近期存在本地传播列表中删除。6月23日，世界卫生组织将香港从近期存在本地传播列表中删除。6月24日，世界卫生组织解除北京旅游劝告，从近期存在本地传播列表中删除。

2003年7月5日，世界卫生组织将台湾从近期存在本地传播列表中的最后一个地区删除，标志着2002—2003年SARS的流行宣告终结。

2. 事件后果　传染性非典型肺炎是21世纪出现的第一个严重和易于传播、严重危害人类健康的新发呼吸道传染病。

SARS以发热、肺部进行性炎症和呼吸困难为主要临床表现，一定条件下传染性强，主要通过呼吸道近距离接触（飞沫）传播，呈医院和家庭聚集性，病死率较高，人群普遍易感。目前研究表明，SARS冠状病毒来源于动物，果子狸等可能是其主要的载体之一。人类SARS-CoV可能来源于果子狸等野生动物，但仍需要更多的证据加以证实。

根据WHO 2004年4月21日更新公布，至2003年7月全球首次SARS流行中，全球共报告SARS临床诊断病例8096例，死亡774例。中国（包括内地、香港、澳门、台湾）共发病7429例，死亡685例，病死率为9.2%；其余国家发病667例，死亡89例，病死率为13.3%。中国内地报告病例数为5327例，死亡349例，病死率为6.6%。病例主要分布在北京、广东、山西、内蒙古、河北、天津等省份，其中北京与广东共报告发病4033例，占中国内地总病例数的75.7%。

SARS充分展示出传染病通过国际航空旅行的渠道蔓延的能力，客观直接展示了传染病无国界的含义。SARS证明了一种新出现的传染病对全球可以造成巨大的破坏：①多个国家和地区被世界卫生组织发出旅行警告；②群众广泛的恐慌，一些政府官员被免职或被问责，在某些受到严重打击的地区，社会稳定受到了破坏；③各国均有一些医院、学校被关闭，因密切接触而被执行隔离检疫人数众多，同时干扰了成千上万人的正常生活；④据世界卫生组织的报告，初步估计仅远东就损失300亿美元。

二、应急处置

（一）SARS 应急处置指挥组织架构

SARS 事件经历长达半年，仅中国大陆就波及了 24 个省（区），涉及面大，影响广，参与处置的机构多，到后来是全民参与的状态。

1. SARS 流行早期指挥机构　在 2003 年 3 月 30 日前，中国大陆已知的 SARS 主要发生在广东省，因此广东是中国大地抗击非典的主战场。领导抗击非典的主要是广东省委、省政府及卫生部。中国疾病预防控制中心从 2003 年 1 月 21 日开始介入 SARS 的技术指导。

2003 年 2 月 3 日，广东省省卫生厅各处室抽调人员成立广东省非典型肺炎防制工作机构，因其办公室房号为 510，因而简称广东省卫生厅非典型肺炎防治办公室为"510办公室"。下设防治协调小组、医疗救护专家指导小组、预防控制技术指导小组、病原学检测技术指导小组协调小组。同时要求各市迅速成立相应的防治小组，做好患者的治疗、抢救和疫情报告工作。

2. 全国统一的指挥机构　2003 年 4 月 23 日，党中央、国务院成立全国防治非典型肺炎指挥部，统一指挥、协调全国"SARS"的防治工作。全国防治非典型肺炎指挥部由中共中央政治局委员、国务院副总理吴仪任总指挥，由党中央、国务院、军队系统和北京市的 30 多个部门和单位的人员组成，下设 10 个工作组和办公室，各部门的主领导为各工作组组长。随后，全国各级政府将 SARS 防治工作作为政府头等大事来抓。各省、市、县（区）政府分别成立防治传染性非典型肺炎指挥部，政府主要负责人任总指挥，由有关部门主要领导参加，负责研究决定本地区防治传染性非典型肺炎工作的重要事项和重大决策。指挥部下设办公室，负责日常协调工作。

全国各级卫生行政部门均成立传染性非典型肺炎防治工作领导小组、医疗救护专家指导小组、预防控制专家指导小组和病原学专家指导小组等，实行专家建议下的科学决策。

2003 年 5 月 9 日，国务院公布并实施《突发公共卫生事件应急条例》，为 SARS 的防控提供了法律的保障。

（二）SARS 应急救援措施

经典的控制传染病三个环节是管理传染源、切断传播途径、保护易感人群，SARS是一种新发传染病，如何管理传染源、切断传播途径、保护易感人群？

2003 年 4 月 16 日前，在 SARS 的病原体、传播方式、易感者均未知的情况下，控制已知的传染源（患者）就显得尤其重要。在这种情况下，及时发现患者的首要前提是确定统一的"病例定义"，再通过一定的渠道收集相关的信息，如患者在何处？处于什么状况？这就涉及疫情报告及监测系统的建立和病例的救治与管理等应急救援措施。

1. 疫情监测与报告　2003 年 1 月 23 日，广东省卫生厅印发的"粤卫办 2 号文"（关于印发《省专家组关于中山市不明原因肺炎调查报告》的通知）首次定义了"不明原因肺炎"为"非典型肺炎"，并在 2 月 3 日以"粤卫办 5 号文"（关于《做好不明原因肺炎防治工作》的通知）明确了"广东省不明原因肺炎病例诊断标准"，要求各市按诊断标准做好患者的治疗、抢救和疫情报告工作。对于患者要求原则上实行就地隔离治疗，并明确要求各市指定一间以上有条件的医院收治患者。"粤卫办 5 号文"规定该病暂时按《传染病防治法》中的乙类传染病进行管理，各级各类医疗机构和卫生人员发现病例，暂按《传染病防治法》中乙类传染病的报告时限，在 12 小时（农村地区在 24 小时内）报告当地县级疾病预防控制中心。填报"广东省不明原因肺炎病例报告登记一览表"，首先电话报告相关内容，然后将报告登记表及时寄送或传真至疾控中心。县级疾病预防控制中心接到聚集性病例报告要迅速组织有关专业人员等赶赴现场进行调查。所有病例个案资料、聚集性和死亡病例调查报告要逐级上报至省疾病预防控制中心。各级疾病预防控制机构在向上一级疾病控制机构报告的同时，应同时报告同级卫生行政部门。卫生行政部门接到报告后，应报告同级地方人民政府。

已经发现聚集性不明原因肺炎（非典型肺炎）的县区，要实行"零报告""日报告"制度。截止时限由省卫生厅疾控处确定。此文件标志着广东省非典型肺炎监测报告系统正式建立，统一报告非典型肺炎病例。

由于正值春节假期，在没有疫情的地市该文件在 2003 年 2 月 8 日才被执行。广东省的做法是属于地方性的，按属地管理的原则不可能在广东以外的地区执行，如在 3 月份的北京等地，当时由于地方的、军队的和其他部门的医疗卫生单位传染病报告出于各系统要求，就没有一个统一归口管理的部门，病例可能在一天中到多家医院就医，病例的少报、重报、漏报现象不可避免，使得病例监测报告口径不统计，不及时、不可靠，政府因而未能准确、及时掌握总体情况。

2003 年 4 月 8 日，国务院将非典型肺炎统一命名为将传染性非典型肺炎（严重急性呼吸综合征），列入法定管理传染病。各级各类医疗卫生机构发现传染性非典型肺炎都要及时在 6 小时内报告。全国性的 SARS 疫情监测才正式以法律的形式确定下来。

2. 病例管理与救治　作为一种新发的传染病，SARS 早期未能及时列入法定报告管理，在病例报告、病例管理上（如病例的隔离治疗、密切接触者的隔离观察等）没有法律的约束，对患者自行转院治疗、自行就医等行为虽然技术上知道不行，但却无法律条文可以阻止，从而增加了传染源的控制的难度。广东省卫生厅以行政方式在 2 月 3 日自行规定按乙类传染病进行管理，病例需就地治疗，并要求各市设立定点收治医院。

SARS 病例管理最主要的措施是隔离治疗，2003 年 2 月 3 日前的广东以及后来的北京、内蒙古自治区等地，病例的收治均出现了从早期无序到后来有序的过程。广东河源、中山、顺德的部分早期病例均出现转院到广州医院等情况发生，广州市内一超级传播者因 3 次市内转院造成了转入医院的大面积传播、医务人员的感染及死亡，后设立了定点收治医院。北京 3 月份底也发生接收了山西病例转北京治疗导致传播扩散的事件。

由于最初病原未明，广东专家高度怀疑是病毒，这种情况下，制定一个规范的救治指导是十分重要的。为此，广东省卫生厅在不断地探索中，组织各相关医疗机构迅速制定了《广东省医院收治非典型肺炎病人工作指引》，推荐非典型肺炎的治疗方案。治疗方案概括起来就是：对低氧血症者给予无创通气，帮助呼吸，保持气道通畅；对出现肺泡炎、肺部纤维化的患者用大剂量的皮质激素；对合并细菌感染者，有针对性地使用抗生素，减少合并症。

4 月世界卫生组织证实病原体是新的 SARS 冠状病毒后，上述治疗方案也没有多大的修改。

3. 易感人群保护　人群对 SARS 病毒普遍易感。

（1）个人防护：SARS 最明显的特征以医务工作者发病率高为特征的院内感染，由于 SARS 患者病程进行快而严重，往往需要有创的正压通气治疗（气管插管）。SARS 早期大量的医务人员被感染，一方面对 SARS 的认识不多，其传播的方式不明确有关，另一方面也与个人防护用品缺乏有关，2003 年初，当时中国各大医院的医务人员，有个人防护用品仅是棉纱口罩、外科口罩和一般的防护衣，很多医务人员用的都是古老的棉制的手术衣或防护服，甚至不认识 N95 口罩是什么。这对可通过空气飞沫传播且传播力强的 SARS 病毒来说，其防护效果是极其有限的，抢救患者时被感染也就不可避免了。直到在 2003 年 3 月中旬后广东省政府才组织采购国外的 N95 口罩和生物隔离衣等专业防护装备，经紧急培训后应用于临床诊治、流行病学调查、实验室检测的一线医务工作者。

（2）对公众的预防：涉及公众的具体技术措施包括严格隔离救治患者、追踪密切接触者、对密切接触者均采取了严格的隔离措施、减少集体性活动等。经媒体的广泛宣传，群众戴口罩曾一时成了当时一个重要的空间符号。在对公众采取的预防控制措施上，各地方法不一，广东省未采取集市停业、停课、关闭医院等措施，北京、香港、新加坡、加拿大等地均对相应的医院（如北京大学人民医院）发布隔离封院令；北京、香港、新加坡等对学校采用了长短不一的全面或局部停课措施。

三、效果与评价

（一）SARS 的总体印象

SARS 是 21 世纪中国遭遇的一场传染病战役，其世界影响之大、对社会危害之深是中国现代社会所没有过的。SARS 对社会管理、危机应对、信息沟通、交流合作等多方面带来深刻的影响。在卫生领域，它经历了从开始的不认识、不明白，到最后从流行病学、病原学、临床诊疗、试剂研发等多方面均取得成果；从卫生系统单部门作战到政府统一指挥的多部门合作、全民参与的防疫措施落实，经历了艰辛、痛苦的历程，也促使人们对公共卫生的观念发生重大的改变。

抗击非典（SARS）的战役改变了政府、专业人员、公众等多方的理念行为，国家层面政府应急管理体系的建立、公共卫生体系的更新建设，公共民生问题的公众参与意识等均发生了巨大的变化。SARS 对我国公共卫生乃至社会的方方面面，影响深远。

（二）经验教训与讨论

1. 经验教训　SARS 产生严重威胁主要有以下几个方面因素：一是 SARS 早期症状的非特异性，与常见的呼吸道疾病很相似、难以甄别；二是作为新发传染病既没有疫苗，也没有治疗方法，能做的是政府必须采取人类最古老的疫情早期控制手段：隔离和检疫；三是 SARS 很大一部分患者需要重症护理，这就在客观上给医院和卫生保健系统增加了极大压力，一旦相当数量的医务人员受到感染，将导致医疗服务危机的发生；四是早期没有统一的监测报告系统，信息难以归纳分类，使得指挥系统对总体掌握不清导致出现混乱。

在早期的 SARS 应对中，充分体现了人类对新发传染病的认识过程。由于它是新东西，前人没有任何的经验可借鉴，特别是在疫情发生初期，临床医生不认识，心中没底，不知应该采取何种治疗方案；公共卫生医生对这种疾病的传播机理和传播途径认识不清楚，又缺乏有效的预防和治疗手段，不知应该采取何种预防和控制措施；政府官员得不到专业人员的明确建议，无法及时作出有效的决策；大众得不到有效的宣传和教育，恐慌心理严重，一些医务人员被感染死亡，加剧了民众的恐慌心理，容易造成社会的不稳定。

时任卫生部党组书记高强在总结在 2003 年抗击"非典"事件中的经验和教训指出，"非典"是一种新发传染病，人们对这种疾病的传播机制和传播途径尚不清楚，又缺乏有效的预防和治疗手段。特别是疫情流行早期，一些医务人员被感染死亡，加剧了民众的恐慌心理。在应对这场严重公共卫生事件初期，也存在一些教训。

一是判断不准，处置不当。在"非典"疫情初期，卫生部门虽然采取了一些措施，但并没有意识到这是一场突发公共卫生事件，虽然政府主要领导均作出了重要批示，并亲临现场办公，但当时对应急处置工作起主导作用的仅限于卫生部门，没有采取严格的控制措施，迅速切断传染源，正如北京大学人民医院院长吕厚山在一次采访时说："知道有 SARS 要来，但到底 SARS 怎么传，厉害到什么程度，我们对这种烈性的上呼吸道传染病真的是没有认识。""我事先如果知道 SARS 是怎么一回事，吸取广州的经验教训，那我想我会准备得很好。"可见当时对 SARS 的危害意识程度是极低的。

二是信息不准，传递不畅。当时对传染病疫情还没有实行属地化管理的体制，一些地方上报的疫情信息不全面、不及时、不准确。卫生部按地方上报数字汇总，对外通报，与社会民众感受到的情况存在差距。

三是未及时形成强有力的领导机制。到 2003 年春，"非典"疫情已在多个省份流行，但有些地方还没有建立统一的领导机构，没有形成社会民众广泛参与的防控大军，仅靠医疗卫生人员难以组织起强大的防控体系。

四是缺乏有效国际合作。与国际组织和国际媒体沟通交流不畅，与各国政府也未建立起有效的合作机制。同时 SARS 还暴露了中国在应急突发公共卫生事件中的其他一些问题。

2. 问题存在的原因分析

（1）法律保障的缺陷：1989 年 2 月 21 日全国人民代表大会常务委员会第六次会议通过的《中华人民共和国传染病防治法》第二十三条规定"国务院卫生行政部门应当及时地如实通报和公布疫情，并可以授权省、自治区、直辖市政府卫生行政部门及时地如实通报和公布本行政区域的疫情"。但"非典"在当时没有列入现有的法定传染病目录名单，也没有其他法律说明新发的传染病如何报告与公布，规定可以采取相应的措施，如强制隔离患者和密切接触者等，使得在传染病源控制上出现真空地带，存在法律的缺陷。在 4 月 8 日卫生部将非典列入法定传染病管理前，主要依靠行政手段来采取措施。

（2）应急体制的缺失：SARS 前全国各地均没有建立一个常设的、强有力的危机应对中枢指挥系统，公共卫生（疫情）信息的收集和处理出现了混乱状态等，我国在应对社会危机方面的缺乏经验，存在制度固有的结构性缺陷。

（3）公共卫生技术力量薄弱：SARS 充分暴露了中国公共卫生薄弱的状况，医院和公共卫生系统应变明显能力不足，是抗 SARS 工作中一个重大问题，特别是由于卫生保健人员自己已成为该病受害者，并处于最危险的作战前线时，应变能力和保障力量不足体现得尤为明显。中国疾病预防控制中心是国家级的技术权威，但在 2003 年 1 月 23 日，中国疾病预防控制中心才成立一周年。它从中国预防医学科学院转变而来，其机构尚处于人事建构之中，人员思想意识尚还维持在中国预防医学科学院的模式，没有完全转变到国家级的疾病预防控制机构指导全国的角色上来。其现场流行病学调查的专业人才缺乏，国家疾控中心派到省里指导开展现场流行病学调查的主要力量是中国首届现场流行病学培训项目的学员。面对突如其来的"SARS"，无论从思想意识，还是技术手段上，都准备不足。

（4）信息公开不透明：2003年1月上旬，广东河源市、中山市均出现了漫天的谣言，当地群众出现了抢购罗红霉素、板蓝根等抗生素现象。

2003年2月1日至7日是传统的春节假期，在春节假期间，SARS疫情波及广州、深圳、佛山、江门等市，省会城市广州市的医院100多位医生被感染，并出现患者死亡情况。群众间一时传言四起，人心惶惑，一些轻信传言的市民开始抢购白醋及板蓝根等药物，这种风潮迅速向周边的省市扩散。2003年2月10日上午，广东省政府新闻办首次发出新闻通稿，正式向社会公布广东省发生非典型肺炎。2003年2月11日上午，广州市人民政府召开新闻发布会通报广州非典型肺炎情况，下午省卫生厅召开记者见面会，宣布排除炭疽、鼠疫、禽流感的可能。2月12日上午，省政府新闻办宣布至2003年2月9日，全省报告病例305例，死亡5例，其中医务人员发病105例。广东省各媒体均进行了报道，同时2月12日《人民日报》题为《广东省部分地区出现非典型肺炎专家指出只要预防得当不必恐慌》，这2天的媒体报道涉及"非典型肺炎"事件的各个方面，如疫情动态、病理解释、政府举措、患者访问、民众心理等，媒体大量而准确的信息迅速遏阻了谣言，稳定了社会秩序。其后一个多月，不管是广东还是卫生部，均没有主动发布相关的疫情公告，国内各大众传媒"集体失语"。

2003年4月3日，卫生部召开新闻发布会，时任卫生部部长表示，疫情已经得到有效控制，在北京工作、旅游是安全的，他说北京当时SARS病例只有12例，死亡3例。北京通过电视直播在第一时间将疫情传递给观众，由此打破了国内大众传媒"集体失语"的状态。

2003年4月8日，美国 TIME 周刊刊载北京301医院军医蒋彦永的署名信，暴露出中国SARS实情，在国际上引起轩然大波。尽管中国的媒体少有报道，但有关SARS疫情的信息已通过手机和网络在传播。

2003年4月17日，中共要求各级党政机关"准确掌握疫情，如实报告并定期对社会公布，不得缓报、瞒报"。

2003年4月20日，卫生部在第三次新闻发布会上宣布全国的病例已经上升到1807例，其中北京飙升至339例。卫生部将疫情公布由原来的"五日一报"改为"一日一报"。

今天，全球化与信息化使得个别地方想隐瞒疫情信息成为不可能，封锁消息反而为流言的传播创造了条件，事实也都证明，在突发性的公共卫生事件面前，缺少了民众的参与将不可能迅速扭转不利的局面。只有把事件真相公之于众，才能提高公众对各种信息的判别能力及对风险的防范能力，从而启动全民参与的公共危机防范应对系统，使公众与政府站在一起应对危机。

（5）多学科的合作不畅：在SARS病原体的发现、病毒检测诊断及理论阐述的科研工作中，SARS疫情最为严重的中国的首创科研记录为零。美国 Science 杂志曾分析说，在锁定病原、测出病毒基因组序列以及描述其如何致病等方面，中国科学家本来都有可能拿到世界第一。之所以"败给"了外国竞争者，部分可归因于缺乏协调与合作、不敢挑战权威以及与外界存在隔阂等科研体制上的问题。反观国外，世界卫生组织（WHO）联合了 9 个国家的 11 个实验室，组建了多中心研究协作网络，通过这个网络，研究人员可以共享临床实时病例和组织样本，观察对方的电镜图像，交换和评估研究成果，仅用了 1 个月时间，就锁定了元凶——SARS 冠状病毒。SARS 早期中国仅有的对外合作是钟南山院士与香港大学的合作。面对 SARS 病毒这一公共卫生危机，SARS 早期，科研机构国外没有合作，在国内也不共享，国内 SARS 科学研究在分割封闭、重复研究、资源及署名争夺中障碍重重，就连在病毒样本分享都难，在多学科合作上更是难上难。直到 2004 年 1 月 29 日，由赵国屏院士牵头，十五家单位共 53 名科学家组成的团队才在美国 *Science* 杂志发表《中国 SARS 流行过程中 SARS 冠状病毒的分子进化》，这也许是中国大陆科学家在国际权威科学杂志的首次登台亮相。

另外，传染病预防控制人员、实验室专业人员和临床医生必须密切合作，才能应对传染病的威胁，在诊断、治疗、控制、预防感染等方面作出最大的贡献，这也许是SARS 给我们的教训之一。

（三）新发传染病的处置原则

面对新发传染病疫情，我们的应急准备主要依靠实时监测，迅速反应及风险沟通三大原则。新发传染病具有社会性、复杂性、区域性等特点，这决定了政府在新发传染病处置中统一领导的必要性和重要性。

1. 实时监测　建立统一的突发事件预防控制体系和各级监测预警系统；建立突发事件应急报告制度，通过多形式，多途径、多渠道的立体监测，及时发现及甄别异常情况。

2. 迅速反应　传染病疫情控制是通过隔离患者、追踪接触者并实施医疗观察、疫苗接种、药物预防等措施来实现管理传染源、切断传播途径、保护易感人群。要做到这些，平常应制订突发事件应急预案、制订好各类传染病暴发疫情的调查处理技术方案，储备现场采样和疫情处理的药品器材，组织专业人员的培训、演练，推广最新知识和先进技术，为迅速反应做好准备。

3. 风险沟通　依法做好传染病预防和其他公共卫生工作，防范突发事件的发生；通过不同媒体，定期向公众、媒体及专业人士发布传染病疫情讯息，对公众开展突发事件应急知识的专门教育，增强全社会对突发事件的防范意识和应对能力。

新发传染病、不明原因的群体性疾病的及时发现、确定、调查和控制，仅靠我们已有的专业知识和技能往往是不够的，必须努力学习国内外先进技术并开展国际合作。

四、问题思考

1. 新发传染病信息公开的时机

大家知道要想让流言传播失去土壤与避免过度恐慌，最有效办法就是：及时、准确地告诉大众事实的真相，并教会人们如何应对。但是，有人说：我们习惯采取内紧外松的方法。因为疫情早期的情况很难把握，公布与否具有赌博性质。如果能严防死守，在内部控制住，就是个成就，因为早期公布的效果也许更糟。但是若疫情已经暴发就不能采取这种方法了，这种具有某种代表性的观点也许会受到现代行政学的批评，但是它否含有合理的成分？或者说事件发生后的什么时间才算何谓及时呢？如新发事件是什么都不清楚就公布，又公布什么呢？如何考虑到中国国情的因素呢？

广东省河源、中山出现病例时为什么没公布？时任广东省卫生厅办公室主任黄飞曾说，因为没办法说，不知道是不是鼠疫、炭疽，甚至不知道是不是恐怖活动。他对关于突然遭遇"非典"的情形有一个比喻：在黑暗中摸索着过河，一脚踩下去，不知道那是石头还是浮着的木头。在许多情况都不清楚的时候公布疫情，是否会更容易造成恐慌？选择什么样的时机把信息公布出去，以及后续公布又如何等都是需思考的话题。

2. SARS 怎样改变中国

（1）国家应急管理体系的建立：2003 年之前，中国的整个应急管理体系是比较分散的，尽管各个地方、各个部门都有与应急处理突发事件的相关部门，但是，这些部门在全国范围内并没有形成一个有机的整体，结果就是：出现了水灾就应对水灾，出现了卫生事件就应对卫生事件。2003 年经历了 SARS 以后发现，SARS 不仅是一个突发的公共卫生事件，它可能引发很多社会性的问题——除了卫生事件，还涉及政府和军队的协调关系、政府和老百姓的沟通问题。因此，SARS 危机在给中国应对突发事件的能力带来巨大挑战的同时，也促使了政府下定决心：在全国范围内全面加强和推动应急管理工作，在全社会范围内初步建立了国家应急管理体系。SARS 之后从中央到地方各个省市基本都建立了应急体系，从此可以最大限度地减少在重大灾害突发之际所造成的损失。2003 年 5 月 9 日，国务院公布施行《突发公共卫生事件应急条例》；2003 年 11 月 17 日，国家成立了应急预案工作小组，重点推动突发公共事件应急预案编制工作和应急体制、机制、法制建设工作（简称"一案三制"工作）；2007 年 8 月 30 日通过《中华人民共和国突发事件应对法》。而随着各地应急办的建立，危机管理在非典之后成了政府的必修课。

（2）政府信息走向公开透明：在经历了非典开始阶段信息不透明所带来的负面影响之后，政府进一步认识到政务公开、信息阳光透明的重要性，认识到没有信息公开就没有科学决策。在一个开放的、快速变化的信息社会，政府如果依然遇到问题总是先"内部消化"，将政府与公众隔离开来，必然将导致决策失误。在这次 SARS 危机中，对公民知情权的关注和尊重被提升到前所未有的程度，并走上法治的轨道，信息公开后科学抗疫广为人知，中国政府的新闻发言人制度在非典后建立起来了。此后十年，当各种突发事件和社会危机发生时，如汶川地震、2009 年流感大流行等重大事件，国家对危机处理就得心应手。

（3）关注民生，公共卫生服务体系建设得到前所未有的发展：SARS 流行将迫使人们对以往所推行的公共政策进行必要的检讨，我国突发公共卫生事件应急机制、疾病预防控制体系和卫生执法监督体系得到了前所未有的重视与发展。建立健全了疾病预防控制、健康教育、妇幼保健、精神卫生、应急救治、采供血、卫生监督和计划生育等专业公共卫生服务网络，促进城乡居民逐步享有均等化的基本公共卫生服务。

（何剑峰）

第二节 东莞基孔肯雅热暴发疫情

前 言

本案例是根据 2010 年 9 月 ~11 月发生在东莞市万江街道新村社区的全国第一起基孔肯雅热暴发疫情编写的。该起疫情具有如下特点：发生时机敏感（发生在广州亚运会举办前夕）；是新发传染病在我国的第一次社区暴发。本起疫情应急处置具有如下特点：疾控中心在 24 小时内确认本起疫情为基孔肯雅热暴发；各级政府高度重视，联防联控机制成效显著；卫生部门在没有现成防治经验和指南、指引可供参考的情况下，在防治实践中不断摸索、大胆创新，为疫情防控提供了强有力的技术保障。

一、案例简述

（一）背景知识

1. 基孔肯雅热 基孔肯雅热（chikungunya fever，CHIKF）是由基孔肯雅病毒（chikungunya virus，CHIKV）引起的蚊媒传染病，以发热、皮疹及剧烈关节疼痛为主要特征。其传播媒介为伊蚊。该病主要流行于非洲和东南亚地区，近几年，在亚洲、非洲和印度洋岛屿等热带和亚热带地区广泛流行，成为这些地区日益严重的公共卫生问题。基孔肯雅病毒于 1952 年首先在坦桑尼亚被发现。1987 年中国首次在云南省西双版纳发现基孔肯雅热患者，并从其血液中分离出病毒，云南省流行病研究所此后证实云南存在本病的自然疫源地。但目前该病在中国仍以输入性为主，广州、杭州等市曾有输入性病例的报道，但在东莞市疫情发生之前中国尚未见有本土感染病例或暴发疫情报道。基孔肯雅热的主要传播媒介和登革热相同，均为白纹伊蚊和埃及伊蚊；基孔肯雅热的临床表现以发热、关节痛或关节炎、皮疹为主，也与登革热类似。但引起这两种传染病的病原体不同、为确诊病例而开展的实验室检测项目也不同。

2. 东莞市登革热发病情况 近 10 年来，东莞市几乎每年均发现有登革热病例，但多为输入性的散发病例。2010 年 7 月 22 日 ~10 月 26 日，东莞市莞城街道兴塘社区发生了一起因输入性病例引起的本土社区登革热暴发疫情，共报告病例 40 例，其中确诊病例 24 例、疑似病例 16 例，患者的主要临床症状为发热、头痛和皮疹。万江街道和莞城街道相邻，在该起疫情中，发现一名现住址为万江的儿童因去莞城街道兴塘社区亲戚家串门而患登革热。

3. 社会背景 2010 年 11 月 12 日，广州市将承办第十六届亚运会。东莞市为第十六届亚运会协办城市之一，届时将承办举重项目比赛。当时，广东省、广州市及东莞市政府及有关部门正在积极筹办亚运会。

4. 东莞市及新村社区基本情况 东莞市地处亚热带地区，年均气温 24℃；北接广州、南邻深圳，是不设县的地级市，下辖 4 个街道、28 个镇，面积 2465 平方公里；常住人口 822 万，其中户籍人口 180 万，外来人口 642 万。

万江街道位于东莞市西北部，与莞城街道、高步镇、中堂镇等镇（街）相连；面积 48.6 平方公里，下辖 28 个社区居委会，共 133 个居民小组，常住人口 25 万人，其中户籍人口7万人。

新村社区位于万江街道西部，面积约3.5平方公里；管辖13个村民小组，各村组紧密相连，常住人口约13 000人，其中户籍人口7940人；社区内有1个公立的社区卫生服务站和1个私营的门诊部共2个医疗机构。

（二）案例还原

1. 事件过程

（1）疫情接报及流行病学调查：2010年9月30日5：30，东莞市疾病预防控制中心（以下简称疾控中心）接到万江医院防保科电话，反映近来辖区内新村社区发热患者增多，怀疑传染病暴发。

10月1日上午8：30，东莞市疾控中心专业人员前往万江新村社区，会同万江医院防保科有关人员对该事件展开调查。通过与社区干部、接诊医生访谈，查阅医疗机构的接诊记录，对患者开展个案调查，对病例集中的村民小组进行入户调查等发现：自9月下旬以来，新村社区发热患者开始急剧增加；患者具有明显的家庭聚集性；患者的临床表现以发热、皮疹和关节疼痛为主。根据病例的流行病学特点及患者的临床表现，结合近期紧邻万江街道的莞城街道出现了登革热暴发，现场调查人员初步考虑新村社区也发生了登革热暴发。为核实诊断，调查人员采集了7份现症患者、7份恢复期患者的标本进行血常规和登革热特异性项目检测。检测结果表明：1名患者血标本白细胞计数偏低，1名患者血小板计数偏低，另外12名患者血标本白细胞及血小板计数均正常（登革热患者的典型血常规表现是白细胞及血小板计数同时降低）；1人血标本登革热IgM抗体阳性；所有患者登革热病毒核酸和IgG抗体均阴性。在血常规和登革热特异性项目检测结果均不支持登革热诊断后，现场调查人员怀疑为一起基孔肯雅热暴发疫情，并于当天下午6时向广东省疾控中心报告了该起疫情，同时将采自14名疑似病例的血液标本上送广东省疾控中心进行基孔肯雅热和登革热特异性项目检测。

10月2日凌晨00：40，广东省疾控中心出具检测报告：从10例患者的血清标本中检测到基孔肯雅热病毒核酸；所有患者的登革热病毒核酸均阴性。根据病例的临床特征、流行病学调查及实验室检测结果，认定为一起基孔肯雅热社区暴发疫情。凌晨1：00，东莞市疾控中心将本次疫情的初次调查报告以书面形式报告广东省、东莞市、万江街道等相关机构和人员，同时登录中国疾控中心《突发公共卫生事件报告管理信息系统》报告了该起疫情。

（2）疫情特点：病例时间分布：9月1日出现首例病例，从9月19日开始病例急剧增多，10月4日达到高峰，最后一例病例发病日期为10月10日。

病例地区分布：病例分布于新村社区9个居民小组，最早出现病例的2个居民小组罹患率显著高于其他居民小组；此外，病例表现为明显的家庭聚集性。

病例人群分布：男女性罹患率差异不显著；60岁以上老人罹患率显著高于其他年龄组；病例中家务及待业人员所占比例最高（54%）。

病例临床特点：病例的主要临床表现为发热（100%）、关节痛（79%）和皮疹（54%）。所有病例均为轻症病例，无重症及死亡病例。

传染来源：根据现场流行病学和分子流行病学的调查结果，判断此为一起由输入性病例或病媒引起的本土社区暴发疫情。理由如下：第一，东莞市此前未发现基孔肯雅热病例；第二，流行病学调查发现所有病例及其家属无外出旅行史；第三，本病存在隐性感染者、轻症病例容易漏诊或误诊；第四，对患者体内的病毒基因测序及比对结果表明，引起本次东莞暴发疫情的基孔肯雅病毒与东南亚流行株同源性达99%；第五，东莞市与非洲及东南亚地区交往频密（东莞市2009年出入境总人数78万，其中由东南亚及非洲入境1.3万，内地居民前往东南亚及非洲近6万）。

（3）防控经过：从10月2日起，东莞市和万江街道党委、政府及相关部门迅速行动，全力以赴开展疫情的防控工作；10月3日，广东省卫生厅及广东省疾控中心有关领导和专业人员前往东莞指导防控工作；10月4日和10月13日，国家卫生部先后两次派出从事卫生应急和媒介控制方面的专家亲临东莞指导防控工作；疫情发生后，广东省省委书记及省长分别作出重要批示，要求东莞不遗余力做好疫情防控工作，10月8日，主管卫生工作的副省长来到东莞督导防控工作的开展。

2. 事件后果　本次暴发疫情从9月1日开始，11月4日终止，历时63天。累计报告基孔肯雅热病例282例。分布于万江街道（279例）和邻近的高步镇（1例）、中堂镇（2例）。万江街道的279例病例分布于10个社区（其中新村社区253例，占万江街道病例数的91%）。所有病例均为轻症，无重症和死亡病例。

本起疫情的最后一例病例出现在10月14日；从10月7日开始新村社区诱蚊诱卵器指数（mosq-ovitrap index，MOI，反映基孔肯雅热传播媒介白纹伊蚊成虫和幼虫密度）始终维持在5以下；从10月14日开始，新村社区布雷图指数（breteau index，BI，反映白纹伊蚊幼虫密度）始终维持在5以下；疫情于11月4日终止。

二、应急处置

（一）应急处置指挥组织架构

1. 东莞市政府建立了东莞市应对基孔肯雅热联防联控工作机制，架构图如图4-1所示。

2. 东莞市应对基孔肯雅热疫情行政组织架构图如图4-2所示。

3. 东莞市卫生部门应对基孔肯雅热疫情技术组织架构图如图4-3所示。

（二）应急救援措施

1. 东莞市人民政府多次召开基孔肯雅热疫情防控领导小组会议，部署防控工作并建立了基孔肯雅热联防联控工作机制。

（1）10月5日，东莞市人民政府召开全市基孔肯雅热防控工作会议，部署防控工作。市卫生、宣传、教育、财政、建设、城市综合执法、旅游、农业和出入境检验检疫等部门及各镇（街）人民政府主管卫生工作的领导及全市各医疗卫生单位负责人共230多人参加会议。东莞市疾控中心在会上通报了东莞市基孔肯雅热疫情情况并提出了防控意见，主管副市长具体部署了以开展爱国卫生运动为主要措施的基孔肯雅热防控工作。

（2）10月15日，东莞市市委、市政府联合召开了全市第二次基孔肯雅热疫情防控工作会议。全市各有关部门、各镇（街）党委、政府及医院主要领导约150人参加了会议。会上，主管副市长进一步部署东莞市基孔肯雅热防控工作；市长要求各级领导干部要高度重视当前基孔肯雅热疫情防控工作，做到思想不麻痹，措施不马虎，工作不失责，认真落实各项防控工作。

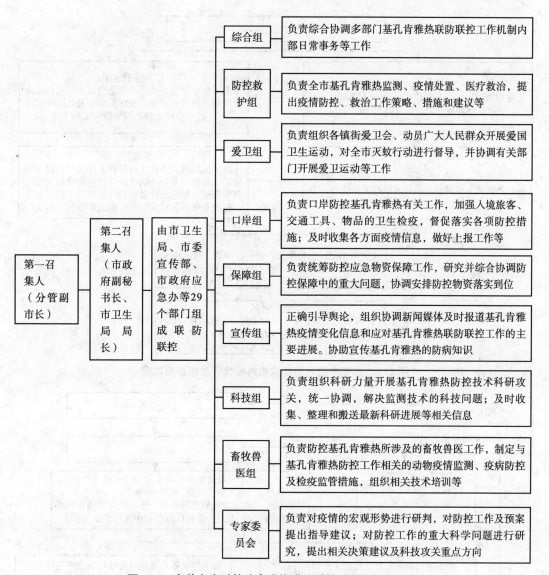

图 4-1 东莞市应对基孔肯雅热联防联控工作机制架构图

（3）东莞市人民政府建立了东莞市应对基孔肯雅热联防联控工作机制。市人民政府主管卫生工作的副市长担任该机制的第一召集人，市政府副秘书长、市卫生局局长担任第二召集人，下设综合组、防控救护组、爱卫组、保障组、宣传组、科技组、畜牧兽医组 7 个工作组和 1 个专家委员会。文件明确了该机制的工作目标与原则、组织机构及职责分工、工作制度等，并要求各镇（街）按要求相应成立应对基孔肯雅热联防联控工作机制，在市应对基孔肯雅热联防联控工作机制的领导下，负责辖区内各项疫情防控工作。

（4）在整个疫情防控期间，东莞市人民政府先后下发了 8 个文件，要求各镇（街）做好以灭蚊、清除蚊虫孳生地为主的爱国卫生运动防控基孔肯雅热，并组成由多部门参与的联合督导组对各镇（街）的防控工作进行督导检查。

2. 东莞市卫生局成立了基孔肯雅热疫情处理领导小组和专家小组，并适时制订、

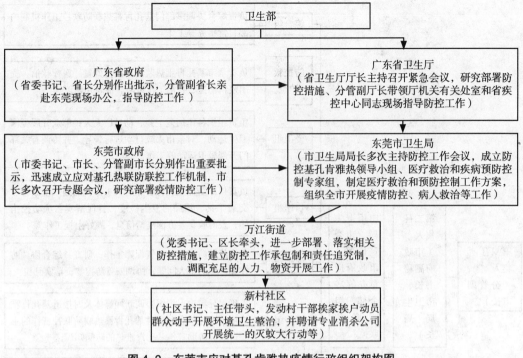

图 4-2 东莞市应对基孔肯雅热疫情行政组织架构图

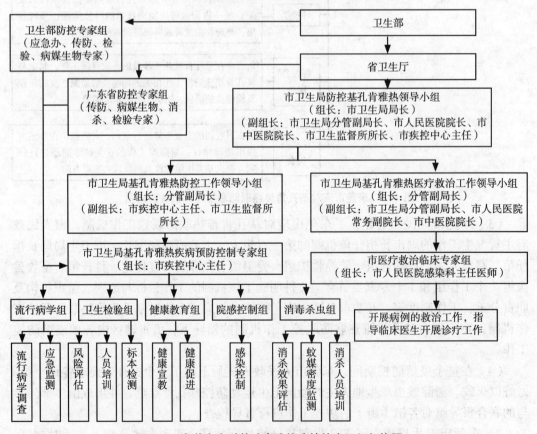

图 4-3 东莞市应对基孔肯雅热疫情技术组织架构图

下发基孔肯雅热防治相关方案和技术指引。

（1）东莞市卫生局成立了以卫生局局长为组长的防控基孔肯雅热领导小组。领导小组下设办公室和宣传资料组，办公室设在卫生局应急办，负责组织协调防控事务；宣传资料组负责统一对外发布基孔肯雅热防控和救治工作的有关信息。

（2）东莞市卫生局成立了基孔肯雅热医疗救治专家组和疫情防控专家组。医疗救治专家组成员为东莞市各医疗卫生机构从事急诊内科、感染科、中医内科、临床检验等方面的专家组成，主要负责制订临床救治方案和指导患者的救治；疫情防控专家成员为从事传染病防控、现场流行病学调查、院感控制、媒介控制、健康教育及卫生检验方面的专家组成，主要负责制订防控方案、指导防控工作、评价防控效果、研判疫情形势和标本检测。

（3）在整个疫情防控期间，东莞市卫生局先后印发了《东莞市应对基孔肯雅热疫情医疗救治工作方案》、《东莞市应对基孔肯雅热疫情预防控制工作方案》、《东莞市基孔肯雅热患者居家医学观察和住院治疗指引（试行）》、《东莞市基孔肯雅热应急监测方案》、《东莞市防控基孔肯雅热灭蚊效果监测工作评估方案》、《东莞市防控基孔肯雅热爱国卫生工作指引（试行）》和《关于开展对各镇街灭蚊效果（布雷图指数）检查监测和定期发布的实施方案》等16份文件，指导全市基孔肯雅热防治工作。

3. 采用分类治疗的策略，隔离治疗所有基孔肯雅热患者　由于本次疫情存在发病人数多、各年龄组均有发病、多数患者症状较轻的特点，为提高患者的依从性，同时减少因在医院集中隔离治疗对医疗机构和当地政府带来的巨大工作压力和经济压力，经国家、省和市专家研究决定：采用分类治疗的策略，隔离治疗基孔肯雅热患者。即对凡具备以下任一项的患者均采取在东莞市卫生局指定的基孔肯雅热定点医院住院隔离治疗：来自新发病地区的患者；有严重基础疾病者；有重要器官功能损害者；年龄≥65岁的老年人；年龄＜5岁的儿童；妊娠期妇女。凡具备以下任一项的患者均采取居家医学观察：对发病地区（村、社区）布雷图指数＜5的轻症患者；居住场所具备防蚊条件（有蚊帐、纱窗、纱门等防蚊设备）的轻症患者。此外，为充分发挥东莞市基孔肯雅热医疗救治专家组成员技术优势和对基层的指导作用，在疫情防控期间，东莞市卫生局安排部分专家组成员驻点新村社区，指导患者的救治工作。

在本起疫情处置中，共对98例基孔肯雅热病例进行住院隔离治疗，对184例病例进行居家医学观察，所有病例预后良好。分类治疗策略也得到了当地政府和群众的支持，取得了良好的社会效益和经济效益。

4. 采取分区域防控策略，开展以杀灭伊蚊成蚊和清除蚊虫孳生地为主的爱国卫生运动　根据受本次疫情威胁严重程度的不同，将基孔肯雅热防控区域划分为疫情核心区（万江街道新村社区）、警戒区（万江街道除新村社区外的所有社区）和监控区（东莞市除万江街道外的其他镇街）。防控区域内均以政府为主导、多部门配合，广泛动员群众参与以爱国卫生运动为主的综合防控策略。同时，对不同区域采取侧重点不同的防控措施。其中，核心区采取强力推进杀灭成蚊、清除孳生地等措施进行严防严控；警戒区采取设立临时监测点、加强症状监测，同时积极开展杀灭成蚊、清除孳生地，切断传播媒介等措施；监控区在医疗机构开展疑似病例监测，定期杀灭成蚊、清除蚊虫孳生地。

在整个疫情处理阶段，万江街道累计出动灭蚊人员达63 000多人次，消杀外环境面积约 78.9 平方公里，室内喷洒灭蚊 221 386 户次，清理积水容器 101 152 个，清理杂草、积水面积约 278 万平方米。

实践证明，采取分区域防控策略，效果良好，既使得防控工作重点突出，又节省了防控经费。

5. 启动疫点蚊媒密度调查工作 为了解疫点蚊媒密度，从而为预测疫情趋势和评估防控措施的效果提供依据，省、市、街道三级疾控部门联合开展了疫点蚊媒密度调查工作。每日开展一次布雷图指数调查（在布雷图指数下降到 5 以下并持续一周后，改为每 3 天一次）、每 4 天开展一次诱蚊诱卵器指数调查。首次调查中，新村社区布雷图指数高达 180、诱蚊诱卵器指数为 13，随着各项防控措施的开展，布雷图指数和诱蚊诱卵器指数均呈逐日下降趋势。从 10 月 14 日开始直至疫情平息，新村社区的布雷图指数一直维持在 5 以下的水平；从 10 月 9 日开始直至疫情平息，新村社区的诱蚊诱卵指数一直维持在 5 以下的水平。新村社区布雷图指数和诱蚊诱卵指数监测情况（见文末彩图 4-4）。

6. 对相关人员开展技术培训

（1）10 月 7 日，东莞市卫生局组织对全市各医疗卫生机构从事传染病医疗救治和防控工作的技术骨干共 150 余人进行基孔肯雅热诊疗和预防控制技术培训。

（2）10 月 3 日，东莞市爱卫办对全市各镇（街）爱卫办工作人员及消杀人员 70 余人进行防蚊灭蚊、清除蚊虫孳生地等方面的培训。

（3）10 月 6 日，东莞市疾控中心对万江街道聘请的所有消杀人员开展了灭蚊技术培训。

（4）10 月 6 日~7 日，万江医院对新村辖区内 65 间工厂企业及小作坊的负责人 65 人进行基孔肯雅热防治知识培训。

7. 多渠道开展基孔肯雅热防治知识宣传，动员社区群众人人动手，参与净化环境活动 疫情发生后，东莞市、万江街道两级政府及有关部门紧急制作防控蚊媒传染病的宣传册、宣传画、宣传动画片等，紧急安排印制和播放。在本起疫情处理期间，仅东莞市级和万江街道共印制基孔肯雅热宣传册 53 万册、宣传画 13 000 张；在电视台播放动画宣传片 533 次、累计播放时间达 267 分钟；利用手机发送健康短信 40 万条；东莞市疾控中心还在中心网站上链接基孔肯雅热防治知识和科普文章。经卫生部专家组现场抽查，新村社区居民均了解基孔肯雅热防治知识，并表示支持政府采取的防控措施。

三、效果与评价

（一）对本次应急救援的评价

1. 与国外同类疫情相比，本起暴发疫情人群罹患率较低、疫情持续时间较短，减少了对群众健康和社会生活的影响，应急处置效果良好 本起疫情在 63 天内得到了控制，282 人罹患该病，罹患率为 46.86/10 万，而国外发生类似由输入性病例引起的社区暴发疫情后，疫情平均持续 98 天，发病 292 人，罹患率达到 78.28/10 万，本次疫情无论在罹患率还是疫情持续时间上都低于国外同类疫情，处置效果良好。

2. 有关人员评价 卫生部派驻东莞市基孔肯雅热疫情防控专家组组长王子军研究员在接受媒体采访时对东莞市基孔肯雅热疫情防控工作如此评价："此次东莞的整个应

对和防控措施都很得当，可以说在防控基孔肯雅热疫情方面，东莞的经验也将成为国家的经验。"

时任广东省副省长的雷于兰同志也指出："东莞市高度重视基孔肯雅热疫情防控工作，迅速建立联防联控工作机制，严密部署防控工作，确保防控工作落实到位，取得了明显成效。"

（二）经验与教训

1. 经验

（1）在重大传染病疫情发生后，必须强调政府职责、落实部门联防联控机制：基孔肯雅热是一种通过白纹伊蚊传播的蚊媒传染病，疫情发生后，杀灭成蚊、清除蚊虫孳生地是控制疫情的关键。而这两项措施的落实需要广泛的社会动员和投入大量的人力、物力、财力，仅靠卫生部门是无法实现的，必须充分发挥政府在控制传染病疫情中的主导作用和实行部门联防联控，才有可能在短时间内控制疫情。其他重大传染病疫情防控也是如此。

（2）在虫媒传染病防控中，社区、群众的参与至关重要：防控虫媒传染病的两个最重要的措施——室内外喷洒灭蚊和翻盆倒罐清除蚊虫孳生地都离不开社区的支持和群众的参与。因此一旦发生疫情必须充分发动群众支持、参与防控工作。

（3）各级政府及卫生部门及时介入，给予行政上和专业上支持，确保本次疫情在短时间内得到控制：本次疫情发生后，国家、省、市、街道几级政府主要领导通过文件批示、现场指挥、督导检查、主持召开会议等方式指挥疫情防控工作，体现了各级政府对本次疫情的重视和支持，这种重视和支持是确保疫情得到有效控制的重要行政保证；同时各级医疗卫生专家面对国内第一起基孔肯雅热暴发疫情，在无现成的防治经验和指南可供借鉴的情况下，根据自身常年从事传染病防控工作积累的经验和实际工作需要不断摸索、大胆创新，制定了一系列基孔肯雅热防治方面的技术性文件，为确保疫情得到有效控制提供了重要的技术保障。

（4）省、市两级疾控中心较强的现场流行病学调查能力和实验室检测能力，使得本起疫情得到了快速确认，为疫情防控赢得了时间：东莞市疾控中心接到疫情报告后，及时组织专业人员开展现场流行病学调查，根据初步调查结果，迅速判断为一起传染病暴发。根据患者的临床表现和病例三间分布（时间分布、人群分布、地点分布）特点初步考虑为登革热暴发。在血常规和登革热特异性项目检测结果不支持登革热诊断后，现场调查人员根据自身的知识积累，提出了"疑似基孔肯雅热"暴发的设想并随即将患者的血液标本送广东省疾控中心进行基孔肯雅热病毒核酸检测。广东省疾控中心接到标本后连夜开展检测并从10份上送的患者血液标本中检测到基孔肯雅热病毒核酸，从而确认东莞市发生了国内首起基孔肯雅热病毒暴发疫情。从东莞市疾控中心开展现场调查到广东省疾控中心确认疫情为基孔肯雅热暴发，前后不足24小时，体现了疾控中心较强的流行病学调查能力和实验室检测能力，为及时采取措施、控制疫情赢得了时间。

2. 教训

（1）疫情发生地日常的爱国卫生工作未能落到实处，导致当地蚊媒密度高，是造成本起疫情发病人数多、扩散范围广的重要原因：调查发现，疫情发生地的环境卫生较差，废弃的塑料袋、盆盆罐罐等未能及时清理，里边的小积水成为伊蚊孳生地，为病毒的快速传播和扩散创造了条件。虽然东莞市于2004年已成功创建为"国家卫生城市"并于2009年通过了"国家卫生城市"复评审，但部分镇（街）存在迎检前突击搞卫生，日常爱卫工作不落实的现象。在对新村社区首次布雷图指数调查中，疫点的布雷图指数高达180。这意味着一旦有患者或病媒传入，疫情将迅速蔓延。建议建立常规的爱国卫生工作督导机制、反馈机制、责任追究机制，将爱卫工作落到实处，将蚊虫密度控制在警戒线之下，这样即使有蚊媒传染病患者或病媒输入，也不会导致疫情的快速传播和扩散。

（2）当地群众卫生意识和卫生习惯较差、卫生知识缺乏，也是导致本起疫情快速扩散的另一重要原因：调查发现，当地居民普遍有养殖水生植物和储水的习惯，但又未能做到对养殖容器或储水容器定期清洗、换水，从而使得这些容器中的积水成为伊蚊孳生地，导致当地蚊媒密度高，为疫情的快速传播和扩散提供了有利条件。调查还发现，多数居民卫生知识缺乏，对虫媒传染病的危害和基本知识缺乏了解。建议媒体及相关机构应加强传染病防治知识公益宣传，这将不仅有助于提高群众的防病意识、动员群众养成良好的卫生防病习惯，而且一旦有疫情发生时也能使群众更好地配合当地的政府和有关部门积极采取各项防控措施。与紧邻我省的香港相比，包括东莞市在内的内地主流媒体开展疾病防治知识的公益广告宣传偏少，而且普遍存在着平时不宣传，往往在重大疫情发生后才开始宣传的"马后炮"现象，明显与我国"预防为主"的卫生工作方针相悖。建议强制各类新闻媒体必须辟出一定的版面或时间用于包括传染病防控在内的公益广告宣传，真正做到未雨绸缪。

（三）类似案例处置原则

1. 接到疫情报告单位疑似传染病暴发的报告后，接报单位应迅速组织专业人员进行现场调查。通过对接诊医生和其他关键人员的访谈、查阅医疗记录或集体单位缺勤记录、对患者开展个案调查、开展入户调查及采样检测等方法核实是否出现疾病暴发并明确诊断。必要时请求上级疾控中心的支援。

2. 任何传染病在人群中的传播和扩散，都离不开传染源、传播途径和易感人群这三个环节，并受到自然因素和社会因素的影响。在发生传染病暴发时，应围绕这三环节、两因素采取有针对性的措施。

3. 各级医疗机构平时应加大对专业人员新发传染病防治方面的培训力度，为新发传染病防治作好技术储备。

4. 在新发传染病疫情应急处置中，可能会面临经验不足、无现成的诊断标准、防治指南或指引等可供借鉴等情况，这需要医疗卫生专业人员在实践中不断摸索、大胆创新、适时调整防治方案。

5. 较之于其他传染病，新发传染病暴发更易引起各级政府、有关部门、媒体及群众的关注，这虽然会给医疗卫生部门的防治工作带来巨大的压力，但也可以使整个防治工作得到政府、有关部门及群众更大的支持和参与，有利于疫情的防控。

四、问题思考

1. 请围绕传染病传播的三环节、两因素，简述在蚊媒传染病暴发疫情应急处置中，应采取什么样的防制措施？

问题解答：传染源、传播途径和易感人群是构成传染病在人群中传播的三个环节；自然因素和社会因素对一些传染病的流行起着重要作用。在蚊媒传染病暴发疫情应急处置中，围绕"三环节、两因素"应重点采取以下防制措施：

（1）隔离治疗病人：根据实际情况，可采取居家或住院隔离治疗方式；家庭或病房要做好防蚊措施。

（2）杀灭传播媒介：采取室内外喷洒灭蚊和清除蚊子孳生地的方法杀灭传播媒介，降低媒介密度。

（3）做好个人防护：通过挂蚊帐、点蚊香、搽避蚊剂、穿长袖衣裤等方式做好个人防护，减少被蚊虫叮咬、感染疾病的机会。

（4）改变不良的生活习惯：养殖水生植物，至少每周换水一次同时将容器洗净；在疾病流行期，尽量不要养殖水生植物；将废弃的盆盆罐罐倒置，避免积水。

2. 在蚊媒传染病暴发疫情的应急处置中，开展蚊媒密度调查的意义何在？

问题解答：在蚊媒传染病暴发疫情的应急处置中，开展蚊媒密度调查的主要意义在于：

（1）预测疫情发展趋势；

（2）评估防控措施效果。

（张巧利）

第三节　中国 2009 年甲型 H1N1 流感大流行

前　言

2009 年，面对全球和中国甲型 H1N1 流感防控的严峻形势和复杂局面，经历了 2003 年 SARS 之痛的中国政府在本次甲型 H1N1 流感防控战中反应快速，决策果断，实时监测国际疫情、舆情和防控工作，密切关注全国各地防控措施和工作意见，积极提交专家论证评估疫情发展态势和防控措施，并针对疫情发展不同阶段及时调整防控策略，有效控制了疫情在中国的扩散和蔓延，形成了一套具中国特色的"联防联控，依法科学处置"防控经验。

一、案例简述

（一）背景知识

流行性感冒（influenza，简称流感）是由流感病毒引起的急性呼吸道传染病，也是一种潜伏期短（1~3 天）、传染性强、传播速度快的疾病。每年全球因流感而导致的重症病例约为 300 万 ~500 万人，死亡人数约为 25 万 ~50 万人。其主要通过空气中的飞沫、人与人之间的接触或与被污染物品的接触传播。

流感病毒分为甲、乙、丙三型，其中甲型流感病毒易发生变异，包括亚型内的变异（即抗原漂移）和新亚型的出现或旧亚型的重现（即抗原转变），甲型流感病毒对人类健康威胁最大。流感病毒最大的特点是其复杂性和多变性，以甲型流感病毒为例，根据其血凝素（HA）抗原和神经氨酸酶（NA）抗原的不同至少有 144 种不同的亚型组合，流感病毒不断变异，其变异的几率是普通病毒 10 万 ~100 万倍。正是由于流感病毒的复杂性和多变性，所以需要不断更换流感疫苗组分，并组织疫苗接种，做好物资储备，时刻应对可能发生的流感大流行。

流感大流行是指当甲型流感病毒出现新亚型或旧亚型重现，人群普遍缺乏相应免疫力，造成病毒在人群中快速传播，从而引起流感在全球范围的广泛流行（图4-5）。流感大流行具有发病率高、传播迅速和波及范围广的特点。历史上曾多次发生流感大流行，仅20世纪就有三次流感大流行，由于当时没有有效的防治措施，造成数千万人的死亡。如1918年的世界流感大流行在全球造成了至少2500万人的死亡，超过第一次世界大战死亡总人数。

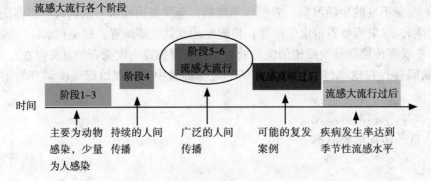

图4-5 流感大流行各个阶段示意图

2009年4月份从北美发现的甲型H1N1流感病毒是一种从来没有被发现过的四源重配的H1N1流感病毒，其内部基因分别来自猪流感、人流感和禽流感病毒（图4-6）。该病毒导致的本次流感大流行最大的特点一是传播速度快，二是不断蔓延过程中，逐渐显露出致病性相对温和。

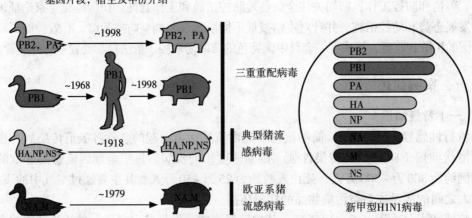

图4-6 新甲型H1N1流感病毒基因来源

（二）案例还原

1. 事件过程

（1）国际：2009年3月，甲型H1N1流感在墨西哥暴发，并发生青壮年、儿童死亡，不到半年疫情传遍全球。6月11日，世界卫生组织将甲型H1N1流感警戒提升至六级，这是世界卫生组织41年来首次发布最高级别的传染病流行警告，意味着甲型H1N1流感进入全球大流行。

在疫情发生初期，很难预测突如其来的新发传染病的危害和影响程度。为减缓疫情的蔓延、最大程度地减小其危害，包括WHO在内的各种国际组织和许多发达国家对此次疫情采取了一系列积极的防控措施。美国于4月26日第一次宣布了公共卫生紧急状态，并进行了数次更新，2009年10月23日宣布进入甲型H1N1流感全国紧急状态；日本设立了以首相为负责人的新型流感对策本部，负责统一指导、协调政府各部门的疫情防控工作，2009年5月11日紧急出台了《甲型H1N1流感对策行动计划》，防止疫情在国内扩散；墨西哥成立了国家卫生安全委员会来分析、监测、评估国家卫生策略安全问题，并提出相关的策略。

（2）国内：2009年4月25日，卫生部接到世界卫生组织通报后，中国政府及时组织了专家研判疫情，密切关注国际疫情和防控工作动态，建立了有效的联防联控工作机制，第一时间从美国疾控中心获得甲型H1N1流感病毒序列，启动了甲型H1N1流感快速诊断试剂、疫苗和药物研发项目，为应对可能发生的大规模疫情做好技术储备。中国香港特别行政区卫生署、澳门卫生局，也在借鉴WHO相关技术的基础上，依据本地区甲型H1N1流感暴发情况，制订甲型H1N1流感防控有关的措施。

2009年4月30日，为防止疫情快速传入我国，经国务院授权，卫生部及时将甲型H1N1流感纳入《传染病防治法》规定的乙类传染病管理，并采取甲类传染病预防控制措施，同时纳入《国境卫生检疫法》规定的检疫传染病，这一决策对我国"外堵输入、内防扩散"疫情防控策略的有效实施起到了关键作用，提供了法制保证，有效延缓了疫情在我国的输入、扩散和流行速度。

2009年7月10日，随着对甲型H1N1流感病毒认识的深入和疫情的变化，卫生部将甲型H1N1流感由"乙类传染病采取甲类传染病预防控制措施"调整为"采取乙类传染病预防控制措施"；由"检疫传染病"调整为"监测传染病"，这不仅确保了防控措施拥有充分的法律依据，而且确保了更多的基层卫生资源投入防控工作。

2009年5月11日，四川省确诊中国内地首例输入性甲型H1N1流感病例。5月29日，中国内地首次出现二代病例。6月甲型H1N1流感疫情从航空、陆路等口岸较多的东部省份向内陆省份扩散，11月底病例数达到高峰。整个疫情发展经历了5月份至8月中旬输入性病例为主，低水平流行期；8月底以来疫情快速上升趋势期，并广泛传播，以中小学校为主的甲型H1N1流感暴发疫情大幅度增加；11月初至12月初达到疫情流行高峰期；之后甲型H1N1流感疫情呈下降期。截至2010年1月24日，中国境内31个省份共报告确诊病例125 817例，死亡病例764例，其中儿童、孕妇以及基础性疾病患者为主要受害者（图4-7）。

2. 事件结果 2010年8月10日，世界卫生组织宣布全球进入"流感大流行后期"，甲型H1N1流感活动水平已恢复到季节性流感水平。同时，世界卫生组织建议各国继续加强流感监测工作，持续关注流感病毒的活动水平变化。中国流感活动趋于平稳，流感病毒活动水平低于往年同期水平。针对世界卫生组织的建议和当前中国流感疫情的变化，中国适时调整了流感监测策略：一是进一步优化全国流感监测网络。目前全国流

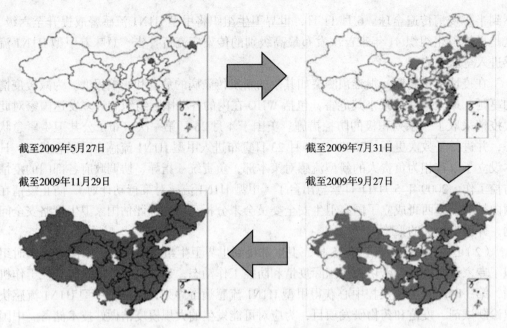

截至2009年5月27日　　　　　　　　　　　　　截至2009年7月31日

截至2009年11月29日　　　　　　　　　　　　　截至2009年9月27日

图 4-7　中国甲型 H1N1 流感疫情播散图

感监测网络共有网络实验室 411 家、哨点医院 556 家，每年 95% 以上的哨点医院能够及时报告监测数据并完成标本采集和运送任务。二是进一步提升监测水平和质量。到 2012 年底，全国 50% 以上的省级疾病预防控制中心建成省级流感参比中心，70% 以上的网络实验室能够独立开展病毒分离工作。计划到 2015 年底，全国 90% 以上的省级疾病预防控制中心要建成省级流感参比中心，90% 以上的网络实验室能够独立开展病毒分离工作。三是积极发挥中国疾病预防控制中心在全球流感监测网络中的重要作用，逐步具备中国流感疫苗毒株的预测和推荐能力。

二、应急处置

面对流感大流行的威胁，世界卫生组织及各国政府一直非常重视应对与防控。世界卫生组织于 1999 年制定了《流感大流行准备和应对指南》，并于 2005 年和 2008 年进行了修订。在该指南中，世界卫生组织明确指出早期的快速围堵、疫苗研制和药物的快速使用、强有力的监测网络、公开透明的信息共享是流感大流行应对的关键因素。中国也根据世界卫生组织的指南制订了相应预案，统一指挥协调中国的流感大流行应对工作。

（一）应急处置指挥组织架构

中国拥有 13 亿人口，人口流动规模大，公共卫生基础与发达国家存在较大差距。经历了 2003 年 SARS 之痛后，中国政府和中国公共卫生能力面对可能的流感大流行以及其难以预料的潜在危害，不知能否经受住这次甲型 H1N1 流感大流行的严峻考验。中国政府从疫情初期就根据世界卫生组织的应对指南要求，从国情考虑，制定了"高度重视，积极应对，联防联控，依法科学处置"的防控原则，成立了由当时的卫生部牵头、33 个部门参与的"应对甲型 H1N1 流感联防联控工作机制"（图 4-8），依靠专家科学制定、适时调整防控策略，采取了一系列科学措施保障公众健康和生命安全，维护社会和谐稳定，保障经济正常运行。

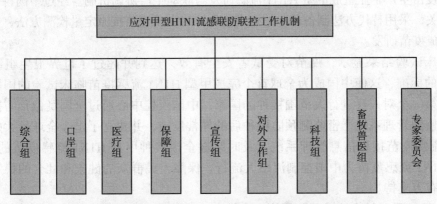

图4-8 国家应对甲型 H1N1 流感联防联控工作机制图

（二）2009 年中国应对甲型 H1N1 流感的应急救援措施

1. 科学制定防控策略 中国政府密切关注甲型 H1N1 流感疫情在中国的传播态势，针对疫情传播不同阶段的具体情况，分别提出了切合中国实际的防控策略（图4-9）。

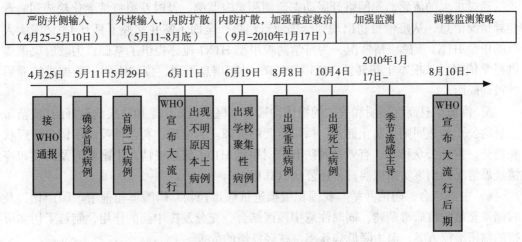

图4-9 中国内地甲型 H1N1 流感防控阶段划分

在疫情输入前，采取严格的外堵输入政策，加强密切接触者管理；在疫情输入期，采取外堵输入、内防扩散、堵防并重、削峰缓疫的策略；在疫情高峰期，采取内防扩散、加强重症救治阶段策略；在疫情消退期，采取加强重症救治，强化病原学监测，开展防控工作阶段性评估及时总结防控经验策略；在世界卫生组织宣布流感大流行后期，结合中国疫情实际，积极调整流感监测策略，优化流感监测网络，提高监测质量。

2. 迅速研制并分发检测试剂 甲型 H1N1 流感在墨西哥暴发的消息一经发布，国家流感中心在 72 小时内快速研制出甲型 H1N1 流感病毒的检测试剂盒，并迅速将其发放给全国疾控系统、军队疾控系统和检验检疫系统。同时，国家流感中心通过世界卫生组织，向古巴、蒙古、越南等12个国家和澳门地区提供中国自行研制的检测试剂盒，帮助其他国家抗击甲型 H1N1 流感。

3. 率先开发甲型 H1N1 流感疫苗并及时投入使用 2009 年 6 月初，中国组织多个部门和疫苗生产企业组成甲型 H1N1 流感研发与联动生产协调机制。经过中国科研人员努力攻关，采用替代方法制备相应的标准物质，建立了疫苗抗原定量检测方法，提前一个月完成疫苗研发。

临床试验结果显示，疫苗对受试者安全有效，达到并超过了世界卫生组织对流感疫苗的标准，这使中国成为全球首个完成甲型 H1N1 流感疫苗临床试验的国家。中国也是第一个对人群进行大范围接种的国家，中国疾控中心通过全国疑似预防接种异常反应监测管理系统严密监测预防接种后的异常反应，并建立了迄今全球最大的甲型 H1N1 流感疫苗接种信息管理系统，及时掌握全国接种甲型 H1N1 流感疫苗的进展。甲型 H1N1 流感疫苗为中国控制流感大流行、保障人民群众的健康和社会的稳定发展提供了有力支持。

4. 迅速及时扩大流感监测网络 疫情发生后，为及时了解疫情的发展趋势，监测病毒的变异情况，中国政府及时将流感监测网络扩大到 411 家流感监测网络实验室和 556 家哨点医院，覆盖了中国的全部地市和部分重点区县，并在 2010 年 9 月份全部开展工作。用如此短的时间建立如此庞大的流感监测网络，这在世界上是史无前例的（见文末彩图 4-10）。

通过扩大的流感监测网络开展动态监测和实时监测，及时获得疫情变化趋势和病毒变异情况信息，从疫情最初出现到全国流行趋势，全面了解并掌握了具有 13 亿庞大人口的甲型 H1N1 流感疫情情况，为科学防控甲型 H1N1 流感提供了基础，为政府决策提供科学依据，从根本上扭转了 2003 年 SARS 时期信息不通、疫情不明、防控措施滞后的被动局面。

5. 疫情信息高度透明和有效的媒体沟通 掌握正确知识是预防疾病最好的"疫苗"，信息的公开和透明则是防止谣言传播最重要的屏障。为准确、科学地反映中国疫情现状和趋势，指导公众科学、有效地预防和应对甲型 H1N1 流感疫情，中国政府及时发布疫情进展情况，用事实击破谣言，还公众以真相。

6. 中西结合，防治并举 我国积极推进抗病毒药物"磷酸奥司他韦"国产化，及时储备充足的抗病毒药物，同时注意中西医结合，充分发挥中药的作用，制订了切实可行的临床治疗方案，努力降低病死率，减轻疫情的危害。

7. 根据疫情不同阶段特点，规范分类收治，突出救治重点 医疗救治工作是甲型 H1N1 流感防控中的关键环节，医疗救治政策制定好坏将直接影响到人民的生命安全，而医疗机构是应对流感大流行的主战场，其准备和应对能力直接反映中国医疗救治水平。首发病例出现前，确定定点医院，开展演练和培训，做好相关的物资准备；首发病例出现后，进一步加强组织领导，成立联防联控工作机制，积极开展医疗救治工作；重症病例出现后，确定重症病例集中收治医院，集中患者、集中专家、集中资源、集中救治；孕妇病例出现后，指定实力较强的三级甲等综合医院集中收治重症孕产妇。医疗救治措施根据不同时期出现的病例情况及时进行了调整，定点医院收治集中了当地优势的医疗资源和技术力量，为甲型 H1N1 流感患者成功救治奠定了扎实的基础。采取部省属医院对口指导、当地大型综合医院托管、就近治疗等医疗救治方式，充分发挥了部省属大型综合医院的技术优势，切实解决了基层传染病院或传染病区救治能力不足的问题，成功救治了甲型 H1N1 流感患者，有效减少了重症病例的病死率。

8. 及时保障应急资金和物资 在突发事件发生后，无论是应急响应还是灾后重建，都需要庞大资金支撑和物资保障。政府掌管社会资源再分配毫无疑问必须要担负起这种责任。突发公共卫生事件，需要强大的应急物资储备机制和储备库，以及人员培训、宣传教育、疫情监测、患者救治、检验检疫、应急处置等工作所需的资金和物资。在甲型 HIN1 流感防控过程中，资金和物资保障为打赢甲型 H1N1 流感防控这场硬仗提供坚实基础。

9. 应急队伍不断壮大 在卫生应急人员队伍建设上，国家层面组建了 6 类 32 支约 300 人的突发公共事件卫生应急处置国家级专业队伍和反恐怖袭击卫生应急专业队伍，省地县三级也建立了由医疗和疾控技术人员组成、覆盖相关专业的卫生应急处置队伍。中国疾控中心早在 2005 年就成立了流感大流行应对准备技术组，密切关注全球及中国流感流行态势；国家流感中心于 1957 年成立，为全国的流感防控提供技术支持，1981 年国家流感中心加入世界卫生组织全球流感监测网络。

三、效果与评价

（一）本次应急救援的评价

政府应对甲型 H1N1 流感工作，得到了广大民众的理解与支持，大大提升公众对政府的满意度和公信度。在疫情防控的整个过程中，社会舆论态势平稳，社会心理稳定，没有出现恐慌情绪，民众对疫情防控工作成效满意。2009 年 12 月，由中国青年报社会调查中心通过"题客调查网"进行的一项调查显示 85.2% 的民众对中国甲型 H1N1 流感疫情的防控满意。

中国科学有序地应对甲型 H1N1 流感工作，取得了国际社会的认可与好评，大大提升了中国政府的国际形象。世界卫生组织总干事陈冯富珍表示，在疫情暴发后，中国政府发挥了强有力的领导作用，防控措施积极有力。她丝毫不怀疑中国政府有能力抵御这次疫情，并赞赏中国国家领导人为控制疫情所作出的努力。世界卫生组织驻华代表称"中国采取的措施十分有效"。甲型 H1N1 流感暴发后，中国政府采取了一系列严格防范措施，西方社会从开始指责中国反应过度，到后来又认为"中国人做了一件聪明的事情"，《纽约时报》说"中国是唯一一个能够采取如此严格措施的国家"。事实证明，甲型 H1N1 流感防控不仅有效地保护了国民健康，同时也为中国树立起积极负责任的国际形象，特别是在疫苗研发、临床科研等方面取得了国际领先的成效。中国疾病预防控制中心和中国生物制品检定所为甲型 H1N1 流感疫苗研制作出了突出贡献。2009 年 8 月 21 日中国通过大规模临床观察及时报告的"甲型 H1N1 流感疫苗打一针即有效"的消息，鼓舞了全球的"甲型 H1N1 流感"免疫接种工作。《新英格兰医学杂志》述评认为，中国甲型 H1N1 流感防疫与研究工作很有成效，已在较短时间内建立了强有力的疾控监测和应对系统，早期发现、诊治、应对新发传染病能力获得显著提升。

（二）处置经验

1. 早期积极应对 在疫情发展初期对疫情发展重视不够，防控措施不够得力，未能堵住疫病的源头并有效切断疫情传播的途径，是有关国家应对此次甲型 H1N1 流感疫情的一个深刻教训，也是导致此次甲型 H1N1 流感在全球多国蔓延和扩散的一个重要原因。例如，墨西哥在疫情出现的头半个月内行动迟缓，在掌握疫情源头、感染途径、地域分布、传播特点等方面几无作为，错失了阻止疫情扩散的最佳时机。从国外发生甲型 H1N1 流感疫情开始，中国政府即开始采取严密措施，利用 SARS 时期积累起来的硬件设备，尽最大可能避免外来输入性病例。虽然后来国内仍发生了输入性病例，并且国内很多病例也是因输入性病例传播所致，但严密的防控至少延缓了输入性病例在中国境内传播。

2. 依靠专家科学制订、适时调整防控策略　在疫情防控过程中，中国政府充分依靠专家和科技的力量，及时制订和完善疫情防治方案，集中力量攻克技术难题，提升了疫情防控的技术水平。每一项重要的防控策略和措施都是基于对疫情和防控形势的动态分析，基于专家们的广泛、深入论证。

3. 联防联控，有效应对　中国于 2009 年 4 月 27 日成立了由卫生部牵头，出入境检验检疫、外交部等 33 个部门和单位参与的应对甲型 H1N1 流感联防联控工作机制，形成齐抓共管、协调一致的有序格局。联防联控工作机制发挥了专业部门的重要作用，积极动员了社会参与，保证了国民经济和社会生活的正常运行，构筑起我国防控甲型 H1N1 流感的坚固防线，体现了社会主义制度的优越性。

（三）类似案例处置原则

类似的流感大流行处置原则主要有以下几个方面：一是政府强有力的组织领导和指挥以及多部门合作机制；二是依靠专家科学制定并适时调整防控策略；三是快速研发检测试剂盒疫苗等关键技术产品；四是完善监测网络，实时把握疫情及监测病毒变异；五是疫情信息高度透明和有效的媒体沟通，及时消除了民众的恐慌情绪，维护了社会的和谐稳定；六是注意发挥中医药作用，中西医结合，制订切实可行的临床治疗方案，努力降低病死率，减轻疫情的危害；七是主动开展国际合作及时获得信息。

四、问题思考

中国基本建成政府领导、统一指挥、属地管理、分级负责、部门协调、分类处理的突发公共事件卫生应急指挥体系，此次建立的应对甲型 H1N1 流感联防联控工作机制也发挥了重要作用。但从实际工作情况，在应对突发公共卫生事件的体制、机制方面仍存在一些有待进一步研究解决的问题，应对重大突发事件的联防联控工作机制需要进一步完善。一是联防联控工作机制的可持续性，应对甲型 H1N1 流感联防联控工作机制是一个临时性的应急工作模式，不具有长期可持续性，很多需要日常化和制度化。二是如何实现快速决策与科学决策之间的平衡。紧急情况下的决策，既需要快速有效也需要尊重科学。三是如何充实基层应急管理力量。当前，我国基层应急管理体系建设总体仍显薄弱。基层调研中多地均反映应急人员编制少，难以满足应急工作需要。

（邢学森　马会来）

第四节 深圳某妇儿医院院内感染暴发事件

前 言

院内感染是医院难以避免的现象，如果控制不好造成感染暴发，将会是社会极为关心的突发公共卫生事件之一。本案例描述了由分枝杆菌引起的医院内手术切口感染事件发生、查找事件发生的原因及有效处置过程。院内感染控制对提高医疗质量、防止群体性医疗事件发生有着重要意义。

一、案例简述

（一）背景知识

1. 院内感染　院内感染（nosocomial infection）又称医院获得性感染（hospital-acquired infection），是指就诊患者和医院工作人员从医院环境中受到感染而发生的额外疾病；包括就诊者在住院期间发生的感染和在医院内获得而出院后发生的感染，以及医院工作人员在医院内获得的感染。

引起院内感染的主要原因有：医院消毒隔离和无菌操作环节出了问题造成内交叉感染、药品和制剂受到污染致意外感染、抗生素及抗菌制剂使用欠合理引起继发感染等。一般认为，院内感染的发生率波动在 3%~20%，平均为 10%，将会增加患者的负担，引发超额死亡，是各级医院面临的常规任务。

2. 院内感染暴发　院内感染暴发是指在就诊的患者和医院工作人员中，短时间内出现多例同源性感染病例的现象。院内感染暴发的出现说明医院环境中引起院内感染的某种因素远超出了通常的暴露概率，感染性因素扩散的范围广泛。院内感染暴发通常属于突发公共卫生事件，甚至极容易转换成为社会危机事件。

院内感染暴发与社区人群疾病暴发有如下不同：首先，院内感染暴发时，医疗机构通常会寻求流行病学和实验室检测方面的帮助，有时会以咨询的形式报告疫情。第二，院内感染暴发调查需要得到医务人员的理解和配合，因为他们都是流行病学工作者的医学同行；因此，必要的行政委托和监督执法授权加上良好的调查技术，是调查获得成功的关键。第三，医院场所存在着诸多的病原体，包括细菌、病毒和真菌等，因此，引发院内感染暴发的病原体较难确定。第四，医院中的患者由于本身患病，要比社区人群更容易受到感染，但影响院内感染暴发的因素复杂，需要仔细调查才能识别。最后，院内感染暴发会导致不利的社会舆论，总会面临责任追究和法律诉讼，调查和处理的压力较大。值得指出，院内感染暴发调查也有优势：一是医院资料齐备，专业人员众多，为调查资料获取提供了方便；二是医院相对封闭，状态较易控制，是研究疾病的最好机会；三是医院病例种类较多，容易完成院内感染暴发的分析性流行病学调查；四是可以较好地控制宿主和医源性危险因素。

院内感染监测是常规性的院内感染预防控制方法，是指系统连续地观察医院环境中特殊人群中院内感染发生的频率和分布以及影响因素，以便有针对性地采取防控措施，降低发生率，早期发现和控制院内感染暴发。目前，我国建立了各级卫生行政部门领导、卫生监督机构依法督导、疾病防控机构技术支持和各级医院自查自纠为一体的院内感染监测和防控系统，包括管理制度和规范、感染源管理和监测、临床抗菌药物管理、消毒灭菌监督管理、医务人员手的清洁与消毒、医院卫生学监测、医源性传播因素的监测与管理、一次性无菌医疗用品管理、高危人群与主要感染部位的监管、患者探视与陪护制度、院内感染宣传教育等。

（二）案例还原

1. 事件过程　1998 年 6 月 3 日，深圳市卫生防疫站（深圳市疾控中心前身）接到深圳市某妇儿医院报告，该院从术后切口感染病例中，检出多例分枝杆菌阳性病例，请求技术支持。深圳市卫生防疫站立即组成由流行病、微生物检验和消毒监测等专业技术人员参加的调查团队，现场调查和处理工作随即展开。

流行病学专业人员了解到：1998 年 4 月 22 日该院发生首例手术切口感染病例，该例患者的手术时间为 4 月 3 日。从 4 月 3 日至 5 月 28 日期间，该医院共完成手术 292 例；从 4 月 22 日出现首例感染患者，至 6 月 28 日末例感染患者，共发生切口感染 168 例，切口感染总发生率为 57.5%。

从 4 月 22 日到 5 月 4 日期间，收集到妇产科术后切口感染病例 9 例，外科乳房切口感染 1 例。5 月 5 日和 8 日，医院领导先后召开有关科室会议，并采取了院内感染控制措施。5 月 6 日停止预约手术患者，5 月 14 起停止使用原有的手术物品。5 月 26 日手术室停止手术，5 月 27 日医院召开全体医生会议，停止接收产科住院分娩，安排妇产科患者转院，并联系院外专家来院指导院内感染控制工作。

流行病学初步分析表明：分析该起院内感染暴发的病例潜伏期发现，最长 154 天，最短 3 天，中位数为 24 天，其中 13~35 天共 135 例，占所有病例的 80.4%；进一步分析发现，早期手术的患者潜伏期长，后期患者潜伏期短。按月统计术后切口感染率，4 月份为 49.7%（89/179），5 月份为 69.9%（79/113），即暴露后期的感染率较高。

消毒监测专业人员了解到：168 例感染患者手术地点均在手术室，其中第一手术室（产科和妇科手术）221 例患者中伤口感染 139 例，感染率为 62.9%；第二手术室（其他外科如包皮环切、疝气等）71 例中伤口感染 29 例，感染率为 40.8%；而产房中自然分娩 416 例，所有会阴侧切的产妇中，均无感染病例发生。

调查团队注意到：发生手术后切口感染暴发的医院为当时深圳市唯一的妇产科和儿科专科医院，主要接收产妇分娩和承担妇科疾病的诊治，也完成部分小儿外科手术。是什么原因引起如此大范围的医院内手术后切口感染？深圳市政府和卫生行政主管部门高度重视这一问题，媒体和公众以及社会各界也普遍期待着得到说法。医院方承受着巨大的压力，医务人员也期望早日查明原因，采取针对性的措施，从而消除不良影响。

2. 事件后果　此次由分枝杆菌引起的医院内手术切口感染，属我国首次发生；从发病率和治疗难度上看，在全世界也是首次，引起国内外的广泛关注，也意味着该起事件对受害者造成了巨大的痛苦。

1999 年 1 月，卫生部面向全国下发了《关于深圳市妇儿医院发生严重医院感染事件的通报》（卫医发 [1999] 第 18 号），标志着该事件成为全国医疗卫生系统严重的医院内感染事件。

2000 年 4 月 25 日，深圳市福田区人民法院开庭受理原告李某状告深圳妇儿医院索赔案。从 1998 年 9 月起，先后有 120 名受害者委托律师提起诉讼，要求深圳妇儿医院承担感染及及其并发症的医疗费用、经济损失和精神损失，意味着该起事件的社会影响实属罕见。

二、应急处置

（一）应急救援指挥组织架构

该起疫情的基本应急架构为：市卫生行政部门主导，临床专家承担患者救治，卫生防疫机构完成调查处理，涉事医院全力配合。随着应急工作的进展，深圳市政府介入应急工作，得到广东省和国家相关行政和技术支持，邀请到国内外专家参与，注重媒体和公众的互动，并借助法律手段确定了患者索赔等事宜。具体组织机构包括：

1. 市卫生行政部门　接报疫情后，立即派人员进驻医院，成立了领导小组、患者诊治专家小组和预防控制专家小组，统筹各项防控措施。

2. 市政府　履行政府承诺，大力救治受害患者，全力支持各项调查和控制措施的落实；开放媒体，引导舆论，积极与公众的互动。

3. 广东省和国家层面　省卫生厅和卫生部有关领导到医院督导和检查工作；关于某市妇儿医院发生严重医院感染事件的通报最终由卫生部向全国下发。

（二）应急处置过程

1. 调查的启动　1998 年 6 月 3 日下午深圳市卫生防疫站接获情况后，由流行病学科牵头，邀站内相关专家第一时间感到医院，标志着现场流行病学调查启动。当时，是否需要介入，由哪个科室牵头是有异议的。按照职责分工，当时的流行病学科主要负责法定传染病控制，消杀科承担医院消毒监测任务。市卫生防疫站派遣人员一直参与了随后的工作，除流行病学专业人员外，消毒和微生物检验等多部门技术人员参加了该起疫情的调查和处理。

2. 院内感染暴发的核实　所有的感染病例都在该医院接受过手术。切口感染的所有患者具有相同或相似的临床表现：①从手术到发生切口感染的潜伏期长。②局部及全身症状轻，即使局部形成脓肿，也无明显的红肿热痛等炎性症状；约 14% 的病例伴有低热，体温在 37.5~38℃之间。③切口反复溃破，不易愈合；发病前 5~7 天，患者自觉切口不适，胀痛感及轻触痛。随着胀痛加重，能触及皮下小硬结节，局部皮肤微红。再经 3~4 天，表面皮肤变白，有搏动。自动溃破，或切开后见淡红色薄浓液流出，无臭，同时周围脂肪液化性坏死。液化坏死的伤口呈冷性溃疡创面，组织干净，分泌物不多。短期内不易愈合，反复破溃，形成脓肿、窦道，呈多发性病灶。

3. 病原体的确定　引发该起手术后切口感染的病原体是什么？这是院方最早想要解决的问题。医院方组织了本院的专家多次讨论，也向国内医科大学等专家咨询，企图解开病原体谜团。特异性的实验室检测技术支持是关键，当时的深圳市卫生防疫站初步具备了一定的能力。他们先后从 168 例感染者的切口分泌物中，分离到分枝杆菌共 73 例（43.5%）。值得指出，病原体的确定也经历了艰辛的探索过程。

首先，注意了第一手标本的采集。实验检测人员在院方医护人员协助下，多次到患者床边采样和接种。对伤口表面进行消毒处理，深层采集患者切口的脓液或血性分泌物及时送检。将切口分泌物直接接种于血平板、巧克力平板，分别进行好氧、微需氧、厌氧和 CO_2 培养和鉴定。

其次，认真仔细的进行病原体的分离和鉴定。例如，对6月3日至8日采集的27份切口分泌物标本进行病原学检测，接种平板后首先分离到的是金黄色葡萄球菌、表皮葡萄球菌，累积分别为12株和3株；虽然分枝杆菌菌落生长较缓慢，经35℃培养3~5天才在血平板上出现可疑菌落，但分离率较高，共20株。进一步分析还发现，在检测的27份标本中，分枝杆菌单项阳性13份；金黄色葡萄球菌单项阳性6份；而表皮葡萄球菌单项阳性仅1份；分枝杆菌和金黄色葡萄球菌同时阳性5份。因此，除分枝杆菌外，金黄色葡萄球菌也在考虑之列。而且，起初分离到革兰染色弱阳性和抗酸染色阳性的抗酸杆菌后，检验人员还增加了鉴别试验，排除了诺氏菌属、棒状杆菌属和红球菌属等可能的抗酸染色阳性的抗酸杆菌。

上述初步检测结果又紧密地结合了病例的临床特点，并初步反馈结果到临床，听取了临床医生和有关临床专家的意见；同时参考了同一批标本其他实验室的检测结果；及时邀请到国内有关专家，认真听取了他们的意见和建议，最后确定了最可能的病原体为非结核分枝杆菌。

4. 病例定义和病例数 本起院内感染暴发的病例定义经历了一定的变动。疫情处理初期，凡是在本医院接受过手术并发生了切口感染的病例，均被院方安排接受处理。市卫生局组成的调查组进驻后，对一定时间所有在该医院接受过手术者，均作为搜索对象，凡是切口感染者均纳入感染病例。市政府介入后，曾在深圳主要报纸发布病例"召回"信息，对可能暴露期间在该医院接受手术的所有病例进行了排查。

1998年4~5月，该医院共完成手术292例，其中168例发生切口感染，总发生率为57.5%。

5. 三间分布分析 调查组设计了流行病学调查表，采用面对面、一人一表的方式收集信息，包括基本情况、临床表现和手术史等感染因素。

该起手术后切口感染患者的分布如图4-11所示，从4月20日首例患者到6月28日最后1例，感染患者出现的时间间期较长。进一步分析发现，这与4月1日到5月28日期间，该医院292例手术患者的时间分布相一致。

切口感染与性别和年龄没有统计学联系。感染病例均在该院仅有的两间手术室接受过手术，而产房自然分娩的416例以及所有会阴侧切的产妇中，均无切口感染病例发生；实施剖宫产术产妇的新生儿脐带也无感染病例。

6. 形成暴发原因的假设 为查明引起本次感染的可能原因，考虑了如下几种可能。首先想到的是供应全院的手术器械包，是否压力蒸汽灭菌炉有问题？消毒学医生的调查结果表明，无论产科、妇科或儿科，只有在手术室接受手术者有感染，而向手术室、产房和门诊小手术室供应手术器械包的均由供应室一家提供，由同一压力蒸汽灭菌炉消毒。与手术有关的因素调查结果还显示，手术室和产房使用的缝合线为同一型号，与灭菌物品一样，均来自供应室；而手术室发生感染，产房无感染发生。因此，初步排除了医院供应室提供的手术器械包消毒环节可能的问题。

紧接着把注意力集中到手术室。第一，是否参与手术的医生、麻醉师和护士有携带者而造成了传播？调查结果发现，参与手术的医护人员22名，每位手术者的手术对象

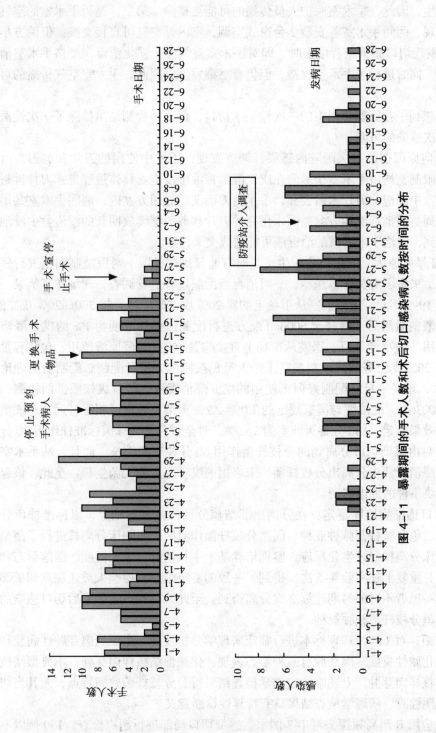

图 4-11　暴露期间的手术人数和术后切口感染病人数按时间的分布

中均有感染发生，感染率接近；所有医护人员鼻拭子培养结果未发现致病菌；部分医护人员既在手术室作手术，又在产房参与接生，也做过侧切手术，但手术室发生感染，产房无感染发生，因此，手术室医护人员传播的可能被排除。第二，是否手术室的空气传播？调查发现，两间手术室各安装 2 台窗式空调，室内外空气可直接交换。但院方早在 4 月中下旬发现切口感染患者增多时，即对手术室空气进行强化消毒，严格手术室消毒和灭菌规程，同时进行了手术室改造，但仍有感染发生，因此，手术室空气传播的可能性不大。

还有，想到了在医院使用中的一次性手术材料，但采样检测结果排除了一次性医疗用品引发此次感染的可能。

究竟是何原因引起本次医院内感染？调查发现，手术中使用的刀片和剪刀，由于高压消毒的限制，均由手术室于术前在戊二醛消毒液中浸泡。具体过程是：刀片拆封包装即放入方盆中浸泡，刀片术后丢弃，手术剪刀清洗后放回方盆内；两间手术室共用此盆消毒，每周更换消毒液和方盆，而未用完的刀片和剪刀继续放回新的浸泡盆中浸泡待用。因此想到，浸泡手术器械的消毒液可能造成交叉污染。

7. 验证暴发原因　卫生防疫医生（当时有监督执法权限）对医院制剂室进行仔细认真的调查，采集了有关样本送检，并对消毒液配制过程进行调查，现场作了笔录。结果发现，自 1995 年起，该制剂室从市场上购置 20% 戊二醛原液，按 300ml 20% 戊二醛，加 90g 亚硝酸钠激活后，稀释至 6000ml 配方进行配制，得到浓度为 1% 的戊二醛溶液供各科室使用。1998 年 3 月，医院从市场上直接购置 1% 戊二醛原液使用，包装容量和产品标识与 20% 戊二醛相同，制剂室工作人员仍按原配方进行配制。配制后的理论浓度为 0.005%，现场采集已配制好但未使用的戊二醛消毒液，经省级权威部门检测，实际浓度为 0.0036%，此浓度与国家规定的 1.0%~2.2% 灭菌有效浓度相距甚远。对该消毒液进行灭菌效果鉴定，180 分钟灭菌率为 16.9%，对金黄色葡萄球菌标准株作用 30 分钟有菌生长，对由感染切口分离到的分枝杆菌作用 60 分钟有菌生长。而且，从手术室使用中的戊二醛消毒液中分离出分枝杆菌，未启用的戊二醛原液无菌生长。至此，该起手术后切口感染事件的原因查明。

引发切口感染病原体鉴定：在分离出非结核分枝杆菌的基础上，以标准株龟分枝杆菌龟亚种、龟分枝杆菌脓肿亚种、偶然分枝杆菌作对照，对临床分离株进行了菌型鉴定。全部临床分离株经过生化反应、鉴别培养基上生长情况、生长温度、菌落形态和色素实验，而且重复上述实验 4~5 次，得到了一致的鉴定结果。检验人员还注意到了部分菌株是从同一患者不同的时期连续 2 次分离得到。至此，引起该起手术后切口感染的病原体确定为龟分枝杆菌脓肿亚种。

临床方面，对 114 份病理标本进行临床病理学分析发现，主要为肉芽肿性病变和非特异性慢性化脓性炎症。肉芽肿有三种形态表现：化脓性结核样肉芽肿、不典型结核样肉芽肿和结核样肉芽肿。上述临床病理学检查结果符合分枝杆菌致病特点，尤其当切口病原学检测阴性时，病理学检查结果具有特异性诊断意义。

另外，应用 B 超高频探头对 143 例术后感染切口局部进行超声检查，130 例以不规则低回声、脓肿混合性低回声、窦道回声等为共同声像图表现。上述 B 超检查结果也符合分枝杆菌致病特点，对彻底的临床治疗提供了临床辅助诊断依据。

8. 进一步调查　在明确了引起本次医院感染的病原体为龟分枝杆菌脓肿亚种，使本病的病原学特异性诊断成为可能。随后，从以下几个方面进一步开展了实验室检测工作：

（1）对环境可疑标本检测龟分枝杆菌脓肿亚种，为暴发原因的查明提供病原学依据。6月6~8日，共对38份空气样品、12份一次性医疗用品和20份医护人员的鼻拭子，检测龟分枝杆菌脓肿亚种，但均为阴性。

（2）完成了龟分枝杆菌脓肿亚种代表菌株的药敏试验，为临床治疗提供了依据。采用纸片法，根据各种抗生素的抑菌圈直径大小，对53株龟分枝杆菌脓肿亚种临床分离株进行41种抗生素的临床新药药敏实验，结果对选择临床用药、尤其是副作用较大的患者的临床治疗具有指导意义。有2株龟分枝杆菌脓肿亚种作为国家标准株，被国家入选中国医学细菌学保藏中心。

（3）采用ELISA检测本起暴发中的手术后切口感染患者恢复期血清龟分枝杆菌脓肿亚种抗体，为临床病程和预后提供依据，也为进一步验证引起暴发的病原体提供依据。采集本起暴发中的手术后切口感染患者恢复期血清364人份，用健康人血清94份、医务人员血清107份和正常孕妇血清50份作对照，分别采用龟分枝杆菌脓肿亚种国际标准株、临床分离株和中国代表株制备抗原，检测结果发现，手术后切口感染患者恢复期血清抗体阳性率分别为35.7%、32.1%和29.4%，而其他对照的抗体阳性率低于15%，证明此次感染是龟分枝杆菌脓肿亚种；但抗体阳性率偏低，说明ELISA抗体测定不能作为确诊指标。

（4）采用PCR技术对龟分枝杆菌脓肿亚种临床分离株进行了研究，自行设计一对引物，采用16S-23SrDNA间隔区序列PCR-RFLP法诊断龟分枝杆菌脓肿亚种，其扩增产物为一对380bpDNA。在此基础上，自行设计和合成一段生物素标记的寡核苷酸探针，用DNA斑点杂交技术快速鉴定龟分枝杆菌脓肿亚种，建立了快速、特异的鉴定方法，对治疗前后的感染病例分泌物标本259份进行测定，阳性率为60.6%，远高于培养分离率（11.6%）。同时，对龟分枝杆菌脓肿亚种临床分离株的16S-23SrDNA序列进行分析，其序列与国际标准株一致，进一步从分子生物学水平上证明临床分离株为龟分枝杆菌脓肿亚种。

（5）采用核酸脉冲电泳分析技术，对本次暴发分离到的53株龟分枝杆菌脓肿亚种进行电泳图谱分析，除4株外，其余的49株所得到的电泳图谱大小均匀相同，说明此次医院内感染暴发的病原体具有同源性，诸多的病例是由同一传染源引起。

（6）龟分枝杆菌脓肿亚种切口感染动物模型的建立：采用本起手术后切口感染病例分离到的龟分枝杆菌脓肿亚种代表株（编号9801），使用浓度为104个/ml，选用成年豚鼠80只，一组采用手术法，于后背部切开皮肤和皮下，对皮下组织、肌肉等采用钳夹等方式进行钝性挫伤，将细菌混悬液0.2ml涂抹于创面，缝合伤口。另一组采用注射法，将0.15ml细菌混悬液直接注射到皮下组织及肌肉内。术后1周，注射组50%的注射部位表面有小破溃，全部动物的注射皮下可触及硬结，突出于皮肤表面。术后2周全部动物均出现病灶，约1/3同时出现了淋巴结肿大。手术组在1周时42%的切口下出现硬结，其中11.3%出现溃破，术后13天切口硬结开始缩小，溃疡面积也缩小，术后1月切口愈合。由此可见，引起本次医院感染暴发的病原体为龟分枝杆菌脓肿亚种；注射法获得的动物模型更为理想。

9. 控制措施　采取控制措施以平息疫情，是院内感染受害病例、医院方和行政主管部门最为迫切的愿望，也是相关业务和责任单位、本地社会和公众共同的期盼。该起院内感染暴发采取的主要控制措施包括：

（1）患者救治：涉事医院最早采取的行动就是感染病例的治疗。凭借着"近水楼台"优势，院方专门多次召开会议，调集了院内相关业务专家和技术力量，早在感染病例刚刚出现、尚未显示暴发时，就为患者提供方便。市卫生局组织的调查组介入疫情后，也注意到进一步加强救治措施，包括调集市内各医院相关专家进驻，承担治疗任务；也及时地聘请了国内高等院校和著名医疗专家会诊，帮助感染者的治疗。整个治疗期 9 个月，始终为受害人提供了良好的医疗救治服务，得到了绝大多数感染者的理解和配合。

（2）停止医院对外服务：市卫生局组织的调查组刚刚进入医院时，就提出了这个问题。停止接受新患者，有利于感染病例的集中治疗；更重要的是，院内感染暴发原因没有清楚，收治新病例不符合道德伦理和社会公德。用时下的控制措施来说，叫做"关闭医院"，好像是一件合乎情理的事情，但在 20 世纪 90 年代可不是一件小事。停止接受新患者，给医院方、医院主管部门和政府形成了压力，也把该起医院内感染暴发事件推向了"风口浪尖"。但最先提出这一问题的应该是政府部门，也反映了改革开放特区领导的胆识。市卫生局调查组进入医院的次日，医院门诊楼外出现了"停止对外服务"的启示。这一停就是几个月，直到疫情调查处理完成。

（3）媒体发布和公众互动：与同时期的疫情处理相比较，笔者认为，该起院内感染暴发的处理中，媒体发布可谓先行先试较为成功的案例。这得益于深圳特区社会的开放和较好的媒体氛围。深圳市政府较早地在主导媒体上发布了该起疫情暴发的情况和调查结果，基本满足了社会和公众需求。同时，也开放媒体，使他们可以直接介入调查和报道。参与调查的临床诊断治疗及预防控制专家组也定期通过情况通报会向媒体发布消息。值得一提的是，深圳市政府在媒体上呼吁感染期间在该医院手术的患者回院检查和接受治疗，是极其负责任的举动，从而取得了社会和公众的信任和支持。

（4）开放的态度应对疫情：先后邀请了国内外许多专家，对患者的诊断、治疗和预防提供帮助和建议。湖南医科大学、同济医科大学和上海第一肺科医院等国内的专家协助诊治。邀请境外和国外有关专家和机构如香港卫生署、美国国立卫生研究院等专家给予技术支持，协助查明病原体。临床标本送往香港和卫生部药品生物制品检定所等国内多家实验室检测，也取得了重复性验证。

（5）法律手段的使用：一开始就注意到本次暴发可能引起的法律诉讼，注重调查结果的证据性；卫生防疫监督执法人员进行的行政执法调查取证，成为日后法律诉讼的证据。第二，深圳市政府及其行政主管部门有着良好的法律意识，一方面积极推动为患者提供优质、良好的服务，满足患者治疗的要求，解决生活中遇到的困难；同时，政府也支持患者通过法律诉讼解决赔偿等棘手问题。第三，深圳市的法律机构提供了较好的诉讼条件，及时的受理和判决也赢得了受害者的信任。通过法律通经圆满地解决了感染康复后患者提出的后续问题。

10. 调查结果的报告、反馈和发表　院内感染暴发疫情需要多学科联合攻关是当时的卫生行政首长秉承的态度，也是本起疫情调查得以圆满并至今仍能与同行分享结果的关键。

（1）调查结果发表的论文和科研成果：不完全统计，本起疫情发表的各类专业论文达 30 余篇，涉及卫生事业管理学、流行病学、消毒学、临床诊断和治疗学、病原体检测和试剂研制、分子生物学和动物实验等多个学科领域。已知申报的科研成果也有多项，并获得了较高的奖励。

（2）调查结果的报告和反馈：整个疫情调查处理期间，编写了疫情处理简报和文件，向有关领导和部门专题报告，也反馈到业务相关部门，为协调调查处理有关行动提供了信息保障。

（三）效果与评价

本起院内感染暴发突发公共卫生事件引发社会强烈反响和公众密切关注，社会和媒体的反应概括如下：

1. 医院是治疗疾病或寻求医疗帮助的地方，而结果却适得其反，在医疗过程中意外的感染疾病使受害人遭受痛苦和烦恼。

2. 院内感染的受害者在公众面前完全成为弱者，公众的关注和同情会一边倒地向着患者，院方唯有全力以赴的救治。

3. 如果医院被理解为以盈利为目的，一旦发生院内感染暴发将使调查和处理陷入严重误区，法律诉讼过程将变得艰难。

4. 医院、尤其是公立医院是政府执政为民的一个体现，院内感染事件曲解了政府行为，极容易引发社会危机事件。

同时，我们也意识到及时、科学和有力的行政干预，良好的媒体互动，边调查边采取控制措施，充分依靠法律手段等措施的落实，是防止该起严重事件转化为公共卫生危机事件、有效控制和平息暴发事件的根本。

三、问题思考

（一）事件回顾和总体印象

这是一起严重的医院内感染暴发事件。手术患者术后切口感染的罹患率高达 57.5%（168/292），主要发生在手术室的妇科患者和产科孕妇，也包括在手术室施行乳腺外科治疗的患者，成为严重的突发公共卫生事件。从 4 月 22 日发现首例感染病例，到 6 月 28 日最后一例感染患者，感染发生的持续时间长，给各方造成严重社会压力。患者感染切口经久不愈，反复溃破，伴局部和全身不适，给受害者带来严重的病痛和健康伤害。

这里也提出两个问题，与读者互动，相信读者会有更多的思考。

（1）请分别用"深圳妇儿医院院感事件"和"wound infection by M. Chelonae in Shenzhen"等相关关键词在"百度"或"谷歌"等互联网搜索引擎上点击，试试有何发现？从搜索结果中，你能得到什么感想？

（2）院内感染暴发与一般的传染病暴发相比较，在事件影响、病例救治、现场流行病学调查、责任追究等方面有什么异同？

（二）应急处置措施评价和分析

该起院内感染暴发采取的主要措施已如前述，包括患者救治、关闭医院、媒体发布和公众互动、邀请国内外专家参与、法律诉讼等，这些措施都发挥了良好的效果。

从流行病学调查过程和结果看，主要采用描述性流行病学方法，以个案调查为主，设计了流行病学调查表，对多数病例进行了面对面的询问。手术后切口感染临床诊断容易、手术时间确切，获悉了感染时间后，也计算出了潜伏期。分别描绘了病例的手术时间分布和切口感染时间分布图。这些结果基本能够反映事件的流行病学特征。本起院内感染暴发调查中，没有使用病例对照研究和定群研究方法，是否影响感染因素的判断呢？答案是否定的。这主要是因为引发本期院内感染的因素不是患者的原因，而是由于医源性因素。请读者对此作出思考。

（三）应急处置优缺点，建议和体会

回顾本起事件的调查和处理，如下几点值得借鉴：

1. 查明了事件的直接原因是浸泡手术器械的戊二醛消毒液错误配制而未能达到消毒效果。这与当时的卫生防疫站具有院内感染监督执法权限有关，调查依法完成，现场笔录等文书成为重要的依据。实施了全面调查，排除了消毒室手术器械包、手术室空气污染、手术室医务人员消毒不力、手术使用的一次性物品等作为传播因素的可能。

2. 系统完成了病原体的分离和鉴定等实验室检测，证明引发该起手术后切口感染的病原体为龟分枝杆菌脓肿亚种，还采用核酸脉冲场电泳技术，证明分离到的所有龟分枝杆菌具有较高的同源性。病原体确定及其药敏试验结果对临床治疗具有重要的指导意义。

3. 采取了强有力的行政措施，包括患者的积极治疗和心理援助，邀请国内外专家参与、适时全过程的媒体信息发布等，不仅最大限度地满足了患者的需要，也迎合了公众和社会各界的关注。

4. 采取法律手段解决受害者的民事索赔和后续遗留问题，既避免了政府的大包大揽，也合情合理地实现了受害者的诉求。

这里引申出如下几个问题，供读者思考：

（1）为什么说本起院内感染暴发可谓突发公共卫生事件，但还不是危机事件？

（2）本起院内感染暴发调查中的实验室检测技术，许多都是探索性的检测，却发挥了很好的作用，请您对这些检测方法的利弊作出小结。

（3）请您查阅本起院内感染暴发相关的行政责任追究和法律诉讼结果，分别阐明院内感染暴发调查与责任追究、法律强制部门的关系是什么？如果本起院内感染暴发发生在医患关系紧张的当下，请您设想将会面临怎样的责任追究和法律诉讼？请读者结合有关理论和方法予以补充。

（张顺祥）

第五节　广东惠来县接种疫苗引起群体性心因性事件

前　言

群体性心因性事件是以人为因素为主因而导致群体性的精神或心理反应，多发生在特殊地区特殊人群。它属于突发公共卫生事件之一，具有突发性、广泛性、复杂性和严重性等特点。本案例描述了一起接种乙肝疫苗引起群体性心因性事件的处置过程与方法。

一、案例简述

（一）背景知识

1. 预防接种　预防接种又称免疫接种（immunization injection），是根据传染与免疫的原理，用人工的方法，制备成自动免疫制剂（疫苗和类毒素）或被动免疫制剂（抗毒素、抗血清和丙种球蛋白等），通过适宜的途径接种于机体（或群体），从而机体（或群体）产生对某种传染病特异性的自动免疫和被动免疫。它是预防、控制乃至消灭传染病的有效手段之一，也是疾病防疫工作的主要任务之一。

我国是最早使用人工免疫方法预防传染病的国家之一，大致经历了3个时期：第一阶段为1950—1977年的"计划免疫前期"，20世纪60年代初期消灭了天花是我国预防接种工作最为辉煌的成就；第二阶段为1978—2000年的"计划免疫时期"，1978年卫生部提出计划的实施预防接种工作，标志着我国预防接种工作步入法制化和规范化管理的计划免疫时期，此阶段是我国预防接种工作的重要发展阶段，取得了显著成绩；第三阶段为2001至今的免疫规划时期，《中华人民共和国传染病防治法》、《疫苗流通和预防接种管理条例》（以下简称条例）、《预防接种工作规范》以及《关于实施扩大国家免疫规划的通知》等有关法律、法规、规范和通知的实施，对有效预防、控制传染病，保障人民健康和经济社会协调发展起到重要作用，也是我国免疫规划工作进一步走向法制化和规范化管理的重要标志，保证预防接种工作可持续性发展。

2. 预防接种群体性心因性反应　是指在预防接种实施过程中或者实施后因受种者心理因素发生的、与疫苗固有性质无关群体性反应。它属于精神或心理因素引起的一种在临床上只有精神或者神经系统症状为主，而没有检出任何器质性变化，多发生在特殊地区特殊人群。预防接种群体性心因性反应临床表现多样，以自主神经系统紊乱和自诉症状为主；暗示性强，首例患者具有扳机作用，通过良性暗示、治疗效果明显、不良暗示则可能恶化病情；发作短暂，除自主神经系统紊乱发作可达1小时或更长时间，其他发作时间均不长；间歇性发作，间歇期间活动如常；主观症状与客观症状不符，无器质性病变和阳性体征；预后良好，一般无后遗症。

预防接种工作涉及每个家庭，群发性心因性反应如果处置不当，很有可能造成严重后果，2005年安徽泗县甲肝事件是一起典型的预防接种引起的群体性心因性反应事件，由于事件在前期处理过程中未能够及时采取正确措施，引起儿童和家长的恐慌；同时地方有关部门认识不正确以及少数新闻媒体对事件过分渲染、炒作，均导致事态扩大、增加了处理事件的难度。同时由于目前我国存在各种社会矛盾问题，如果没能及时消除群众顾虑、稳定情绪，尽快平息事件，很可能影响社会的稳定，影响当地社会可持续性健康发展。

（二）案例还原

1. 事件过程　乙型肝炎是严重危害人民健康的一种传染病，而通过接种乙肝疫苗是预防乙型肝炎最有效的一种方法。为加强乙肝控制，根据《中共中央国务院关于深化医药卫生体制改革的意见》和《医药卫生体制改革近期重点实施方案（2009—2011年）》

确定的重点工作，2009—2011 年在全国范围内对 1994 年至 2001 年出生的未免疫人群实施乙肝疫苗接种，此项工作作为促进基本公共卫生服务均等化的重大公共卫生服务项目之一。

按照广东省卫生厅办公室《关于印发 2009 年广东省补种乙肝疫苗项目管理方案的通知》、广东省卫生厅广东省教育厅《关于印发广东省儿童乙肝疫苗接种情况摸底调查方案的通知》、广东省疾病预防控制中心（以下简称省疾控中心）《关于下发广东省 15 岁以下儿童乙肝疫苗查漏补种工作实施方案的通知》和揭阳市惠来县卫生局《关于印发惠来县 2009 年补种乙肝疫苗项目管理方案的通知》等文件要求，惠来县从 2010 年 1 月起对全县 15 岁以下儿童进行乙肝疫苗查漏补种工作。2010 年 4 月 22 日，惠来县岐石镇卫生院派出 4 名医务人员到该镇坑仔小学进行乙肝疫苗查漏补种工作。

2010 年 4 月 22 日 9 时许，按照工作程序安排，现场接种人员先 401 班再 402 班顺序开始乙肝疫苗接种工作。

10 时 20 分，402 班一名学生（郑某某，女，14 岁）反映在接种疫苗后 10 分钟左右感觉头昏、恶心、乏力、四肢冰冷，卫生院工作人员给予擦风油精、喝糖水后情况有所好转。随后同班 6 名学生也相继反映感觉头昏。

10 时 30 分，现场接种人员停止现场接种工作，此时，部分学生自诉出现头昏感觉。

11 时 30 分，401 班和 402 班陆续有 15 名学生反映感觉头昏等类似症状。为保障学生的身体健康，找出发生原因，同时也为防止事态进一步恶化，学校陆续送有症状的学生到隆江镇人民医院诊治。

17 时，共有 46 名学生进行诊治，其中 14 名学生给予葡萄糖、辅以钙和能量合剂等输液治疗。46 名患病学生中，有明确接种记录的 27 人，其余 17 人未能查到接种登记。

惠来县疾控中心接到隆江镇卫生院的报告后，立即将有关情况向县政府、卫生局、食品药品监督管理局和揭阳市疾控中心进行报告。同时，派出县预防接种异常反应调查诊断专家组专家赴隆江镇人民医院进行调查处理。

11 时 50 分，揭阳市疾控中心接到报告后要求惠来县疾控中心立即核实情况，并指导做好处置工作。16 时 40 分，揭阳市疾控中心接到惠来县疾控中心反映"就诊的学生越来越多，家长情绪激动，强烈要求赔偿，并有新闻媒体到现场进行采访"后，立即将有关情况向市卫生局和广东省疾控中心进行报告，同时派出专业人员赴现场进行调查处置。到达现场后会同县疾控中心和县人民医院专家对学生进行逐一体检，并耐心向家长解释，动员学生回家。

广东省疾控中心接到报告后，立即启动群体性疑似预防接种异常反应应急预案，将有关情况向省卫生厅报告；同时召开专门会议研究部署调查和处置工作，并在第一时间派出调查组赴现场进行调查处置。

23 日 1 时 30 分，广东省疾控中心调查组到达惠来县，立即召集市、县疾控中心、县政府和卫生局领导和工作人员召开联席会议，了解事件发生、初步处置等基本情况，研究部署调查诊断和处置对策。

23 日 8 时 30 分，省、市、县联合调查组分别赴坑仔小学和隆江镇人民医院进行现场调查。同日，揭阳市卫生局要求全市暂停在学校开展乙肝疫苗查漏补种工作、并和市食品药品监督管理局联合要求全市暂停使用坑仔小学接种的批次乙肝疫苗，市食品药品监督管理局对隆江镇卫生院剩余的乙肝疫苗进行封存并抽检。

23 日 13 时，揭阳市卫生局组织召开县、镇两级卫生、教育、公安和省、市疾控中心调查组参加的会议，研究部署下一步工作。

23 日 17 时 49 分，惠来县政府组织在隆江镇人民医院召开新闻发布会，由联合调查组向与会记者通报调查情况和初步调查结果，并现场回答记者的提问。

23 日，广州日报刊登"广东揭阳 44 名小学生接种乙肝疫苗后入院"的新闻报道。同日，广东省卫生厅以"揭阳市一学校学生接种乙肝疫苗后出现一起群体性心因性反应"向卫生部办公厅和省府办公厅报告，主管副省长等有关领导对此作出重要批示。广东省卫生厅网站和广东省疾控中心网站均全面刊登事件基本情况，调查初步结论，并链接相关知识介绍。

24 日和 28 日，省卫生厅主管副厅长主持召开专门会议，总结前一段处置经验、明确教训，进一步研究部署下阶段处置工作；同时举一反三，全省进一步改进和加强预防接种工作。

24 日，大洋新闻和南方都市报等新闻媒体刊登相关新闻报道。随后，广东省疾控中心专家接受南方日报、羊城晚报、新快报、南方都市报等新闻媒体专访。

25 日，广东省疾控中心专家接受南方电视台专访。同日，南方都市报等媒体对事件进行了充分全面报道。

28 日，所有学生康复，事件平息。

2. 事件后果　广东惠来县接种乙肝疫苗引起群体性心因性反应事件发生后，各有关部门和主管领导高度重视，按照应急工作统一领导、分级负责原则，省、市、县级卫生行政部门及时组织联合调查组赴现场进行调查处置。针对新闻媒体报道，有关部门及时将调查结果予以公布，同时在主要媒体进行相关知识宣传，从而澄清事实、避免混淆视听。针对群众需求和群体性心因性反应事件的特点，当地政府有关部门组织人员妥善处置群众需求。通过采取上述有关措施，本起预防接种群体性心因性反应事件得到妥善处置。

二、应急处置

（一）应急处置指挥组织架构

1. 原则　预防接种群体性心因性反应事件发生后，各级卫生行政部门和医疗卫生机构根据已经掌握的情况，尽快判定事件性质，评估其危害程度，做到反应迅速、准确定性、救治为先、减少危害，依据有关法律法规和规定，科学有序规范开展卫生应急处理工作。同时，按照应急工作的统一领导、分级负责原则，省、市、县级卫生行政部门成立群体性疑似预防接种异常反应卫生应急领导小组和技术小组，分级负责卫生应急工作。

2. 本起事件发生后，省、市、县三级卫生行政部门根据《疫苗流通和预防接种管理条例》规定，负责组织省、市、县三级调查调查处理工作　广东省和揭阳市疾控中心根据卫生行政部门的指示组织广东省和揭阳市预防接种异常反应调查诊断专家组成员，按照《疫苗流通和预防接种管理条例》、《预防接种工作规范》、《预防接种异常反应鉴定办法》、《广东省预防接种异常反应调查诊断专家组工作指引》的有关规定，及时深入现场开展调查诊断工作。根据受种者病情进展和治疗情况，当地卫生行政部门组织临床专家组成治疗专家组负责受种者临床救治。根据事件进展情况和群众需求，当地政府及其相关部门组织相关人员与受种者及其家长就事件情况进行沟通，化解疑虑和矛盾。针对新闻媒体报道，组织相关专家负责对外沟通和发布消息。

（二）应急救援措施

1. **事件的发现和报告**　本起事件符合群体性疑似预防接种异常反应定义中的四个特征：（1）同一接种单位，所有患病学生均由岐石镇卫生院 2 名医务人员负责接种；（2）短时间之内发生，10 时 20 分首例病例出现，到 11 时 30 分陆续有病例报告，时间共计 1 小时 10 分钟；（3）病例有类似症状，截至 11 时 30 分，16 例病例具有类似的头昏等临床表现；（4）报告发病率明显增高，各种乙肝疫苗共预防接种数亿人剂次，截至 22 日 10 时 30 分，共接种 84 名学生；截至 22 日 17 时，共有 44 名学生出现临床表现，报告发病率高达 52.38%。

隆江镇卫生院接种坑仔小学接种人员情况报告后，将有关情况向惠来县疾控中心报告。惠来县疾控中心接到报告后，将有关情况向县政府、县卫生局、县食品药品监督管理局和揭阳市疾控中心进行报。揭阳市疾控中心接到报告后，将有关情况向市卫生局和省疾控中心进行报告。省疾控中心接到报告和核实有关情况后，向省卫生厅报告。省卫生厅将初步情况向卫生部办公厅和省府办公厅报告。

2. **现场流行病学调查**

（1）基本情况：揭阳市惠来县地处广东省东南部，位于潮汕平原南部，东连 ST 市、西接 LF 市、北邻 PN 市、南濒南海。全县陆地面积 1253 平方公里，海域面积 7689 平方公里。辖 14 个乡镇 4 个农林场和 1 个沿海经济开发区，总人口 130 万，是沿海和海上交通门户，广东省著名侨乡之一。

（2）调查组织：4 月 22 日 17 时 30 分，惠来县疾控中心组织县预防接种异常反应调查诊断专家组成员赴隆江镇人民医院进行调查。18 时 30 分，揭阳市疾控中心专家和工作人员到达隆江镇人民医院进行调查。18 时 40 分，省疾控中心派出 3 名工作人员赴现场进行调查；23 日凌晨 1 时 30 分，召集市、县疾控中心及惠来县政府、卫生局、接种单位和学校老师等召开专门会议，研究部署现场调查工作。23 日 8 时 30 分起，省、市、县联合调查组分别到坑仔小学和隆江镇人民医院进行现场调查。

（3）调查结果：惠来县坑仔小学是一所公立小学，6 个年纪 13 个班，在校学生 904 人，其中男生 512 人、女生 392 人。

根据医改精神和卫生部的部署，按照省卫生厅办公室《关于印发 2009 年广东省补种乙肝疫苗项目管理方案的通知》和惠来县卫生局《关于印发惠来县 2009 年补种乙肝疫苗项目管理方案的通知》，2010 年 1 月起惠来县对全县 15 岁以下儿童进行乙肝疫苗查漏补种工作。2010 年 4 月 22 日 9 市，惠来县岐石镇卫生院派出 4 名医务人员对坑仔小学进行乙肝疫苗接种。接种地点为一楼老师办公室，401 班和 402 班学生排队接种。

22 日 10 时 20 分，接种学生中出现首例患者。郑某某，女 14 岁，402 班学生，接种前健康状况良好，无发热和急性传染病，无接种禁忌证。10 时 10 分接种乙肝疫苗，接种后 10 分钟左右自诉头昏、恶心、乏力和四肢冰冷。接种人员给予擦风油精、喝糖水后有所好转。

首例病例发生后，接种人员向学生解释这是一般反应，不必要惊慌，并继续接种。之后 402 班陆续出现 6 名类似症状的学生，10 时 30 分，接种人员全面停止接种工作。学校老师在教室询问有无学生出现类似情况，截至 11 时 30 分，401 班和 402 班陆续有 15 名学生报告有类似表现。学校老师通知学生家长到校，家长到校后强烈质疑学生临床表现是由于接种乙肝疫苗引起的，并强烈要求送学生到镇人民医院看病。一名学生家长和一名村民分别向记者和报社爆料，就诊学生陆续增加，截至 17 时，共有 46 名（男 20 名、女 26 名）学生在镇人民医院就诊，其中 27 名学生（男 13 名、女 11 名）有明确接种记录，其余 17 名由于时间关系未能查到接种记录（表 4-1）。

表4-1　坑仔小学（2010年4月22日）接种乙肝疫苗事件反应人数

班级	学生数	接种人数	接种率（%）	反应人数	报告发生率（%）
401班	61	44	72.13	23	52.27
402班	52	40	76.92	21	52.50
合计	113	84	74.34	44	52.38

22 日 17 时 30 分，惠来县疾控中心组织县预防接种异常反应调查诊断专家组成员到镇人民医院对上述救治学生进行逐一体格检查。结果显示：4 名学生咽部充血，1 名学生扁桃体 II 度肿大，其余学生无明显阳性体征。22 时，经过解释，除 12 名学生仍要求留院观察外，其余学生均回家。

23 日 8 时，省、市、县联合调查组分成两组，分别到坑仔小学和镇人民医院进行调查。在学校调查时，由于学生家长情绪激动，部分家长和不明人物冲击调查组，场面难以控制，从而迫使调查组不得不终止现场调查工作。

另一组调查人员到达镇人民医院时，有 21 名学生在医院观察治疗。但学生家长听说省专家组到医院看望和检查学生时，陆续送学生到医院就诊，并要求医院输液（抗生素）进行治疗。

截至 13 时左右，共有 50 名学生就诊。调查组成员对医院学生进行了详细询问和体格检查。患者主要临床表现为头晕（78.00%），虽然有 36.00% 的患者自诉腹痛、但其自诉部位在检查时均无压痛和反跳痛。多数患者临床症状类似，除 2 例有明确呕吐外，其余均无明显的阳性体征。其中 14 名患者血常规检查结果显示，除 1 名白细胞计数为 11.9×10^9/L 外，其余均正常（表 4-2）。

表4-2　2010年4月23日坑仔小学在镇人民医院就诊学生的临床表现

临床表现	自诉人数	构成比%	核实人数	构成比%
头晕	41	82.00	39	78.00
腹痛	18	36.00	18	36.00
呕吐	3	6.00	2	4.00
乏力	4	8.00	0	0.00

23 日晚所有学生全部无不适,从镇人民医院回家。同时,县派出医务人员到坑仔村卫生站值班,方便学生不适随诊。24 日就诊学生 22 名,其中首诊 1 名(咽喉炎),复诊 21 名;主诉头昏、腹痛 18 名,头晕 2 名,腹痛 1 名,咽喉炎 1 名。25 日就诊学生 9 名,均为复诊;主诉头晕、腹痛 8 名,胸闷、咽痛 1 名。26 日就诊学生 3 名,均为复诊;主诉头晕。27 日就诊 2 名,均为复诊;主诉头昏和腹痛各 1 名。

惠来县岐石镇卫生院是经惠来县卫生局批准、拥有医疗机构执业许可证的全民所有制的乡镇卫生院,诊疗项目包括预防保健科等。预防接种门诊是当地卫生行政部门批准设立的预防接种单位。本次乙肝疫苗查漏补种期间,经当地卫生行政部门批准,同意在坑仔小学设立临时接种点。接种点设在该校一楼的老师办公室,通风、采光良好。现场接种点的设置基本符合省关于临时接种点设置的要求,接种操作基本符合《预防接种工作规范》的要求。

2 名接种人员(中专学历、公卫医士职称)于 2009 年 8 月 22~28 日经过预防接种专业培训合格(疾控中心组织培训,培训内容为《疫苗流通和预防接种管理条例》、《预防接种工作规范》和《国家扩大免疫规划实施方案》),具有预防接种资质。

本次接种的疫苗为 SZKT 生物制品有限公司生产,批号 20091059-5,有效期至 2012 年 9 月 1 日,生物制品批签发合格(批签中检 20100015、LRA20100015),批量 1 604 796 支。由省疾控中心统一招标采购,按省—市—县预防接种单位逐级分发;省疾控中心共采购 138 000 人份,供应揭阳 S 疾控中心 34 200 人份;揭阳市疾控中心供应惠来县疾控中心 25 900 人份。2010 年 1~4 月份揭阳 S 疾控中心 20 立方冷库温度记录介于 2.2~7.8℃之间,岐石镇卫生院冰箱温度记录介于 2~6℃之间。2010 年 4 月 23 日 7 时 52 分,通过《国家儿童预防接种信息报告管理系统》监测结果显示,该批号疫苗全省共报告 3 例不良反应,临床诊断分别为过敏性皮疹、病毒性脑炎和鼻窦炎。

本次使用的一次性注射器为 SHSG 实业有限公司生产,批号 20091105,有效期至 2012 年 10 月,由省疾控中心统一招标采购,按省—市—县预防接种单位逐级分发。

3. 处置 4 月 23 日,惠来县委县政府主要领导赴岐石镇开展处置工作,并召开政府、卫生、教育等部门联系会议,成立了应急小组、医疗救治组和维稳组。其中应急小组由主管副县长任组长,公安局政府、教育局局长和县政府办公室副主任为副组长,负责协调组织工作;医疗组由卫生部门为主,负责临床救治、科学宣传和心理疏导;维稳组由公安部门为主组,镇、村书记为骨干,负责做好群众工作,维护社会稳定。同时指定新闻发言人,统一对外进行事件处置进展新闻发布。

23 日,揭阳市卫生局要求全市暂停在学校开展乙肝疫苗查漏补种工作。揭阳市卫生局和食品药品监督管理局要求全省暂停使用该批疫苗。揭阳市食品药品监督管理局对岐石镇卫生院该批乙肝疫苗进行封存和抽检。

23 日,广东省主管副省长作出重要批示,要求继续做好留观学生的治疗工作,同时全省各地要加强预防接种知识的宣传教育以及普及工作,严格疫苗配送程序和操作规范。

23 日,惠来县派出医务人员驻扎坑仔村卫生站,便于患病学生就诊。

24 日和 28 日,广东省卫生厅召开省疾控中心等有关部门主要领导参加的两次专门会议,要求继续做好学生的观察治疗以及善后工作,全面提高接种水平,研究部署未来广东省预防接种策略。

24~28 日，省疾控中心启动日报告和舆情监测工作，保证及时全面掌握事件进展和处置工作。

26~29 日，省疾控中心举办市、县两级 160 名预防接种专业人员培训班，重点分析群体性心因性反应的特点、调查、诊断和处置。

（三）新闻媒体的报道

4 月 23 日，广州日报"广东揭阳 44 名小学生接种乙肝疫苗后入院"：有 84 名四年级学生接受注射乙肝疫苗，半小时后身体不适，截至昨日下午 5 时，有 44 名学生在医院接受治疗；在医院一楼急诊科门口，十几名学生家长在焦急等待，急诊科到处都挤满了学生和家长，连走廊也有正在打点滴的学生。南方都市报：44 名小学生打乙肝疫苗后住院。

4 月 23 日，省卫生厅网站"惠来岐石小学生接种乙肝疫苗后出现不适症状系心因性反应"：比较全面描述事件基本情况，并链接"心因性反应基本知识"。省卫生厅和省疾控中心网站"惠来岐石小学接种乙肝疫苗引起一场大虚惊"。

4 月 23 日 17 时 49 分，惠来县政府组织召开新闻发布会，由联合调查组向与会记者通报调查情况和初步调查结果，并现场回答记者的提问。记者主要疫苗质量、接种程序、事件处理程序等方面进行询问：①联合专家调查组有没有封存、检测该批次疫苗？②有无温度变异引起疫苗问题？省—市—县供应链会否延误因温度而变质（指向山西疫苗事件）？③所有学生康复出院，何为康复，康复定义如何？④专家对学生康复情况了解多少？⑤今天又有 1 名学生返院治疗，是否为康复？⑥至少 7 名学生出现反复做何种解释？⑦揭阳市对疫情情况反应时间是多少？⑧初步判断非疫苗相关，如何判断？调查组如何判断与疫苗无关？⑨呕吐算不算癔症临床表现之一？

4 月 24 日，大洋新闻"46 名学生打乙肝疫苗后不适是癔病"。南方都市报提出疑问："①没有抽检如何排除相关？②呕吐属不属于群发性癔病症状"。新华网："惠来 46 名学生注射乙肝疫苗后出现不适基本排除与疫苗有关"。南方都市报："学生病情出现反复，康复结论却已出台"。南方都市报："省卫生厅：虚惊一场"。

4 月 24 日省疾控中心有关专家接受了南方日报、羊城晚报、新快报、南方都市报等多家媒体访谈，回答了公众关注的焦点问题。

4 月 25 日省疾控中心有关专家接受南方电视台采访，呼吁正确认识疫苗作用，宣传预防接种的作用与成效。

4 月 25 日，南方都市报媒体对该事件进行了较全面报道。广州日报：四个证据可支持群体心因性反应。

三、效果与评价

（一）本次应急救援的评价及其经验教训

本起事件是一起接种乙肝疫苗后发生的群体性心因性反应事件。本次事件发生在学校集体接种疫苗过程中，绝大部分学生自诉头晕、腹痛等主观症状，除个别学生有呕吐外，其余均没有身体实质性或功能性损害的体征和实验室检查结果；经过葡萄糖、能量合剂等进行暗示治疗，绝大多数患者自述症状很快消失。首发病例出现症状后，诱发同班周围6名同学出现头晕症状，随后引发群体性反应；其他接种同批次疫苗的地区没有发生类似情况。此次接种的乙肝疫苗是SZPK公司生产的疫苗，该公司是我国最早引进默克公司乙肝疫苗生产线公司之一，其产品在全国使用多年。接种单位与接种人员均具有预防接种资质，接种操作符合国家规范，疫苗由省疾控中心统一采购、逐级配送，疫苗储运符合冷链要求。因此，本次事件中病例出现反应的特点和表现，符合群体性心因性反应的流行病学特征和临床表现。

政府在突发公共卫生事件处置过程中起到主导作用，其所采取的措施直接影响到事件的发展和处置。本次事件中，23日省政府主管副省长等有关领导作出重要批示。省卫生厅主管副厅长连续召开两次专门会议，研究部署处置工作。惠来县委县政府成立了应急领导小组，县委书记亲自到现场指挥处置工作，乡镇、村书记干部落实工作，从而保证事件及时高效的进行处置。

本次事件虽然最终得到妥善处置，但由于一些实际情况，使得现场调查存在一些不足，尤其是在学校调查过程中，由于受到一些现场阻碍，使得现场调查人员难以掌握全面信息，对最终数据统计分析造成一定困惑。同时，由于公众对相应知识认识不足，使得在应急处置过程中投入大量人力、物力和财力用于非技术方面的处置。

（二）媒体或公众在本次事件中的作用以及处置应对中的经验教训

大众媒体对预防接种群体性心因性反应事件报道是一把双刃剑，媒体扮演着信息来源、监督和信息传递的功能，媒体报道的公正性、客观性对疏导患者及其家属的情绪，防范群体性事件的发生有着不可替代的作用。医疗救治或处置现场一旦出现了媒体，患者往往感觉到获得了一种支持，犹如一个弱者获得了强者和正义的支持。同时，舆论土壤的恶化也影响了媒体的公正性。在本次事件初期，媒体的参与和偏差的报告对事态发展起到了推波助澜的作用。新闻媒体通过合法途径和方式获得新闻素材，认真核实信息来源，确保新闻要素及情节准确，准确客观报道公共卫生事件和对公众普及相关知识，也是媒体工作者的社会责任。卫生部已经公布了对社会公布相关信息的有关规定，如何取得媒体的支持，使媒体能够更好地引导公众积极配合做好相关事件的处理是非常重要的。卫生部门应和媒体互动、平等交流，在事件调查处置过程中，应及时主动召开新闻发布会，介绍事件发生处置进展。本次事件中，4月23日省、市、县联合调查组现场调查结束后进行认真分析，在17时49分，惠来县政府就在镇人民医院召开新闻发布会，由联合调查组向与会记者通报调查情况和初步调查结果，现场回答记者最为关系的问题，详细解释疑似预防接种异常反应报告、调查、诊断、鉴定和处置等规定，取得了不错的效果。

卫生行政部门在调查结论明确的情况下，从科学角度及时发布权威消息，以满足媒体的公众需求，选择主要媒体，把结论和相关知识及时传达到应该获取信息的人群。本次事件中，4月23日，省卫生厅在明确事件性质的基础上，及时在省卫生厅网站发布消息，比较全面描述事件基本情况，并链接"心因性反应基本知识"，取得了良好效果。

针对媒体的质疑，参与调查处理的公共卫生人员、临床救治人员等不能擅自接受媒体采访，应由政府或卫生行政部门指定的人员统一接受采访，同时应安排专家主动联系主流媒体接受采访，避免个别人观点误导舆论。本次事件中，惠来县政府在新闻媒体采访中指定专人作为新闻发言人，并要求以统一发布的调查结论为依托。同时，4月24

日省疾控中心有关专家接受南方日报、羊城晚报、新快报、南方都市报等主要媒体的采访，4月25日接受南方电视台的采访，有针对性地回答群体和媒体关注的焦点，呼吁正确认识疫苗作用。4月25日，广州日报、南方都市报等媒体对该事件进行了较为全面报告，取得了良好效果。

（三）类似案例处置原则

预防接种群体性心因性反应的应急救援工作应在尽快消除疑虑，隔离管理的前提下，迅速了解掌握病情，及时选派当地有影响力的临床、流行病学专家进行现场调查，妥善处置和治疗患者，争取当地相关部门的支持与配合，尽快恢复正常的学习、生活秩序；加强宣传与沟通，做好相关法律法规和政策的解释，化解事件当事者双方的矛盾和冲突，减少或平息社会负面影响。根据调查和收集的资料，及时进行分析、调查诊断和鉴定，依法维护事件当事者权益。加强信息发布与通报机制，客观、公正、及时做好事件信息的发布与通报工作，减少事件的社会不良影响，形成有利于事件处理的良好社会氛围。做好善后处理工作，分清责任和义务。事件处理完毕后，及时进行综合评估，进一步提高以后处理类似事件的应急能力和水平。

四、问题思考

1. 预防接种群体性心因性反应的定义以及特点？

预防接种群体性心因性反应是指在预防接种实施过程中或者实施后因受种者心理因素发生的、与疫苗固有性质无关群体性反应。

群体性心因性反应临床表现多样，其中以自主神经系统紊乱症状最为多见，且以自诉症状为主，一般发生人数较多（其发生率可占接种人数的72.12%），但症状往往较轻，有反复发作倾向。其次为精神障碍（其发生率可占接种人数的12.59%）。第三是运动、感觉和视觉障碍，其他还有阵发性嗜睡。群体性心因性反应临床特点可以归纳为：第一暗示性强，首例患者具有暗示性和扳机作用，且患者越早接种则愈易发病，通过良性暗示治疗效果明显、不良暗示则可能恶化病情；第二是发作短暂，除自主神经系统紊乱发作可达1小时或更长时间，其他发作时间均不长，其中运动障碍常发作5~20分钟，感觉、精神障碍发作10~30分钟，如果患者睡眠或注意力转移时则可以减轻；第三是间歇性发作，每起发作次数虽然不等、症状轻重不一，但每次临床表现与始发症状有明显的一致性，间歇期间活动如常；第四是无阳性体征，患者临床表现及主观症状与客观症状不符，无器质性病变和任何阳性体征；第五是预后良好，一般无后遗症。群体性心因性反应发作类型基本类似，发病年龄基本一致，发病在同一接种区域，且处于同一环境下同一时间发作，受同一刺激因素引起，所以诊断并不困难。

2. 如何开展预防接种群体性心因性反应的应急救援工作？

预防接种群体性心因性反应的应急救援工作应在尽快消除疑虑，隔离管理的前提下，迅速开展以下工作：

（1）了解掌握病情，及时选派当地有影响力的临床、流行病学专家进行现场调查，掌握发病情况和可能的诱因，及时处理首发病例。

（2）妥善处置和治疗患者，建立良好的医患关系，合理解释；可采用心理治疗，用语言暗示并配合适当理疗或按摩，催眠疗法、解释性心理疗法，引导患者及其家长正确认识和对待致病的精神因素，帮助其认识疾病性质。

（3）若诊断明确后，应避免重复检查和不良暗示，并对症治疗。

（4）争取当地相关部门的支持与配合，对事发地政府及有关部门的领导、儿童家长、学校老师，特别是在群体中起"核心"作用的人物，进行心理卫生知识的宣传；相关单位要向儿童家长耐心解释本病发生的原因，答复问题应明确肯定，解除可能有任何后遗症的顾虑。

（5）尽快恢复正常的学习、生活秩序，减少紧张气氛，缩短"非常状态"的时间，尽快使学习、生活转入正常化，有利于病例症状消失后回到一个安全的环境，不致再发。

（6）防止人为渲染，在调查和控制事件的过程中，要防止宣传媒体和人员的盲目参与，扩大事态，参加现场调查的人员应保持镇定和良好的秩序，以防人为的渲染、扩大，加重患者的心理负担。

（赵占杰）

第六节　珠海 WWDH 奶制品污染事件

前　言

奶制品安全是公共关注的热点，奶制品被污染事件发生后，政府、公众、厂家都希望尽快查找出原因，本案例围绕 2008 年 3 月 26 日珠海 WWDH 公司学生奶污染事件展开的调查为主题，展示了食品安全事件发生后查找源头、锁定关键环节以及应急处置的过程。

一、案例简述

（一）背景知识

食源性疾病概念和特点：世界卫生组织将食源性疾病定义为通过摄入食物而进入人体的各种致病因子引起的、通常具有感染或中毒性质的疾病。食源性疾病在发达国家和发展中国家都是一个普遍和日益严重的公共卫生问题。每一个人均面临食源性疾病的风险。常见的致病因素有致病微生物、天然毒素、寄生虫和有毒有害化学物质。

2011 年中国食源性疾病主动监测显示，我国平均 6.5 人中就有 1 人次患食源性疾病。国内外专家都一致认为，食源性疾病是食品安全的头号杀手，一旦发生，对公众的健康危害是明确而广泛的。如 20 世纪 80 年代上海发生的食源性甲肝病情波及 30 万人；2001 年，肠出血性大肠杆菌（EHEC）O157：H7 引起的食物中毒事件曾让江苏、安徽等省 2 万人中毒。2011 年德国暴发了一起肠出血性大肠杆菌（EHEC）O104：H4 的疫情，疫情席卷了整个德国并波及捷克、芬兰等欧盟其他国家，蔓延至美国和加拿大。

（二）案例还原

1. 事件过程　2008 年 3 月 26 日下午，珠海市疾病预防控制中心相继接到前山中心幼儿园、香溪幼儿园报告，称部分学生出现恶心、呕吐等不适症状，怀疑为食物中毒。接到报告后珠海市疾病预防控制中心立即派出工作人员前往医院、幼儿园进行核实和调查处理。经调查受影响的幼儿园共有三家，分别是前山中心幼儿园、香溪幼儿园及翠微幼儿园，大部分病例症状较轻，无危重病例。这些病例均在当日饮用了珠海WWDH乳业有限公司（以下简称"DH公司"）生产的高钙牛奶饮品含乳饮料（150ml杯装型，批次为生产日期2008/03/26），珠海市疾病预防控制中心在当晚从幼儿园剩余奶制品中检出金黄色葡萄球菌肠毒素。

3月27日上午，江门市疾病预防控制中心接到江门市卫生监督所电话通知，26日潮连中心幼儿园8名幼儿于进食DH高钙牛奶后出现恶心、呕吐等不适。经调查后发现27日下午潮连永思小学有5名学生在26日下午也出现相似症状。经江门市疾病预防控制中心实验室检验结果显示，潮连中心幼儿园留样的批号为2008/03/26的DH高钙牛奶饮品检出金黄色葡萄球菌肠毒素。

3月27日，珠海市教育局网站发布了关于《切实做好学校（幼儿园）防控肠道传染病和食物中毒工作》的紧急通知，通报了珠海市疾病预防控制中心的初步调查结果，要求各级教育部门和各级各类学校（幼儿园）应根据通知精神，加强卫生工作的管理。

3月28日，南方都市报以《广东珠海近百幼儿饮用受污染牛奶中毒》为题，图文并茂的报道了该起事件。随即被国内多家媒体转载，新浪网财经频道以《WWDH奶致毒风波》进行了专题报道。

2. 事件后果　广东省食品安全委员会办公室官方网站披露，截至3月28日上午10时，珠海、江门两市共发现疑似食物中毒患者152例（其中珠海市119例，江门33例），其他市未发现疑似患者。

DH公司正式对外承认此次为质量事故，向受此次事故影响的消费者表示歉意，同时承担相应责任。广东省的有关监管部门启动应急预案，质监部门暂扣了DH公司有关食品生产许可证，组织查封了涉嫌产品，责令企业停产整顿；工商、卫生部门已对涉嫌产品实行下架、封存。

4月2日，珠海市政府公布调查结果称3月26日引起珠海3家幼儿园119名学生出现饮用牛奶中毒的WWDH高钙牛奶饮品被污染的原因是：在加配料环节受到金黄色葡萄球菌污染且未经有效净化消毒所致。

二、应急处置

（一）应急处置指挥组织架构

3月26日，珠海市政府领导在现场指挥开展调查处理工作，并召集工商、卫生、质监、食品药品、检验检疫、教育部门部署应急处理工作。要求及时救治患儿，采取有效措施控制可疑食品。

3月26日，珠海市疾病预防控制中心通过《突发公共卫生事件信息报告系统》网络直报珠海市香洲区部分幼儿园出现学生聚集性呕吐事件，初步怀疑与饮用DH公司的一批奶制品有关，且此批奶制品已流向部分珠三角地市。广东省疾病预防控制中心接报后高度重视，向有关地市疾病预防控制中心了解近期幼托机构、学校的是否出现类似情况。

3月27日，广东省食品安全委员会派出一个工作组前往珠海市深入了解事件调查处理情况。广东省疾病预防控制中心派出食品安全、病原微生物检验专家及现场流行病学专家组成联合调查组分别前往珠海市、中山市、江门市进行调查。

（二）应急救援措施

1. 积极组织患儿的救治工作　珠海市卫生部门通过在医疗机构中加强呕吐、腹泻儿童诊治、监测，以及通过教育部门信息告知（手机短信传送家长），对出现症状的患儿进行了积极救治。病例的临床症状较轻，主要表现为呕吐、腹痛；其次为恶心、头晕、头痛等症状，少数病例伴有低热。大部分幼儿症状较轻，部分发病的幼儿由其家长陪同自行送到香洲区人民医院、市人民医院或市妇幼保健院急诊就医后，症状明显缓解，无住院及重症病例。

2. 采取有效措施，控制涉事批次饮品　珠海市食安办向广州、江门、佛山、中山食安办通报了引起不良反应的 WWDH 高钙奶的去向及数量，通知停止销售和禁止食用。珠海市质监部门立即停止了 DH 公司涉嫌存在问题的生产车间的生产，并查封了库存的涉事批次饮品。工商、卫生、检验检疫部门开展了对市场流通领域，包括学校在内的餐饮消费环节的全面清查。DH 公司在 3 月 27 日"珠江晚报"上刊登了公告，紧急回收涉事批次的牛奶饮品。

3. 全面开展流行病学调查，查明污染原因

（1）流行病学调查：病例的三间分布：珠海市报告的病例发病时间集中在 26 日 14：00~16：00时，病例均为托幼儿童，年龄在 2 至 6 岁之间。江门市报告的病例32例，发病时间为 13：30~19：40，病例为托幼儿童及小学生，年龄在 3 至 13 岁之间。珠海市的病例分布在 3 所幼儿园，罹患率从高到低依次为香溪幼儿园、翠微幼儿园、前山幼儿园。江门市的病例分布在潮连中心幼儿园、潮连永思小学、新会区实验小学及圭峰小学。

幼儿园现场调查：珠海市内幼儿园订购的牛奶制品均由 DH 公司按不同线路直接配送到园，26 日该批次高钙奶饮品种批次共配送了 7 家幼儿园，分别为前山中心幼儿园、香溪幼儿园、翠微幼儿园、豪晖幼儿园、拱北兴化幼儿园、银都幼儿园、培英幼儿园。

追溯出现病例的三家幼儿园的 72 小时进食史，学生的早餐、午餐、下午茶均在幼儿园进食，晚餐回家进食。DH 公司配送的学生奶，每天的款式不同，幼儿园通常先保存在冰箱，然后在上午、下午加餐时给学生饮用。为何同一批次配送的 7 家幼儿园中有 4 家幼儿园并未出现病例？这一情况引起了调查人员的重视，在下一阶段对工厂生产原料、工艺、配送等环节进行了详细调查和分析，并通过实验室检测等方法，解释了这一问题。

（2）生产环节调查：DH 公司产品主要覆盖珠海、澳门、中山、江门、佛山、肇庆、阳江及所属各区、镇，市场销售网点达 4000 多个。该厂位于香洲区前山东坑，占地面积约 360 多亩，分新旧两个厂区，相隔约 500 米。旧厂区产品主要供应珠三角地区，新厂区产品主要供应国内其他地区。旧厂区有 A、B、C 三个车间：A 车间生产瓶装奶制品，有专用生产线；B 车间生产袋装奶制品，有独立配料、乳化混合、储存罐，然后由固定管道输送至位于 C 车间内的袋装灌装区进行灌装；C 车间有独立配料、乳化混合、储存罐，然后可通过固定管道将奶输送至本车间的两条灌装线，分别灌装盒装和杯装奶制品，酸奶有专用的发酵罐。

C车间的整个工艺流程：主要原料为水、奶粉、鲜奶，不同品种添加不同辅料。水源使用市政供水，利用滤过装置净化后通过管道直接加入配料缸。奶粉由工人通过装料漏斗倒入配料缸。若使用鲜奶，则将鲜奶从固定管道引入配料缸。奶粉和水混合后在配料缸内进行乳化并预热（约50~60℃）。乳化后通过管道进入均质机进行均质。均质后通过管道进入超高温灭菌器，采用120℃蒸汽高温5秒钟进行杀菌，高温后奶的温度升至70~80℃。然后奶通过管道进入板式换热器进行冷却。冷却后通过管道进入低温暂存罐（4~10℃），约需15分钟后，储存达一定量。然后通过管道进入灌装区，灌装区分为杯装区和盒装区两个部分。由工人将杯子和盒子放在灌装机器上面进行灌装，标识后进行装箱。每天早上5：30左右开始生产，每种产品一批的生产流程约1小时15分钟。每次更换生产另外一种产品前均利用开水冲洗整个生产线15分钟进行消毒。

C车间3月25日生产的产品有草莓酸奶、杯装酸奶、双蛋白鲜奶、高钙奶、盒装甜奶共5种，其中草莓酸奶、高钙奶、杯装酸奶使用的原料为天天公司080126批次的奶粉，草莓酸奶、高钙奶均检出阳性结果（图4-12）。

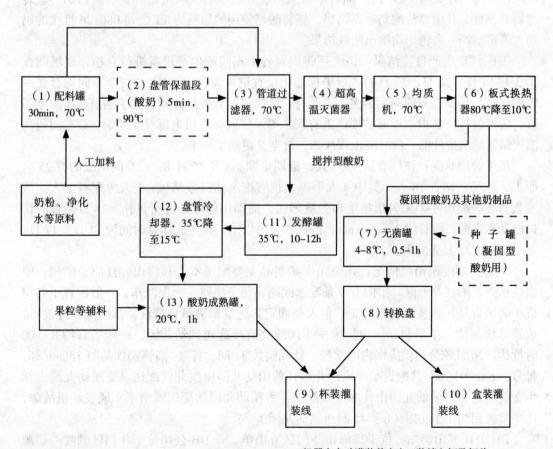

图4-12 C车间生产流程

（3）生产线及所用原料调查结果：原料及辅料调查：A、B、C车间所用原料奶粉均存放在同一仓库。发现金葡菌毒素呈阳性的高钙奶所用的奶粉原料为宁夏吴忠市TT乳业有限公司（简称"TT公司"）生产的080126批号产品，该批次奶粉在C车间的使用时间为3月25日、26日。另外一种辅料为乳钙，据仓库管理员反映，批次为20080326的高钙奶所用的乳钙为美国生产（28% MILK CALCIUM）（未见中文标识和生产日期），于3月13日由上海YG贸易有限公司进购，包装的规格为20kg/袋，共30袋600kg。该批乳钙为3月13日进货，3月19日开始使用。每日从仓库领取4kg。近两年所用乳钙均为该公司产品。

A、B、C车间所用原料原奶相同，从同一储奶罐中输入。储奶罐共有两个，所储原奶均为当天使用。储奶罐保存温度为2~6℃。查阅3月份以来的温度检测记录，无异常情况发生。

经调查，DH公司自今年2月份以来共进TT公司的4个批号的奶粉。分别为080126、080128、080130、080201。四个批号在出厂时均进行了质量检测。其中细菌总数项目检测中，080126批次的细菌总数明显高于其他批次。

C车间3月25日生产的产品有草莓酸奶、杯装酸奶、双蛋白鲜奶、高钙奶、盒装甜奶共5种，其中草莓酸奶、高钙奶、杯装酸奶使用的原料为TT公司080126批次的奶粉，草莓酸奶、高钙奶均检出阳性结果。

工厂日常生产自检结果：该工厂每周对各个车间的生产设备进行自检，现场调查了3月14日、20日、27日的"现场标准化检查记录表"。A、B、C三个车间均存在一定的问题，其中C车间问题最多，主要有：杂物多、紫外灯故障、洗手池消毒水浓度不够、管道包扎层破损、地面破损严重有积水等。经向该厂机电部员工了解，C车间超高温灭菌器的温度计前一段时间出现故障，近期又更换了一个。

员工健康状况：该厂有员工55人，近期全勤。3月25日B、C车间上班的有25名职工，现场共调查18人。其中4人手部发现有细小伤口或结痂，1人为配料工人，该工人自2~3周前左手无名指指甲沟旁被划伤，随即用创可贴进行包扎。28日调查时伤口已基本痊愈，尚有约3mm×1mm结痂。3月份以来，该工人休息时间为11日、17日、26日，3月25日正常上班。

牛奶制品配送销售情况：该公司牛奶制品主要配送本市和佛山、江门、广州、中山、东莞、阳江等地区。市内有9条配送线路，每条线路一台保温车，一般配置1名司机1名送货员。送货车辆不固定，但人员固定。送货车辆每日清洗，车内无制冷设备，放置冰块制冷。牛奶制品均由厂家按不同线路直接配送到幼儿园，一般当日约8：00时抵达。26日该公司供应市内的学校、幼儿园共31间，杯装"高钙奶饮品"（150ml/杯，批号：2008/03/26）共配送了7家幼儿园；前山幼儿园由拱北线配送、香溪幼儿园由学生2线配送、翠微幼儿园由住家1线配送，香溪幼儿园的配送线由于车辆发动机故障，比平常晚到约1个小时（8：45时送到幼儿园）。

DH公司五山奶站：位于珠海市斗门区五山镇，是DH公司位于斗门区的唯一奶源收购点。奶站有正规卫生许可证，在场工作人员均能提供有效的健康证，现场未发现工作人员手上有新旧伤口。

奶站工作流程、设备及卫生情况：奶站每日工作包括接收奶户每天送交的新鲜牛奶，早上、下午各接收一次，牛奶均由奶户自己送交奶站，共同储存于冷藏保存库，制冷后的牛奶由总公司派专车送往 DH 公司。牛奶的称重、制冷及保存设备均是不锈钢材料，共有 2 个冷藏保存库，所有设备每次使用前用热开水进行清洗。冷藏保存库温度有温控装置及发电装置，温度控制在 2~8℃。

奶户调查情况：五山镇所有奶户约 100 户，与奶站签约的奶户共 37 户，签约奶户只能向 DH 奶站供奶，奶站也不会采购非签约奶户的奶源。据奶户反映，近期饲料以青草、甘蔗叶及玉米粉、豆粕和麦皮为主。奶牛定期免疫检疫，了解近一周内无奶牛生病，受调查奶户均采用机动采奶器和手动采集牛奶相结合的工作方式（先机器，后人手），未发现挤奶工身体不适，手上未见伤口，也未发现异常缺勤情况。奶户一般由挤奶工在采奶前对机动采奶器、储奶桶使用次氯酸钠消毒，完成采集牛奶后立即把奶用车辆送往奶站。

兽医医疗记录调查情况：部分奶户反映极少量奶牛曾经出现乳腺炎，均已痊愈。大规模奶户中可查出病牛发病日期、诊断用药等，小规模奶户中只有口述记录。奶户能清楚表述乳腺炎症状（肿块，奶量减少，絮状奶等）及所需用药，乳腺炎时生产的奶不得送往奶站，一般用来喂养牛崽。

（4）实验室检测：DH 公司生产的高钙牛奶饮品含乳饮料（150ml 杯装型，批次为 20080326）检出金黄色葡萄球菌及其肠毒素；患者呕吐物中检出金黄色葡萄球菌及其肠毒素；珠海 3 名患者呕吐物中检出的金黄色葡萄球菌同源；从新会疾控中心采集的高钙奶（批次 20080326）分离菌株与患者的呕吐物分离到的菌株同源。

三、效果与评价

（一）社会和媒体的反应和评价

DH 奶制品引起多家幼儿园学生出现食物中毒事件发生后，引起了社会公众和全国多家媒体的关注，南方都市报、新快报、每日经济新闻等媒体纷纷对此事进行了追踪报导，新华网、人民网、搜狐网、腾讯网等多家网站的新闻栏目进行了转载。新浪网财经频道以《WWDH 奶致毒风波》开设了专题，关注事件的发展与处理。

综合各家媒体的报道，前期的报导主要集中在病例的主要发病情况、幼儿园"学生奶"的饮用调查情况，引起事件的污染食品等。在珠海市政府公布已经查明引起此次事件的源头为"WWDH 高钙奶"（批号：20080326）之后媒体将关注转向有关部门和工厂召回产品的行动，并开始对学生奶进入校园的资质问题进行了调查。北京晨报以《WWDH 未获学生奶资质靠关系进校园》为题质疑 WWDH 公司成为当地学校主要供应商的资质问题。《北京晚报》称调查发现珠海牛奶中毒事件暴露的"无资质牛奶流入校园"现象有一定的普遍性。报道中指出："据国家学生奶办公室公布的数字，全国 48 家获得定点生产学生饮用奶资格认定的企业中，正常组织生产的企业仅有 20 多家，其他 20 多家企业只是利用学生奶定点生产企业这块招牌做宣传而已，正规渠道的学生奶市场日益萎缩。全国中小学和幼儿园近 3 亿孩子当中，每天饮用正规学生奶的不到 250 万人，人数比例不足 1%。"这些媒体的报道反映了社会公众对于奶制品安全性的关注与担忧。

（二）应急处置措施评价和分析

DH 奶制品污染事件发生一个多月后，三鹿奶粉违法添加化工原料三聚氰胺导致婴幼儿患上肾结石的事件震惊了中外。

从波及人数、范围、事件后果等来看，DH 奶制品污染事件与三鹿奶粉事件无法相提并论；但从两起事件的处理方式来看，两者间仍有探讨的意义。在 DH 奶发生事件之初，珠海市政府十分重视，反应迅速、以积极公开的方式迅速开展了工作。

首先，将病例的救治放在了第一位，卫生与教育部门互相配合，卫生部门主动在医院和幼儿园学校搜索病例，教育部门通过短信、电话通知家长已经发生的情况，使家长能够第一时间获取信息，及时将出现症状的学生带到医院进行治疗。幼儿园、学校等是传染病、食源性疾病易发的单位，因其人群的特殊性，一旦发生病例的暴发疫情或者聚集性事件将造成社会公众的高度关注与担忧。通过权威部门公开已经采取的措施，这对于消除公众的疑虑、避免造成社会的恐慌是十分重要的措施。

其次，在卫生、质监部门检测确定了 DH 奶制品污染的源头产品后，由政府出面牵头，工商、质监、食品药品、检验检疫等多个职能部门配合，对污染食品采取了有效的控制措施，保障了公众的食品安全。质监部门立即暂扣了珠海 WWDH 乳业有限公司有关食品生产许可证，组织查封了涉嫌产品，查封 DH 公司库存的 699 瓶 20080326 生产批次 150ml 杯装 "DH 牌高钙牛奶饮品"，并责令企业回收该批次的牛奶饮品。工商、质监、卫生等相关部门加强了流通领域的检查，并通过媒体向社会公布了污染食品名称、厂家、批次等详细信息，呼吁消费者特别是学校、幼儿园等单位不要购买和食用涉嫌产品，食品销售者、餐饮经营者应按规定立即停止销售涉嫌产品，也鼓励消费者向工商、质监、卫生部门举报未按规定停止销售涉嫌产品的食品销售者、餐饮经营者等。再次，通过省市的食品安全委员会沟通机制，在确认产品销售的数量与范围后采取了产品下架、集中销毁等方式控制了污染产品的销售环节，责令厂家在《珠江晚报》刊登公告进行产品的紧急召回行动。全省共封存涉嫌产品 4167 盒，召回 2706 盒。

在有效控制了污染食品再无新发病例后，政府要求食药、卫生、质监、工商、检验检疫、教育部门对其原因展开了深入调查，尽快给社会一个交代，同时加强对企业整改。卫生等有关部门从学生—幼儿园—运输—仓储—生产—加工—原辅料供应—奶牛饲养—饲料供应等环节入手，从最初的怀疑添加出现问题的辅料"乳钙"，到最后锁定了生产原料奶粉受到污染，这一过程中调查人员调取了病例资料、产品配方、生产原料单、生产线作业流程、工厂出勤记录、工厂出货量与线路安排等大量原始资料，进行了深入分析提出了假设。同时，省、市疾病预防控制中心在短时间内进行了大量的样品检测工作，检出了多种受污染的产品，为及时控制召回已经受到污染的产品提供了科学依据。在调查中，为了验证由"高钙奶"引起的幼儿园学生中毒事件的假设，对患者的呕吐物标本与高钙奶分离的毒株进行了同源性分析。流行病调查与实验室结果的综合分析，最终得出了珠海 WWDH 高钙牛奶饮品被污染的原因是：在加配料环节受到金黄色葡萄球菌污染且未经有效净化消毒所致。涉事厂家也根据调查结果对企业生产环节进行了整改。

（三）经验与教训

这是一起典型的食物中毒事件，从事件发生之初，在幼儿园的及时报告后，卫生部门第一时间开展了病例救治与搜索，同时开展的流行病学调查与微生物检测初步查明了引起事件的污染食品，工商、质监等各部门配合对涉事产品采取了封存与召回等措施并责令企业停产与整改，卫生部门的专家在对产品污染环节的深入调查中最终锁定了污染源头。在整个处理过程中政府重视，处理事件的信息公开，职能部门各司其职，环环相扣，互相配合，有效地降低了事件影响和波及范围。

在应急处理食物中毒事件时，首先应注意病例救治与调查并重。针对病例的救治是首要的工作。一个完整的食源性疾病调查应包括流行病学调查、环境和食品调查与实验室检测。一旦调查确定了某种食品或食品企业与可疑病原体传播之间有关联，则应采取控制措施控制来源：采取召回、查封食品以控制涉嫌产品在消费流通领域的扩散；关闭涉事的食品企业或暂停生产直至其完成整改并获得相关部门的批准后才可重新开业。在事件处理过程中，应做好与公众的沟通，及时通过权威部门发布相关事件信息，向消费者发出清晰的消费提醒，避免因继续食用可疑食品引起的持续性危害。

四、问题思考

对于食源性疾病的应急救援应包括哪些内容？通常应有哪些部门参与救援？

问题解答：食源性疾病是当今世界最广泛的公共卫生问题之一，而且引起食源性疾病的因素繁杂。一起食物调查事件的调查与处理，不仅仅是为了当时已经受到影响的人群，也是为了防止这一事件的继续扩散、防止类似事件的再次发生。

牛奶制品在原料、储存、生产环节都存在着细菌污染的风险，而牛奶加工的特殊性，使生产过程不能采用高温长时间消毒。因此当原料、生产环节出现细菌污染时，消毒措施很难有效地清除细菌或肠毒素。牛奶消费者群体从儿童、青少年到老年，数量巨大，大型牛奶生产企业的产品供货范围也已形成网络，一旦出现产品受到污染，事件可能波及多个区域。

在本起事件中，该厂在产品质量控制方面着重于产品的蛋白、脂肪等理化指标，而没有致病菌检测项目。奶粉原料生产厂家的质量控制也存在同样的问题，检验报告上除水分、酸度、蛋白质等理化指标外仅有简单的细菌总数和大肠菌数，而DH公司进货后也未对奶粉进行细菌学检验就投入了生产，致使产品在最初和最后的环节都失去了监控的时机，从而造成了此次事件的发生。在三鹿奶粉事件中也存在类似的问题，引起产品污染的三聚氰胺不属于必须检测的项目。

究竟产品需要什么项目的检测？什么时候开展检测？企业的生产管理体系能否有效发挥功能？不同监管部门的管理能否有效地结合，将食品安全的端口前移，建立溯源机制？这些都是值得探讨与深思的问题。近年来的食品安全问题层出不穷，挑动着国人的神经，也拷问着众多的监管部门，监管部门的分工越来越细，可是食品安全问题的解决却不尽人意。

HACCP在食品企业中能否发挥应有的作用？HACCP是危害分析与关键控制点的简称（Hazard Analysis Critical Control Point）。国家标准GB/T15091-1994《食品工业基本术语》对HACCP的定义为：生产（加工）安全食品的一种控制手段；对原料、关键生产工序及影响产品安全的人为因素进行分析，确定加工过程中的关键环节，建立、完善监控程序和监控标准，采取规范的纠正措施。HACCP计划的7个原理分别是进行危害分析，确定加工中的关键控制点，确定关键限值，建立HACCP监控程序，纠偏行动，建立有效的记录保持程序，建立验证程序。

20世纪60年代初，美国最早使用HACCP理念控制太空食品安全。我国在20世纪90年代开始引入了这一体系。2004年6月1日，中国国家质检总局发布了《食品安全管理体系要求》标准（SN/T1443.1-2004）。2009年6月1日实施的中国《食品安全法》明确鼓励食品生产企业实施HACCP体系。其中第三十三条规定：食品生产企业应当符合良好生产规范要求。国家鼓励食品生产经营企业实施危害分析与关键控制点体系，提高食品安全管理水平。增强企业的食品风险意识，强化食品及原料的可追溯性，使食品符合检验标准和国内外法律法规的要求，提高食品的安全性。

但从目前我国食品行业现状来说，HACCP的应用广度和重要性往往流于形式，在珠海WWDH奶中毒事件中，金葡菌这一引起牛奶污染的常见细菌在各个关键控制点被一次次疏漏，最终导致了事件的发生，这不得不引起警惕与重视。

（许　璐）

第五章

社会安全事件应急医学救援

2001 年 "炭疽" 邮件恐怖袭击事件

恐怖袭击一直是全球高度关注的敏感事件，尤其是生化袭击，本节介绍美国 2001 年 "炭疽" 邮件恐怖袭击事件经过及公共卫生应对措施。

一、案例简述

（一）背景知识

1. 恐怖袭击　恐怖袭击是最具严重影响力的一种社会安全事件，它是由极端分子为制造社会恐慌和扰乱社会秩序，制造危及平民（非武装人员）生命及财产安全、破坏民用设施和危害社会稳定的攻击行为。恐怖袭击的实施者通常采用有组织地对非武装人员使用暴力或以暴力相威胁，从而引起恐怖气氛，来达到某种政治目的的行为。恐怖袭击的通常表现为针对平民的爆炸、枪支袭击、绑架和破坏公共设施等形式，而极端的手段则有核辐射袭击、生物恐怖袭击、化学恐怖袭击以及网络恐怖袭击等。

2. 生物恐怖袭击　生物恐怖袭击是指故意释放病毒、细菌或其他微生物，导致人类、动物或植物致病或死亡，从而达到其扰乱社会秩序引起社会恐慌的目的。这些用于恐怖袭击的病毒、细菌等生物制剂通常统称为生物战剂，一般来源于自然界，但很可能被培养改造成具有更强的致病性、耐药性或者传播力。生物战剂的传播方式通常包括空气传播、水传播、食物传播或接触传播等。生物战剂由于能够在自然状态下经过一定的时间（潜伏期）才引发疾病，一般情况下很难及时通过监测发现。

世界卫生组织（WHO）1970 年出版的《化学和生物武器的卫生问题》（Health Aspects of Chemical and Biological Weapons）提出倡导在任何条件下发展与使用化学和生物剂作为战争武器均属非法。期后，在 2000 年，WHO 根据形势的需要，组织专家对前述报告进行了修订，并在 2004 年出版了《生物和化学武器的公共卫生应对措施——WHO 指南》。在新版的指南中，WHO 指出识别蓄意释放的生物剂应特别注意其作用效果与自然感染的差异，主要从突发性、严重性、发病人群、不寻常的地理分布以及罕见性等方面加以辨别。

2000 年，美国疾病预防控制中心在其生物和化学恐怖主义准备和响应的战略计划中（MMWR, Vol.49 No.RR-4, 2000），将一些重要而常见的生物剂划分为 A、B、C 三类分别采取不同的响应准备。其中，A 类生物剂是具有对国家安全构成威胁的最高优先权的制剂，如天花、炭疽、鼠疫等，它们具有容易扩散或迅速造成人传人传播、导致高病死率而潜在重大公共卫生影响、可引起公众恐慌和社会动荡以及需要专门的公共卫生行动响应等特点。

3. 炭疽与恐怖袭击　炭疽是由炭疽杆菌（*Bacillus anthracis*）引发的人畜共患病。炭疽杆菌是一种革兰氏阳性需氧或兼性厌氧菌，呈杆状，菌体两端平截，无鞭毛，有荚膜。在营养缺乏的有氧条件下，可形成芽胞。虽然炭疽的繁殖体在 55~58℃下，10~15 分钟可杀灭，但当炭疽杆菌形成芽胞后却对各种理化作用具有非常强的抵抗力，需 140℃ 30 分钟的干热条件下才能杀灭；炭疽芽胞可在污染的土壤中存活多年甚至数十年。

炭疽在全球均有分布，该病常发生在哺乳动物尤其是草食动物中；人类的发病主要是接触到受感染动物的组织或直接接触到炭疽杆菌引起。根据感染途径，人类炭疽的发病主要有三种形式：皮肤炭疽、胃肠道炭疽和吸入性炭疽（肺炭疽），尤其以吸入性炭疽最为凶险；通常感染的潜伏期在 1~5 天，而吸入性炭疽甚至更长。人类炭疽多以皮肤炭疽的形式出现。而吸入性炭疽通常在皮毛加工的工人中发生，吸入性炭疽的症状主要表现为：发烧、肌肉酸痛、疲劳，并迅速导致全身性多器官损伤。饮用受炭疽杆菌污染的奶类或进食受污染的肉类等是导致肠炭疽主要因素，但非常罕见。在美国，虽然人类炭疽的发生已基本得到控制，发病数从 20 世纪初的约每年 130 例降至 1993 年至 2000 年均无病例报告。

炭疽杆菌作为生物武器对平民百姓使用可能会产生灾难性的后果。一些模拟试验的研究评估认为，在一个大城市上空以空降方式释放 50 公斤的炭疽孢子，可能会导致 125 000 例严重的炭疽临床病例和引致 95 000 人死亡。这一评估结果也促使一些国家开发新的炭疽疫苗用于生物武器的防御。自 1997 年开始，美国却不断地发现遭遇炭疽袭击的恐吓或恶作剧事件，虽然这些事件并未发现炭疽杆菌，但联邦政府还是做了充足的准备。

（二）案例还原

1. 事件过程　2001 年 9 月 11 日上午，恐怖分子在美国相继劫持了 4 架商用客机。这四架客机分别从波士顿、纽瓦克和华盛顿杜勒斯国际机场飞往旧金山和洛杉矶的途中遇劫。随后，两架飞机分别撞向了纽约的世界贸易中心双塔，造成巨大的爆炸，世界贸易中心双塔在受撞击 2 小时内倒塌，引发巨大伤亡。而第三架遭劫持的飞机则撞向了五角大楼；第四架遇劫客机在乘客反抗下，上午 10：03 在宾夕法尼亚州坠毁。这就是史称"9·11 恐怖袭击事件"。

在美国政府全力应对"9·11 袭击"的善后工作之际，另一轮以释放炭疽生物战剂的袭击事件悄然而至。据新加坡联合早报 2001 年 10 月 2 日报道：美国防长拉姆斯菲尔德警告说，美国必须警惕恐怖分子进一步袭击的可能，包括导弹、网络进攻以及对美国的目标使用生化武器。事实上，9 月下旬，一批含有炭疽杆菌的邮件和恐吓信正随着邮递渠道在各地传递，甚至因此发生炭疽个案。

2001 年 10 月 2 日，美国佛罗里达州棕榈滩县一名传染病医生报告怀疑一名住院患者患有吸入性炭疽。他联系了当地的卫生官员，当局立刻开始了调查，并在患者的脑脊液标本中发现革兰阳性杆菌。10 月 4 日，佛罗里达州公共卫生实验室和美国疾病预防控制中心均从患者脑脊液和血液标本中培养到炭疽杆菌，诊断证实为吸入性炭疽病例，这是 1976 年以来美国首次发现的肺炭疽病例。患者是一名 63 岁的男性白人，在美国传媒公司（AMI）下属《太阳报》从事图片编辑工作，他在 9 月 27 日开始出现全身乏力、疲劳、发烧、发冷、厌食及出汗等不适症状；10 月 2 日，因恶心、呕吐及神志不清等而入院治疗，既往病史有高血压、心血管疾病以及痛风等；10 月 5 日因吸入性炭疽死亡。美国疾病预防控制中心随即开展流行病学和环境调查，以确定感染来源。调查人员在 1 份来自患者工作场所的环境标本（电脑键盘拭子样品）中发现炭疽杆菌阳性。与此同时，在患者同一座建筑物的一名工人的鼻咽拭子样品也呈现炭疽杆菌阳性。公共卫生官员联络了美国联邦调查局（FBI），并继续开展调查。

10 月 7 日，FBI 宣布这次炭疽污染事件是人为所致，并关闭了美国传媒公司（AMI）《太阳报》的相关建筑。棕榈滩县卫生局对事件作出评估：提议向 8 月 1 日以来在此座建筑物内暴露大于 1 小时的人员提供抗菌素预防性治疗，并提醒这些人员一旦出现类似炭疽症状应及时进行彻底的排查。美国疾控中心在其网站发布了"预防性抗菌素治疗指南"和"炭疽恐吓邮件及包裹管理的公共卫生指引"。调查人员在美国传媒公司（AMI）《太阳报》的员工中发现一名收发室员工在 10 月 1 日因怀疑社区获得性肺炎住院。患者为一名 73 岁男性白人，9 月 28 日出现咳嗽、间歇性发热、流涕等不适，并逐渐加重，患者无潜在慢性病史；调查组在患者 10 月 5 日的鼻咽拭子标本中培养到炭疽杆菌，随后在其胸腔积液的 PCR 测试发现炭疽杆菌阳性。经过治疗患者情况得到好转，并在 10 月 23 日停用了环丙沙星等抗菌药物。10 月 10 日，世界卫生组织网站通报了佛罗里达州 2 例病例的情况，并予以跟进。

10 月 9 日，美国国务院发言人包润石说："我们没有接获任何驻外使馆面对炭疽菌或其他生化剂攻击直接威胁的情报，但为预防万一，我们鼓励各使馆储存 3 天用量的抗菌素。"而同一天，纽约市卫生局向美国疾控中心报告了一例皮肤炭疽病例，患者是一名 38 岁的女性白人，全国广播公司（NBC）在纽约洛克菲勒中心总部的一名新闻节目主持人助理。发病前曾在其工作场所处理过含有粉末的可疑邮件，邮戳日期为 9 月 18 日；9 月 25 日，患者胸部出现肿块，随后 3 天出现红斑和水肿；9 月 29 日，出现全身乏力和头痛；10 月 1 日，临床医生检查描述称肿块为 5cm 长的椭圆形，病灶水肿严重，边缘凸起，有细小的水泡；几天后，病灶出现一个开放性的黑色焦痂，活检标本送到美国疾控中心，免疫荧光测试炭疽抗原阳性；10 月 12 日，患者确诊为皮肤炭疽病例。美国疾控中心随即启动紧急事件运作中心（Emergency Operations Center），组织由流行病学、实验室及后勤保障等专业人员，支援各州开展调查工作。此时，新泽西州、哥伦比亚特区等多个地区仍有多起疑似炭疽病例等待调查确认。值得关注的是，这些确诊的个案和疑似个案均属于媒体职员，他们不同程度地接触了可疑邮件。这些媒体更为敏感地向公众发出警告。

10 月 13 日，据新加坡《联合早报电子版》的综合报道：总部设在纽约的哥伦比亚广播公司（CBS）和美国广播公司（ABC），以及总部在亚特兰大的美国有线电视新闻网（CNN），都暂时关闭邮件收发室。洛杉矶时报发行人普纳更指示员工收到邮件，先别打开。美国司法部长阿什克罗夫特也呼吁美国民众接获可疑邮件时要特别小心，"不应该打开它，也不应摇晃它，而是立即离开他们发现这一邮件的地点，并立即打电话向执法部门或健康机构报告"。美国副总统切尼回应事件时指出，近日在美国发现的 4 起炭疽菌病例可能是"9·11 事件"主谋奥萨马·本·拉登及其恐怖组织所为。FBI 则发出警告，指恐怖分子可能在未来数天内对美国人或美国的国内外的设施发动另一轮的恐怖袭击。随着炭疽病例以及粉末邮件的发现以及媒体的追踪，关于炭疽邮件袭击的恐怖气氛进一步蔓延，使美国在"9·11 袭击"后再次笼罩在恐怖气氛之下，并有向全球蔓延的趋势。由于担心发生细菌战，一些大公司不仅将可疑的信件和邮包丢弃，甚至暂停邮件处理工作。这种做法更加剧了恐怖气氛的蔓延。

10 月 14 日，美国纽约市长朱利亚尼向媒体透露，全国广播公司（NBC）收到的可疑邮件证实含有炭疽杆菌。邮件是在 9 月 18 日寄出的；这名女助手正是接触该邮件后感染皮肤炭疽。这例病例的发现令公众进一步担心感染范围已扩大，恐怖分子可能已经发动生化武器的攻击。卫生部长汤普森在一次新闻访谈中指出：利用邮件来传播炭疽杆菌毫无疑问是一项恐怖袭击。美国疾病预防控制中心和其合作伙伴构建的生物恐怖实验室响应网（laboratory response network for bioterrorism，LRNB）随即进入战备响应，美国疾控中心制定的各类工作指引及时通过网络系统传达到各级网络实验室。

10 月 15 日，在美国国会大厦的一名参议员办公室发现了一封带有可疑粉末的信件。美国国会警察和联邦调查局（FBI）获知后，立即停用了通风系统，并将信和周围的地毯呈送进行检测。10 月 16 日，PCR 测试结果证实含有炭疽杆菌。经初步调查，约有 340 名工作人员和游客可能被暴露。10 月 15 日开始，对这些人可能暴露的人员进行了鼻咽拭子的测试，并给予抗菌素预防性服药。

10 月 18 日，WHO 新闻稿，提醒各国应从最近发生的炭疽事件总结三个教训：第一，公共卫生系统迅速对涉嫌故意的感染采取响应；第二，这些系统必须继续保持警觉；第三，沟通和对公众负责是危机响应的重要组成部分。同一天，WHO 发布了疑似炭疽感染响应的修订版，以指导各国处置危机。WHO 官员指出，我们希望所有国家的公民可以了解如何最好地应对蓄意传播炭疽热。他提醒任何人收到或看到一个可疑的信件或包裹应该向地方当局报告。10 月 19 日，美国疾控中心在 MMWR 上发布临时公共卫生指南，并规范了监测病例定义和诊断标准，同时制定了"识别故意释放生物制剂相关疾病"（recognition of illness associated with the intentional release of a biologic agent）的指南。

10 月 24 日，负责处理美国白宫邮件的一个邮局被证实发生炭疽杆菌污染，同一天，美国国会大楼再次发现炭疽杆菌污染点，这是自 10 月 15 日以来在国会大楼发现的第 5 个污染点。

10 月中下旬，随着信息的不断披露和美国多个被污染的邮局被关闭，美国的邮政服务几近瘫痪。炭疽邮件恐怖袭击事件在全球引致严重的恐慌。而伴随而来的是世界多个国家传出发现可疑邮件的警报，日本、澳大利亚、巴西以及阿根廷等国均报道发现可疑邮件，虽然这些国家很快作出了排除的结论，但却促进了恐怖气氛的加重。一些不法分子甚至开始使用白色粉末等恶作剧制造事端。

10 月 18 日，万国邮联为此在瑞士召开了邮政安全工作组会议，由美国邮政向与会者介绍了炭疽等可疑邮件的特征及处理。同一天，中国国家质检总局、国家邮政局发布紧急通知，要求各地采取措施严防炭疽传入我国，近期不得收寄白色粉末状物品，以防止炭疽通过邮政渠道传播。同时，要求各地检验检疫部门加大对进境邮寄物、快件和旅客携带物的检验检疫力度。来自炭疽高危险国家或地区的邮寄物、快件和旅客携带物，必须进行严格的检验检疫。对发现有白色粉末等可疑物品的邮寄物、快件和旅客携带物，应立即封存，并迅速报告上级部门。各检验检疫部门接到报告后，要严格按照规程采样并做好炭疽实验室检验工作。各地如发现疫情，要立即采取措施并向国家质检总局和国家邮政局报告（《人民日报》2001年10月19日第二版）。

随着美国联邦调查局（FBI）调查的深入，一些与炭疽恐怖有关的邮件逐步得到披露，至少有两批次的四封邮件从新泽西州首府特伦顿的一个邮件处理机构分发出去。其中，邮戳为2001年9月18日的两封信收件人是美国全国广播公司（NBC）的电视新闻广播员和纽约邮报的编辑；另外两封邮戳为2001年10月9日的邮件是寄给华盛顿两名参议员的办公室，这两封信被分发到了华盛顿的布伦特伍德邮政机构分拣处理。直至11月中旬，一名居住在康涅狄格州的退休妇女发病并因此死亡，事件才逐渐平息，而各国应对恐怖袭击的准备和响应始终在持续。

2. 事件后果　据美国疾控中心2001年传染病年报（*Summary of Notifiable Diseases United States*, 2001）记载：2001年遭遇的生物恐怖主义事件中，共发现22例炭疽病例，其中，11例确诊为吸入性炭疽，7例确诊为皮肤炭疽，4例为疑似皮肤炭疽；这些病例中有5例吸入性炭疽病例死亡。病例分布在美国东海岸的7个州。首例病例发生在9月22日，属疑似皮肤炭疽病例；末例病例在11月14日发病，19日死亡，确诊为吸入性炭疽。22例病例中，20人曾经在被炭疽杆菌污染的地方工作，其中9人在邮政部门工作；另外的2名因吸入性炭疽死亡的病例不能确定是否接触过被污染的邮件或物品。病例最小年龄为一名7月龄男孩，他在9月28日曾到过其母亲工作的美国广播公司（ABC），第二天即在左胳膊的皮肤上出现肿块，几天后溃烂并形成了黑色焦痂，临床开始以为因蜘蛛咬伤所致，最后被确诊为皮肤炭疽；病例最大年龄为94岁，是一名居住在康涅狄格州牛津大学的退休妇女，她在11月19日死亡，未能查清其感染来源。

在整个事件中，美国国家药物储备机构共派发了375万颗抗菌素供暴露风险较高的人开展预防性服药，并且他们的用药时间延长至60天。建立于1999年的生物恐怖实验室响应网络（laboratory response network for bioterrorism, LRNB）在应急阶段共检测了12万份环境和临床标本。这些工作主要由州和地方的公共卫生实验室、美国陆军传染病医学研究所（USAMRIID）、海军医学研究中心和疾控中心完成。至少有23处邮政设备和邮政所发现炭疽杆菌污染，包括美国国务院、最高法院、卫生部、农业部等政府机构的一些邮件收发室甚至办公大楼均曾因受到炭疽杆菌污染而关闭，一些邮政机构因此关闭一年甚至更长时间。

令人遗憾的是，在全球各界积极应对炭疽邮件引起恐慌的同时，一些不法分子也在利用各种粉末邮件制造各类事端或恶作剧。例如：2001年10月，我国上海市就曾破获一起以两封装有虚假炭疽杆菌的邮件投寄到上海市有关部门及新闻单位，故意制造恐怖气氛的案件。该案件经法院公开审理，并判决罪犯犯有"以危险方法危害公共安全罪，判处有期徒刑四年"。

二、公共卫生应对措施

自 1969 年美国总统尼克松宣布美国放弃使用生物武器后，美国政府先后通过了"国家紧急法"（National Emergencies Act，1976）和"生物武器反恐怖主义法"（Biological Weapons Anti-Terrorism Act，1989）等与恐怖袭击相关的法律，并在 1995 年由司法部任命美国联邦调查局（FBI）作为发生针对美国平民的生化恐怖袭击时负责生化恐怖袭击调查与全面应对管理的领导机构，并有权任命其他政府部门执行特殊的任务。2000 年，美国疾控中心战略规划工作组在 MMWR 上发布了《生物和化学恐怖主义：准备和响应的战略计划》（MMWR，Vol.49 No.RR-4，2000），对公共卫生机构参与生化恐怖袭击准备和应对提出了规划和建议。

（一）事前准备

美国疾控中心在生物和化学恐怖主义的战略准备和规划中强调，公共卫生应对需要各类公共卫生机构广泛参与，其中，国家传染病中心、国家环境健康中心、国家职业安全和健康研究所、国家伤害预防控制中心、公共健康实践项目、流行病学项目、国家免疫项目等机构是提供公共卫生应对服务的重要成员。该规划从"防备计划、检测和监控、实验室分析、应急响应、通信系统"等方面加强应对生物和化学恐怖袭击的能力，并着重强调准备和响应工作的成败取决于加强医疗和公共卫生专业人员之间的联系。美国疾病预防控制中心和其合作伙伴建立了一个多层次的生物恐怖实验室响应网络（laboratory response network for bioterrorism，LRNB），该网络按能力水平划分为 A、B、C、D 四个层次。在本次炭疽邮件袭击的应对工作中，该网络发挥着重要的作用。

（二）危机识别

"9·11 袭击事件"发生后，纽约市卫生部门（NYCDOH）立即启动应急响应协议，并组成了紧急行动中心。优先级从 4 个方面开展监测活动：

1. 与纽约医院协会合作，开展医院工作人员和设备需求的持续评估，并统计因袭击事件相关的急诊就医和住院数据。

2. 开展流行病学的评估，分析受袭击人群的受伤程度和急症处置需求。

3. 在救援人员开展疾病和伤害的前瞻性监测。

4. 在急症室开展指定临床症状的主动监测评估，以确定不寻常的疾病表现或与这些事件相关的综合征，包括可能因释放生物制剂导致的综合征。

为协助症状监测的开展，美国疾病预防控制中心流行病情报服务人员在纽约市 5 个行政区设置了 15 个哨点医院，并结合纽约市卫生部门原有 911 紧急电话症状监测系统开展工作。9 月 28 日，美国疾控中心在 MMWR[2001，50（38）；821-2] 上报道称：纽约市监测尚未发现不寻常的疾病事件，尽管纽约卫生部门进行了环境标本的检测，也没有获得释放生物战剂的证据。

（三）危机应对

在确认发生炭疽恐怖袭击后，美国疾控中心随即启动紧急事件运作中心（Emergency Operations Center），组织由流行病学、实验室及后勤保障等专业人员，支援各州开展调查工作。与此同时，美国疾控中心网站不断更新各类预防信息，告知公众如何采取预防措施。在内部运作上，先后制订了可疑邮件的处置方案、炭疽杆菌的检测方案、患者的诊断方案等。

在美国卫生与人类服务部的领导下，疾控中心制订和完善了针对高危人群的抗菌素预防性服药方案，同时，由美国食品和药品管理局（FDA）通过国家药物储备确保抗菌素的供应。

WHO 等联合国机构在本次炭疽恐怖袭击活动中，充分地调动各类援助资源，为各国做好应对准备提供了必要的帮助和支持。

三、事后评估与改进

在遭遇此次炭疽袭击以后，美国卫生界并未停止对事件的总结和检讨，早在 2001 年 12 月 6 日，美国卫生及人类服务部便开始总结事件处置中存在的问题，并宣布 7 项新措施以加速应对生物恐怖袭击的研究，并帮助加强国家的能力，处理与公众健康构成的威胁的生物恐怖主义。

2003 财年，美国政府预算了 5.18 亿美元，用以提高全国的医院应对生物或化学武器的恐怖主义事件的准备。卫生及人类服务部指出这笔资金将帮助建立一个有效的全国性网络，准备应对大规模人员伤亡。这些投入主要的用于：扩充医院和门诊设施以应对大规模伤亡事件；提高控制感染和治疗的传染性疾病风险的能力；开展对罕见病的认识和治疗的有毒有害物质的暴露的培训；改善基础设施，包括传染性疾病控制系统。其目标是，确保在第一线的医院有能力确定生物武器袭击的迹象，并要做好准备以应对生物和化学品事故。

四、问题思考

（一）卫生机构是国家反恐行动的重要组成部分

从本案例最初的病例发现是由美国佛罗里达州棕榈滩县一名传染病医生怀疑并报告，整个事件中，临床医生和实验室的主动报告为及早发现病例提供了重要的线索，同时，公共卫生部门建立的主动监测机制也为病例的进一步调查提供了重要的依据。本案例是卫生机构参与国家反恐行动的典范，美国卫生部门不仅在事件发生前做好了充足的技术准备，同时，在多部门协作中也作出了重要的贡献。10 月 12 日，一位 NBC 雇员被证实患有皮肤炭疽后，美国疾控中心随即成立了紧急事件运作中心，以组织由流行病学、实验室和后勤人员支援地方开展调查，并迅速带动相关部门制定了一系列的指引文件，支持各方面做好调查的同时，落实各项防护工作。同时，在事件中，大量的环境和临床标本的采集和检测也给实验室带来了严重的负担。如果没有事前建立的一个多层次的生物恐怖实验室响应网络（LRNB），那是难以在短期内发现和清理污染区域的。

在国家响应方面，世界卫生组织也发挥着重要的作用，及时发布各类指引是世界各国做好应对工作的重要保障。我国卫生部门在此事件的行动中，也承担了大量可疑邮件的筛查检测工作，其中一些机构甚至还为外国使馆的相关邮件开展了检测排查。

（二）多部门合作是实现事件高效应对的基础

1995 年，美国司法部就任命美国联邦调查局（FBI）作为发生针对美国平民的生化恐怖袭击时负责生化恐怖袭击调查与全面应对管理的领导机构，有权任命其他政府部门执行特殊的任务，而各部门在事前做好相关的准备工作则是实现部门合作的基础。美国疾控中心战略规划工作组在 2000 年制订的《生物和化学恐怖主义：准备和响应的战略计划》（MMWR，Vol.49 No.RR-4，2000），对公共卫生机构参与生化恐怖袭击准备和应对提出了规划和建议，为卫生部门在应对生化恐怖袭击等社会安全事件时，实现部门合作和联动做好了充分的准备。

（三）生物恐怖袭击应急处置行动的思考

在生物恐怖袭击的早期，事件往往难以识别，而其引起的结局却又往往是较长时间和较大范围地影响人们的健康。在此类事件的处置中，风险管理的原则主要包括：风险评估、风险监测、风险处置和风险沟通等内容。从事件发生前，美国疾控中心在 2000 年制订《生物和化学恐怖主义：准备和响应的战略计划》时，即提及发生生物恐怖袭击的风险、生物战剂的种类等，为发现事件做好了准备；而"9·11 袭击"之后，当局的风险评估即提醒"美国必须警惕恐怖分子进一步袭击的可能，包括导弹、网络进攻以及对美国的目标使用生化武器"。在此评估的基础上，卫生部门即积极相应开展风险监测工作，如纽约市卫生部门（NYCDOH）启动应急响应协议，并组成了紧急行动中心从 4个方面开展优先级的监测活动。而在确定为人为的恐怖袭击事件后，风险的沟通就尤为重要。从本案例我们看到，美国疾控中心和 USPS 两大机构不断出台各类防护指引，指导公众做好防范，为稳定社会作出了重要的作用。

（钟豪杰 康 敏）

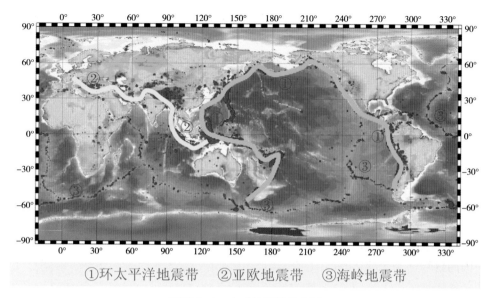

①环太平洋地震带 ②亚欧地震带 ③海岭地震带

彩图 2-1 全球地震带分布图

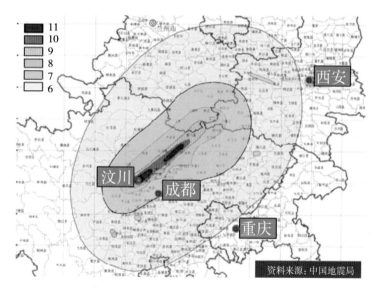

彩图 2-2 2008 年汶川地震烈度分布图

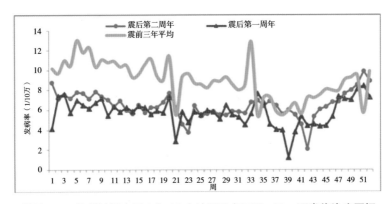

彩图 2-6　汶川地震灾后 2 年 18 个地震重灾区甲、乙、丙类传染病周报

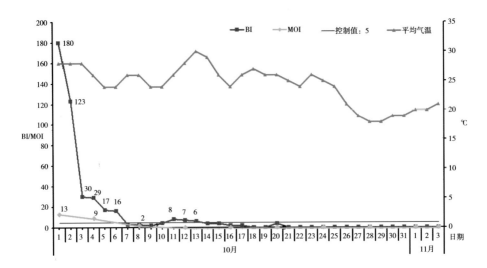

彩图 4-4　东莞市万江街道新村社区基孔肯雅热暴发疫情 BI 及 MOI 日分布图

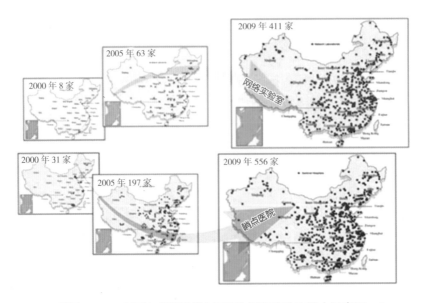

彩图 4-10　中国流感监测哨点医院和网络实验室扩大示意图